Palliative Care in Amyotrophic Lateral Sclerosis

非悪性腫瘍の緩和ケアハンドブック

ALS（筋萎縮性側索硬化症）を中心に

編 ● オリバー／ボラジオ／ウォルシュ
監訳 ● 中島 孝

西村書店

Palliative Care in Amyotrophic Lateral Sclerosis
(Motor Neurone Disease)

Edited by

David Oliver
Consultant Physician in Palliative Medicine, Wisdom Hospice, Rochester；
Honorary Senior Lecturer, Kent Institute of Medicine and Health Sciences, University of Kent at Canterbury

Gian Domenico Borasio
Motor Neuron Disease Research Group,
Department of Neurology and Interdisciplinary
Palliative Care Unit, Ludwig-Maximilians University, Munich

and
Declan Walsh
Director, Harry R. Horvitz Center for Palliative Medicine, Cleveland Clinic Taussig Cancer Center；
Professor of Internal Medicine, Ohio State University School of Medicine；
Chief Executive Officer, Cleveland Clinic Home Care Services, Cleveland Clinic Health System

Copyright © David Oliver, Gian Domenico Borasio and Declan Walsh 2000
Japanese edition copyright © Nishimura Co., Ltd. 2017

"Palliative Care in Amyotrophic Lateral Sclerosis" was originally published in English in 2000.
This translation is published by arrangement with Oxford University Press.

All rights reserved.
Printed and bound in Japan

本書は2000年に英語で出版された原書名"Palliative Care in Amyotrophic Lateral Sclerosis"の日本語訳で，Oxford University Pressとの契約により翻訳出版されるものです．

監訳者序文

　現代の緩和ケアは 1967 年に英国のセントクリストファーホスピス（St. Christopher's Hospice）の誕生と共に，治らない疾患と共に生きる人が最後までその地域で生きていくための医療として始まった。そこにはがんだけでなく ALS などの神経難病が最初から含まれていた。ホスピスの目的はどんな病気の患者であっても，病気は治らなくても，健康に戻れなくても，希望を失い諦めることなく，地域社会で生きることをサポートすることであり，そのため，このホスピスに一時的な入院施設，デイケア施設，家庭への訪問看護を含む多専門職種チームが作られた。NHS（ナショナルヘルスサービス）の診療を併用し，その他は全額寄付に基づくケアとして導入された。ホスピス・緩和ケア運動（hospice care movement）はここから始まり全世界に広まった。しかし，現在においても依然，ホスピスは各国で看取りの質だけを向上するための特別な場所・制度であるという誤解をうけている。また，勝手な政策的な修正が行われ，その本質と内容は大変わかりにくくなってしまった。この本にはホスピスの本来の原点と意味が明確に記されている。

　この本はセントクリストファーホスピスの創立者であるシシリー・ソンダース（Cicely Saunders, 1918–2005）がまだ存命の間に "Palliative care in Amyotrophic Lateral Sclerosis" として，主にセントクリストファーホスピス出身の著者らにより執筆，編集され，2000 年に出版された初版本の邦訳である。その後，原書はページ数を増やし第三版を重ねているが，この初版はすばらしく，現在においてもその価値は色あせていない。この初版には，シシリー・ソンダース自身の書いた序文があり，各章の著者らは，シシリー・ソンダースに敬意をもってホスピスの本質を簡潔に書き進めているからである。この歴史的な初版は，ALS などの神経難病に限らず，また，非悪性腫瘍の緩和ケアのみならず，ホスピス・緩和ケア全体についての原点を知る上で重要である。

　がん，非がんにかかわらず，ホスピス・緩和ケアとは本来何なのかがこの本において十分に示されている。さらに，トータルペインに対する症状コントロール，悲嘆ケア，心理サポート，多専門職種アプローチ，支援団体に関することまで書かれており，現代における難病医療と高齢者医療における必須の考え方が明らかにされている。「人は生まれた時に一つだけ決まっていることがある。それは，人は必ず治らない病気になり，必ず死ぬことである」。これは英国の代表的大学医学部がある King's College London（KCL）の緩和ケアの教育課程における最初の言葉である。シシリー・ソンダースの考えた医学のイノベーションとは，治す（Cure）ことに固執している現代医学を改め，人は病気が治らなくても，たとえ死にゆく過程であっても，決して諦めたり，見捨てられたりすべきでなく，適切な Care を組み合わせればどんな時にも症状は改善されるはずで，そのための診療・教育・研究を行うことが重要と考えたことである。その臨床実践が多専門職種ケアに基づくホスピスケアであり，ホスピス・緩和ケア運動なのである。

　なお，本書には英国の緩和ケア領域で使用されている医薬品が記載されている。日本では承認されていないもの，用量用法がことなるものが多い。また，用法用量に誤謬があるかの最終確認

がとれていないものもあるため，医薬品については日本での規制に従い使用していただきたい。

　現在に至っても，日本の大学の医学部教育では治らない患者に対してこのように全人的なアプローチ法を使い，チームで診療する真髄を教えたり研究したりしていない。大変残念である。看護学部でも行えていない。この本はシシリー・ソンダースが成し遂げた医学・医療のイノベーションをまとめたものであり，現在においても，さらに新鮮であり，我々の抱える医療問題を解決する解答がここにあるので，医学部学生，研修医，あらゆる科の専門医，家庭医，看護を含むすべての保健医療福祉系の学生とその従事者に読んでいただきたい。

　今日においても，セントクリストファーホスピスは世界で最も先進的なホスピス・緩和ケア施設であり，独自の研究・教育プログラムとKCLの附属病院およびシシリー・ソンダース研究所が共同で行う教育プログラムを持つなど圧倒的な存在である。日本でホスピス・緩和ケアを学ぶ医療福祉従事者は本書を読むと共に，是非彼らの研究・教育プログラムに参加し，研鑽を積んでいただきたい。この医学におけるイノベーションをさらに深め，自分の専門領域に広めていただければ幸いである。

国立病院機構新潟病院　院長
中島　孝

序　文

Dame[1] Cicely Saunders, OM[2]

　私自身が，ALS というゆっくり悪化していくことに直面する患者とともにホスピスで経験したことは，1968 年に E. H. さん（女性）をセントクリストファーホスピス（St. Christopher's Hospice）に受け入れたときにさかのぼることができます。1967 年にセントクリストファーホスピスを開設したときにすでに全体の約 10％は悪性腫瘍ではない患者を受け入れるという計画を立てていました。彼女はその 1 人となりました。彼女と私たちとが過ごした 2 年間，神経内科医で診療部の副部長をつとめた Dame Albertine Winner と看護部や理学療法部門の多専門職種チームはこの病気について多くを学び，短い論文「運動ニューロン病―患者の視点」を出版しました。彼女がボランティアの 1 人に書きとらせたものをもとに，この論文は書かれました（Henke 1968）。

　E. H. さんは，元医療秘書だったのですが，担当医師の質問「あなたは考え方を変え，生活の仕方を完全に変えられるとお思いですか？」を引用してこのように書いています。「私の答えは，できると思いますが，しなければならない範囲を知っていればです」。そして彼女は実際的なアドバイスを多く行い，言語療法や理学療法に対して感謝を述べています。その中で，最も重要な提案として，病気による倦怠感が一時的に遠のいたときにはどんな機会も利用していくべきであり，今後もっとよくなるというような気持ちで待たず，使うべきだといっています。彼女は結論として「現代の医師は病気を治せないからといって患者を助けることができないとは思ってはいけない。医師は共感的な理解と友情によって患者を助けることができる」と述べています。

　彼女は死ぬ数週間前に，善きサマリア人としてではなく傷ついたユダヤ人（ルカによる福音書 10：30-37）として学び瞑想した内容をチャプレン（ホスピスの司祭）に口述しました。私たちは 2 年の間一緒にいて，しばしば彼女の心理的葛藤も共有しました。しかし，私は誇らしく彼女のことを思い起こすことができます。彼女は，セントクリストファーホスピスでケアされた，ALS 患者のほぼ全員と同じく，友人でありましたが，とりわけ，人のもつ spirit が回復力（resilience）を持っていて，死にゆくことから生きるための教えをどうやって学べるかを教えてくれた先生でもありました。

　もう一つの教えはユーモアが放つすばらしい力です。たとえば，T. H. さん（男性）は看護師の皆とたくさん冗談をかわしていましたが，コミュニケーション装置（英国ポッサム社製）については雑誌（Nursing Times）の論文になりました（Holden 1980）。その論文は多くの個人的な知恵だけでなく，専門的にも重要な知恵に満ちています。彼は退屈についてこう書いています。「孤独は 1 人でいることで生ずるのではなく，何にも属さないことによって起きるのです。人々が最近の病棟新聞を差し入れてくれ，たとえ，それがしばしば訃報であったとしてもすばらしいことな

---

[1] 訳注：Dame は英国でサー（Sir）に対応する女性爵位の敬称。
[2] 訳注：OM（Order of Merit）：メリット勲位。英国で功労者に与えられる名誉爵位。

のです」彼はクリケットの武勇伝に思いをはせるような詩をホスピスの年報に寄稿しました。私と彼はALSと依存の問題に関する講演や論文についてしばしば議論したりしましたが，彼は明らかにホスピスにおける私自身の「サポートシステム」の一部となっていました。彼は以下のように結論付けました。

> 「基本的な教えは単純です，自分のためになる最大の行為とは，できる限り無私(unselfish)になることです。私はずっと態度や感情についてこのように強調してきました。なぜなら私の見方は個人的なものに思われるかもしれませんが，すべての患者に共通性があると思うからです。『病気と合意すること(coming to terms wich your illness)』はよく使われるフレーズですが，いったい人はどのようなプロセスでそれができるようになるのでしょうか。『見なさい，あなたは困った状態ですが，自分自身を立て直し，逆境の中でもベストを尽くしなさい』とあなたは自分自身にいい，その病気という奇妙な失敗から離れられれば，すべてうまくいくというように人は信じられるでしょうか。実際にはそのようにはできないので，日々の努力は，低下し続ける身体機能に適応し調子を合わせていくことになります」

ホスピスは最初から，多くの患者を在宅やデイセンターで支えました。最期の何ヵ月かをすごす入院患者としても，レスパイト[3]の入院患者としても支えてきました。私たちは全体で数百人の患者の多くを鮮明に記憶しています。最近1人のアフロカリブ系の少女が友人に囲まれてデイセンターで静かに亡くなりました。別の患者が彼女について書きしるしました。

> Sheila
> 彼女の微笑みは温かく明るかった
> 暗い片隅に輝くろうそくのように
> 彼女の体はそれでも——動かなかった——
> 炎の下にある燭台のように
> 驚いたことには彼女のユーモアの感覚はそれでも残っていた
> それで，しばしば私たちは上品な冗談をかわすことができた
> ゆっくりだが，容赦することなく，彼女の体は閉じられてしまった
> 一つの単純な運動さえもできなくなった
> そのときでさえその微笑みは残っていた
> 微笑みだけが——まるで『不思議の国のアリス』に出てきた猫の微笑みのような
> (Phoebe Hook, 1994)

このホスピスが始まってから今までに得られ，この本に書かれたすべての知識は，深い喪失の中にいる人々を助けるために，さらに，忍耐を私たちに教え続けそこからまた学び続けるために，すべての人々に捧げられます。

参考文献
Henke, E.(1968): Motor neurone disease- a patient's view. British Medical Journal 4,765-6.
St Luke's Gospel, Chapter 10 v. 30-37.
Holden, T.(1980): Patiently speaking. The Nursing Times, June 12, 1035-36.

---

[3] 訳注：レスパイト(respite)は英国緩和ケアの概念で，在宅でケアしている人々を休ませると同時に，その間症状コントロールを行いケアチームとケア内容を再構成するための入院ケアのこと。

まえがき

　筋萎縮性側索硬化症/運動ニューロン病(ALS/MND)に対して新しい治療法が開発されてきているとはいえ，現時点で可能な治療薬は病気の進行を遅らせる効果しかない。したがって，ALS/MND における患者と家族ケアについては，緩和ケアアプローチが適切な診療(good clinical practice)の中心となる。本書はこの分野の最新の研究に基づいて，ALS/MND 患者に対する緩和ケアの多様な側面を考えることを目的としている。

　本書では ALS/MND ケアにおける緩和ケアアプローチの概略を紹介し，多専門職種チーム(multidisciplinary team)の役割を強調している。また，国際的な執筆陣により文化，社会状況，保健医療システム，国家の差を比較することができた。執筆者は全員 ALS/MND 患者の診療に携わっている臨床家であり，告知から死までの本疾患の全体の経過を通したケアについての確実な指針を示すことができる者たちである。もちろん，根拠に基づくアプローチ——患者の日々のケアに基づいたアプローチ——が使われている。多様なケアモデルが検討され，他の治療プログラムと緩和ケアとの相互作用も述べられている。たとえば，がんの緩和ケアの経験は，もし患者のために提供されるケアに明瞭性が欠けるならば容易に葛藤と混乱した領域になってしまうことを示している。

　本書は ALS/MND の診療に関係しているすべての方，すなわち神経内科医，一般内科医，リハビリテーション医，パラメディカルスタッフ，家庭医(general practitioner：GP)，緩和ケア専門チームの方にとって，参考書として使ってもらうことが目的である。ALS/MND 患者と家族に対して行うケアはしばしば難しい仕事といえるが，ALS 患者が可能な限り十分に生きていくことができるように手を取り合うべきである。

　本書では，筋萎縮性側索硬化症(ALS)という用語が MND(運動ニューロン病)よりも使われている。ALS という用語は国際的に認知されており，英国や英連邦(The Commonwealth)の国々で使われている MND に置き換えて使うことができる。

　私たちは本書の出版にかかわったすべての方に感謝を捧げる。とくに，オクスフォード大学出版の Catherine Barnes, Katherine Sugg, Esther Browning と出版準備の間にコメントしていただいた私たちの同僚たちに感謝する。次の版をよりよいものにするために提案やコメントをいただければ幸いである。

David Oliver, Rochester, UK
Gian Domenico Borasio, Munich, Germany
Declan Walsh, Ohio, USA

目 次

監訳者序文　iii
序文　v
まえがき　vii
執筆者一覧　xii

第1章　筋萎縮性側索硬化症/運動ニューロン疾患：臨床神経学および神経生物学　1

臨床神経学　1
運動ニューロン疾患とはどういう意味か？　1
筋萎縮性側索硬化症の臨床的定義　1
典型的ALSの臨床経過　3
どのようにしてALSを診断するか？　4
誰がALSにかかるのか？　5
家族性ALS　5
ALS類似の運動ニューロン疾患　6
ALS類似の他の病態　6

神経生物学　6
ALSでは運動ニューロンに何が起こっているのか？　6
分子遺伝学とALS：SOD1からの手がかり　7
ALSの病態に関する仮説　7
グルタミン酸と神経興奮毒性　9
ALSにおいてグルタミン酸の興奮毒性は役割を果たしているのか？　10
フリーラジカル，酸化的傷害とALS　11
細胞骨格の崩壊と運動ニューロンの変性　11
神経栄養因子と神経変性　11
ALSの薬物治療と生存維持の改善　12
運動ニューロン病の原因と治療の発見　12

第2章　緩和ケア　13
専門的緩和ケア　15

倫理的ジレンマ　17

第3章　告知　21

背景　21
伝えるべきこと　22
まず告げるべき情報　22
病気の始まり　22
予後　22
利用可能な治療法　23
"通常ではない"治療　23
患者支援団体　23
セカンドオピニオン　23
もし診断が確定していないなら　23
機械換気療法と終末期についての議論　24

どのように伝えるか　24
伝える環境（セッティング）　24
患者がすでに知っていること，疑っていることをみつける　25
患者がどの程度さらに知りたいと思っているかをみつける　25
事前警告の言葉を発すること　25
婉曲表現を用いた階層的告知　25
各段階で患者の反応を観察すること　25
その後の診療・約束　25
情報の補強法　26

結論　26
謝辞　26
補遺：事前指示書　26

第4章　症状のコントロール　31

4.1　呼吸困難　31
ALS患者の呼吸アセスメント　31

ALS 患者における呼吸筋力低下の症状と徴候　31
ALS 患者の睡眠と呼吸筋力低下　31
上気道の問題　32

ALS 患者の呼吸機能評価　32
呼吸筋力のテスト　32
血液ガス分析　33
終夜の酸素飽和度測定法と睡眠ポリグラフ　33

非侵襲換気療法　34
非侵襲換気療法(NIV)のタイプ　35
NPPV の実際　35

呼吸ケアの他の側面　38
酸素療法　38
咳をすること　38
球麻痺患者　39
まとめ　39

補遺：筋萎縮性側索硬化症と侵襲換気療法　39

4.2　嚥下障害　43

ALS における嚥下障害の頻度　43
生理と病態生理　44
嚥下障害の評価　44
ビデオ内視鏡検査およびビデオ透視検査（VF 検査）による嚥下の評価　45
嚥下障害の管理　45
体位（ポジショニング）　45
代替的な方法　46
安全手順　46
食物形態の調節　46
摂取の速さ　46
訓練　47

進行期の栄養補給法　47
経鼻胃管栄養　47
胃ろうと空腸ろう　47
口咽頭分泌物の管理　48

薬理学的介入　48
外科療法　49
結論　49

4.3　その他の症状のコントロール　49

筋力低下と筋萎縮　50
筋線維束性攣縮，筋痙攣，痙性　50
病的笑い/泣き（偽性球麻痺の影響）　51
ALS による二次的症状　51
流涎　51
粘液性分泌物　52
心理的な問題　53
睡眠障害　53
便秘　53
疼痛　54

比較的稀な症状　55
結論　55

第 5 章　心理社会的ケア　57

ALS と生きる　58
告知(Breaking bad news)　58
アセスメント　59
希望　60
喪失　61
コントロールと選択　61
死と死にむかっていくことへの恐怖　62
コーピング（対処）戦略　63
スピリチュアルな心配　64

家族，介護者，友人　64
介護者（ケアラー）のニーズ　65
身体的親密さと性　66
子どもと彼らのニーズ　67
両親を援助する　68
若者　69

ALS と働く　69
結論　70

第 6 章　多専門職種ケア　71

6.1　理学療法　71

はじめに　71
 アセスメント（評価）　71

移動機能と訓練の役割　71
 運動療法　72
 呼吸訓練　74
 日常生活で利用する補助用具（ADLs）　74
 移乗のための補助具　75
 多専門職種チーム　76

6.2　作業療法　76

配慮すべき領域（ドメイン）　76
 年齢　76
 環境　77
 作業能力のための要素　78

6.3　言語療法　81

はじめに　81

ALSのコミュニケーション障害についての特徴　82
 呼吸機能　82
 喉頭機能　82
 軟口蓋および咽頭の機能　82
 舌の機能　82
 口唇の機能　83

コミュニケーションに影響する他の問題　83
 ポジショニングおよび全身の快適さ　83
 病的な感情失禁　83
 認知機能障害　84
 環境への配慮　84
 口腔咽頭の分泌物の問題　84

治療的介入　85
 ALS患者に対する直接的言語療法の役割　85
 促通手技　85

拡大・代替コミュニケーション（AAC）　85
 拡大・代替コミュニケーション機器の導入　85
 コミュニケーション対話者の協力　86
 AACの種類　86

ターミナル期のコミュニケーション　87

6.4　ALSチームにおける臨床心理士の役割　88

ALSの神経心理学　88
ALS患者が受ける心理学的影響　90
ALSにおけるチーム医療：臨床心理士の役割　91

結論　93

6.5　リハビリテーション　95

はじめに　95
ALSのリハビリテーションの目的　95
専門的サービス　96
コンサルタント医師主導型のサービス体制　96

サービスの提携　96
ケアパス（pathway of care）　96
家庭訪問とアセスメント　98
患者と介護者のレビュー　98
共に働く　99

第7章　ケアモデル　……… 101

7.1　イングランド，ウェールズ，北アイルランドにおけるMND協会　101

ALS患者・家族のニーズ　101
いくつかのケアモデル　102
 キングスケアと研究センター　103
ケアマネジメントの原則　103

7.2　アメリカALS協会　104

7.3　日本でのALS医療ケア　107

7.4　オランダにおけるALS患者のケア　111

7.5　南アフリカ共和国におけるケア　112

第8章 ALSの終末(ターミナル)期のケア……… 115

ターミナル期を識別すること　115
患者を支援すること　115
家族を支援すること　117
専門職種を支えることについて　119
症状のコントロール　119
　オピオイド　120
　セデーション(鎮静)のための薬　121
　分泌抑制薬　122
結論　122

第9章 死別(ビリーブメント)……… 123

悲嘆の理論　123
通常の悲嘆　124
　悲嘆の身体的表現　124
　情緒的・心理的反応　125
　日常行動に現れる症状　125
予期による悲嘆　125
家族にとっての死別　126
　介入　127

死別した成人の場合　127
　調整　127
　役割の変化　128
　社会生活　128
　介入　128
希望　131
ケアする人(caregivers)　131
　専門職種としての脆弱性　131
　トレーニング　131
　成長の機会　131

第10章 個人的な体験……… 133

■10.1　ある日のALS介護者としての経験　133
■10.2　ALSが私の生活に与えた影響　137

第11章 将来……… 141

参考文献　143
監訳者による解説　155
索引　161

執筆者一覧

Professor Simon Allison
Consultant Physician
Department of Diabetes, Endocrinology and Nutrition
University of Nottingham
Nottingham, UK

Dr Gian Domenico Borasio
Motor Neurone Disease Research Group
Department of Neurology and Interdisciplinary Palliative Care Unit
Ludwig-Maximilians University
Munich, Germany

Linda Centers OTR/L
ATS Department
Eastern State Hospital
Lexington, Kentucky, USA

Margaret Foulsum
Chief Speech Pathologist
Bethlehem Hospital
South Caulfield
Australia

Donal Gallagher
Palliative Care Social Worker
Wisdom Hospice
Rochester, UK

Dr Deborah Gelinas
Forbes Norris ALS and Neuromuscular Research Centre
California Pacific Medical Center
San Francisco, USA

Phil Hankins
Peterborough
UK

Dr Hideaki Hayashi
Consultant Neurologist
Tokyo Metropolitan Neurological Hospital
Tokyo, Japan

Diane Heron
Motor Neurone Disease Association of South Africa
Johannesburg
South Africa

Tricia Holmes
Director of Care Development
Motor Neurone Disease Association
Northampton, UK

Jos Kerkvliet
Consultant Clinical Psychologist
Thames Gateway NHS Trust
Medway Hospital
Gillingham, UK

Chris Kingsnorth
Senior Occupational Therapist, Neurology
Royal Perth Hospital
Perth, Australia

Professor Nigel Leigh
Professor of Clinical Neurology
Department of Clinical Neurosciences
Institute of Psychiatry
London, UK

Dr Rebecca Lyall
Department of Respiratory Medicine
Guy's, King's and St Thomas' School of Medicine
London, UK

Ann McMurray
Senior Social Work Practitioner
Wisdom Hospice
Rochester, UK

Dr Ita Molloy
Consultant in Rehabilitation Medicine
Scunthorpe Community Healthcare NHS Trust
Scunthorpe, UK

Barbara Monroe
Director of Patient and Family Services
St Christopher's Hospice
Sydenham
London, UK

Professor John Moxham
Professor of Respiratory Medicine
Department of Respiratory Medicine
Guy's, King's and St Thomas' School of Medicine
London, UK

Betty O'Gorman
Superintendent Physiotherapist
St Christopher's Hospice
Sydenham
London, UK

Dr David Oliver
Consultant Physician in Palliative Medicine
Honorary Senior Lecturer in Palliative Care at the Kent Institute for Medical and Health Sciences, (University of Kent at Canterbury)
Wisdom Hospice
Rochester, UK

Professor Dieter Pongratz
Friedrich-Baur Institute
Ludwig Maximilians University
Munich, Germany

Dr Mario Prosiegel
Director
Neurological Rehabilitation Hospital
Munich, Germany

Jo Rawlings
Department of Diabetes, Endocrinology and Nutrition
University of Nottingham
Nottingham, UK

Dame Cicely Saunders
Chairman
St Christopher's Hospice
Sydenham
London, UK

Dr Amanda Scott
Senior Clinician
Bethlehem Hospital
And Lecturer
School of Human Communication Sciences
La Trobe University
Bundoora
Victoria, Australia

Dr Christopher Shaw
Senior Lecturer in Neurogenetics
Honorary Consultant Neurologist
Department of Neurology
Guy's, King's and St Thomas' School of Medicine
London, UK

Dr Richard Sloan
Medical Director and Consultant Physician in Palliative Medicine
Joseph Weld House
Dorchester, UK

Dr Nigel Sykes
Head of Medicine and Consultant in Palliative Medicine
Honorary Senior Lecturer in Palliative Medicine at King's College, London
St Christopher's Hospice
Sydenham
London, UK

Andrea Versenyi
Patient Services Director
ALS Association, Greater New York Chapter
New York, USA

Dr Raymond Voltz
Department of Neuroimmunology
Ludwig-Maximilians University
Munich, Germany

Edith Wagner-Sonntag, MA
Neurological Rehabilitation Hospital
Munich, Germany

Professor Declan Walsh
The Harry R. Horvitz Center for Palliative Medicine
The Cleveland Clinic Foundation
Cleveland
Ohio, USA

Dr Zbigniew Zylicz
Medical Director
Hospice Rozenheuvel
Rozendaal
Netherlands

第1章

筋萎縮性側索硬化症/
運動ニューロン疾患：
臨床神経学および神経生物学

Christopher Shaw

本章の目的は，ALS（筋萎縮性側索硬化症）患者の典型的な臨床症状や診断のための精密検査，類似疾患，ALSの病理所見や遺伝学的および生物学的研究からALSにおける運動ニューロンの変性の原因についてわかっていることを説明することによって"ALSとは何か"という問いに答えることである。病気の経過を変えるための現在および将来に可能性のある治療について概説する。

臨床神経学

運動ニューロン疾患とはどういう意味か？

"運動ニューロン疾患"という用語は運動ニューロンの変性のために筋肉が弱くなる種々の状態を包含する。臨床，病理，そして最近では遺伝子検査は，典型的なamyotrophic lateral sclerosis：ALSと多くの運動ニューロン疾患を鑑別するのに役立ってきている。運動ニューロン疾患の基本像を表1.1に，運動ニューロン疾患に類似した疾患の基本像を表1.2に示す。

筋萎縮性側索硬化症の臨床的定義

筋萎縮性側索硬化症（ALS）は，米国では有名な野球選手がかかったことにちなんで，ルー・ゲーリック（Lou Gehrig）病，英国では運動ニューロン疾患（motor neuron disease：MND）として知られている。シャルコー（Charcot）が問題の根源が脳と脊髄の運動ニューロンにあることを明らかにした臨床病理学的研究を発表するまでは（Charcot and Joffroy 1869），当初はALSは筋疾患の1型と考えられていた。運動系を障害する他の疾患からALSを区別する臨床所見は，上位と下位運動ニューロンの変性がともに存在することである。

下位運動ニューロン（lower motor neuron：LMN）の細胞は脊髄および脳幹にあり，末梢神経にその軸索を延ばし，筋線維と直接接合する。

表1.1 運動ニューロン疾患の臨床分類

	UMN症状	LMN症状	その他の臨床像	診断のための検査
ALS/MND	+	+	情緒不安定，急速進行	臨床症状，EMGおよびMRIによる補助
SBMA/ケネディ病	−	+	上肢振戦，緩徐進行	アンドロゲン受容体遺伝子の伸長
SMA	−	+	若年者発症，遠位筋および球筋は障害されない	生存運動ニューロン遺伝子の欠失

SBMA：球脊髄性筋萎縮症，SMA：脊髄性筋萎縮症，EMG：筋電図，MRI：磁気共鳴画像

表 1.2　運動ニューロン疾患類似疾患	
疾　患	診断のためのスクリーニング検査
脊髄神経根症を起こす脊椎疾患	MRI
多巣性運動性ニューロパチー	抗ガングリオシド抗体，神経伝導検査
その他の自己免疫性ニューロパチー	自己反応性抗体，神経伝導検査
パラプロテイン血症	蛋白電気泳動
甲状腺中毒症	甲状腺および刺激ホルモン測定
副甲状腺機能亢進症	カルシウム，リン酸塩
糖尿病性筋萎縮症	糖，糖付加ヘモグロビン
GM_2ガングリオシドーシス	ヘキソサミダーゼAおよびB値
ミオパチー（例：封入体筋炎）	筋生検

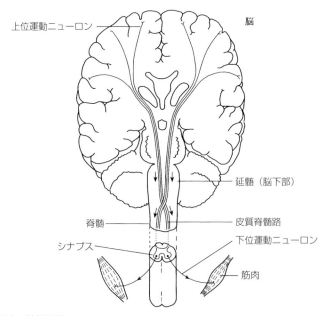

図 1.1　脊髄内および脳内の神経経路。

LMNが筋を変性させると，筋の活動は弱くなり，萎縮し，筋線維束性の収縮が起こる（ピクピクと不規則に反復するピクツキ）。上位運動ニューロン（upper motor neuron：UMN）の細胞は頭頂皮質にあり，その軸索を下方に伸ばし，下位運動ニューロンと接合する。この二つの細胞群は，随意筋の収縮の開始を活性化する（図 1.1）。UMNが変性すると筋はこわばり，痙性となる。腱を叩くと，反射は亢進する。足底を擦ると拇趾は，正常のように下方に曲がる代わりに，上方へ伸展する（Babinski徴候）。眼球運動や膀胱と腸の括約筋を支配する運動ニューロンは，感覚や自律神経系のニューロンと同じように，障害されない。

ほとんどのALS患者ではUMNおよびLMNの症状が混在している。しかし，下位運動ニューロン像のみがある場合は進行性筋萎縮症（progressive muscular atrophy：PMA），上位運動ニューロン像のみがみられる場合は原発性側索硬化症（primary lateral sclerosis：PLS）と呼ばれる。病理学的研究は，PMAおよびPLSはALSとして定義されるスペクトルの両端にあることを示唆する。スペインの古城 El Escorialにおけるカンファレンスで制定され（Swash and Leigh 1992），最近改訂されたALSの臨床診断基準が，臨床試験の試験対象患者の基準として主に用いられている。しかし，身体のいくつかの部位でUMNとLMNが

- 進行性で，線維束性収縮が存在し，運動神経伝導速度はほぼ正常でなければならない
- 認知障害，パーキンソニズム，感覚障害，視覚障害，自律神経障害，括約筋障害はあってはならない

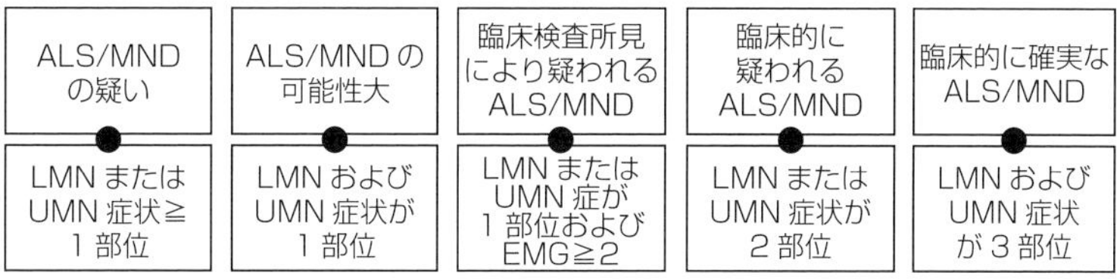

ALS/MND の疑い	ALS/MND の可能性大	臨床検査所見により疑われる ALS/MND	臨床的に疑われる ALS/MND	臨床的に確実な ALS/MND
●	●	●	●	●
LMN または UMN 症状≧1 部位	LMN および UMN 症状が1 部位	LMN または UMN 症が1 部位および EMG≧2	LMN または UMN 症状が2 部位	LMN および UMN 症状が3 部位

図 1.2　ALS の改訂 El Escorial 診断基準。

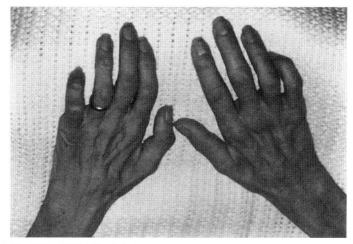

図 1.3　ALS の臨床症状。両手の筋萎縮がみられる。

障害されていること，および病気が進行性であることが重要であることを強調している（図 1.2）。

典型的 ALS の臨床経過

典型例では，患者は進行する脱力と筋肉のやせを主訴に医者を訪れる。障害される部位によって，患者は四肢の運動，発語，嚥下あるいは呼吸の障害を有する。大多数の患者において，ALS は一側上肢に始まり，握力の低下をきたしたり，あるいは一側下肢に始まり，下垂足をきたしたりする。障害された筋肉は，脊髄の下位運動ニューロンの変性および脱落のために筋は萎縮し，線維束性収縮を生じる（図 1.3）。時に有痛性筋攣縮および筋痙攣が，筋萎縮や筋力低下に先立ってみられることがある。通常，より全身性に広がる前に，初発肢から症状が進行する。

患者の 25％において，不明瞭な発語（構音障害）あるいは飲み込み困難（嚥下障害）など咽頭から始まる（Norris *et al.* 1993；Harverkamp *et al.* 1995）。球症状は脳幹（以前には球部として知られていた）の運動ニューロンが変性すると出現し，舌や咽頭筋の萎縮や筋力低下をきたす（図 1.4）。これはしばしば発声の際の軟口蓋の挙上不良，咽頭反射あるいは下顎反射の亢進を伴っている。この状態は‘進行性球麻痺’と呼ばれてきたが，本質的には ALS の一亜型である。90％以上の患者が，最終的にはある時期に球症状を発現する。

ALS は早期に重要な障害を生じ，常に進行性であるため，多くの患者はついに自力での歩行，食事，排泄，発語，嚥下の能力を失うこととなる。通常，運動系以外に他の臨床症状がないこと，および眼球を動かす調節力は残存することは強調すべきであろう。したがって皮膚の感覚，膀胱直腸機能は正常に残る。失禁は稀な合併症である。認知症も稀で（患者の 5％以下），知的機能や個性は

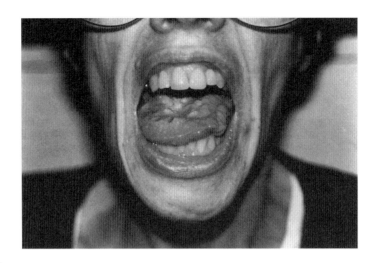

図1.4 舌の所見。

通常保たれる。病後期において，一部の患者は，換語困難となったり，前頭葉の変性を示す症状を生じるようになる。ALSの患者は，通常周囲の状況に完全に気付いている。しかし，相互に対話したり，コミュニケーションができないために，孤立感を増大させる危険性がある。コミュニケーションを増やすための最新の技術は，かけがえのない援助を提供することができる（後出6章3節言語療法を参照）。

病的笑いや泣き（"偽性球麻痺の影響"や"感情失禁"としても知られている）は，被刺激性で抑制のきかない笑いあるいは泣く発作よりなり，患者および家族にとってかなり面倒である。その病態生理は不明であるが，前頭葉の病変と関連していると思われる。この症状は，ALSに独特なものではなく，多発性硬化症のような他の神経疾患でも生じる。

胸髄および高位頸髄の障害による呼吸筋力の低下は，死亡する前に，ほとんど全員にみられる。呼吸筋力の低下はしばしば過小に評価されるが，それは患者の運動が障害され，肺活量が予想値の60％に低下するまで症状は出現しないからである。慢性低換気の一般症候は，数ヵ月あるいは数年間，呼吸不全になる前にみられ，注意深い観察が必要である（後出4章1節　呼吸困難を参照）。ALSの主な症状を表1.3に示す。ALSの付随症状が，患者のQOLに極めて影響があることに注意すべきである（後出4章3節　その他の症状の

表1.3　ALSによる症状	
直接的	間接的
筋力低下と筋萎縮	精神障害
線維束性収縮と有痛性筋攣縮	睡眠障害
痙縮	便秘
構音障害	流涎
嚥下障害	筋肉・骨の痛み
呼吸困難	慢性低換気の症状
病的笑い/泣き	膿性粘液の分泌

コントロールを参照）。

死因は一般に呼吸不全によるが，死の過程は通常安らかであることが強調されるべきである（後出8章　ALSの終末期のケアを参照）。発症から死亡，あるいは気管切開呼吸までは平均3年である。非常に遅い進行をとる，長期におよぶ患者をみるのは稀ではないが，真の寛解は極めて稀である。多発性硬化症では一般的である突然の増悪あるいは再燃は，ALSでは通常起こらない。より若年で，男性および一肢発症の患者は，より予後が良好である（Haverkamp et al. 1995）。患者の25％が5年間生存するが，10％の患者が10年後なお生存し（Kondo 1995），数例は数十年を超えている（Grohme et al. 1998）。

どのようにしてALSを診断するか？

ALSは稀な疾患であり，診断は，とくに初期に

おいては困難である。一般開業医は生涯を通してたった1例のALS患者に遭遇するだけかもしれず，最も早期の症状や徴候を見逃がす可能性がある。そのため患者は神経内科医を受診する前に，リウマチ科，整形外科あるいは耳鼻咽喉科に紹介されるかもしれない。診察でみられる症状や徴候がALSを示唆したとしても，簡便な"いわゆるALSのための検査"というものは存在しない。さらに，予想される結果はつらいことでもあるので，神経内科医は診断が確定するまでは，ALSの可能性について話し合うことを遅らせるかもしれない。こうした要因により，最初の症状が現れてから診断までかなり遅れることになる。

本質的にALSの診断は臨床的なものであり，種々の補助検査によってなされる。最も有用な検査はALS類似の症状を呈する他の疾患（表1.2）を除外するためのものであり，それには，脊髄や神経根の圧迫を除外するための脊髄や大脳の磁気共鳴画像（MRI）や，全身性や多巣性ニューロパチーを除外し，神経の圧迫や伝導ブロックを見つけるための神経伝導検査（nerve conduction study：NCS，末梢神経の電気的興奮の伝導を測定する）が含まれる。筋電図（electromyography：EMG，細い針を筋線維に挿入し，自発放電や筋収縮の影響を記録する）は，急性の下位運動ニューロンの変性脱落を確認するため，とくに無症状の部位での障害の同定やミオパチーの除外に必要である。ALSの典型的なEMG所見は，随意収縮時の変動する複合運動単位電位を伴った自発性の線維性収縮や出現頻度の遅い線維束性収縮（0.3 Hz）である（Mitsumoto et al. 1998）。腰椎穿刺はしばしば炎症性のCSF（脳脊髄液）の病変を除外するために実施されるが，あまり手助けにはならない。筋生検は，症状が非典型的であり，封入体筋炎のような診断が疑われるときに考慮されるべきである。

誰がALSにかかるのか？

理由は不明であるが，男性は女性に比べより発症しやすく，およそ1.7：1の比率である（Kondo 1995；Chancellor et al. 1992）。とくに発症年齢がより若い患者（50歳未満）では，男性が多い。ALSの平均年発症率は，人口10万人に対し約1.4であり，これは多発性硬化症の発症率の約半分である。ALS患者は生存期間が比較的短いので，国際研究の結果をまとめた場合の有病率は人口10万人当たりわずか4以下である。

世界中の有病率は，地理的，社会経済的および人種的相違があるにもかかわらず，かなり一致しているように思われる（Kondo 1995）。極めて高いALSの症例数が日本の紀伊半島やグアム島で報告されてきたが，それらの地域での発症はこの20年以上もの間，減少してきており，そのピークが環境の影響か遺伝子の影響かのいずれによるものかを明らかにすることは困難であった。ALSの危険因子であるかもしれない環境，毒物あるいは感染を明らかにするために，これまで多くの症例対照研究が行われてきた。統計学的能力を発揮するのに十分な数を有する研究はほとんどなかったが，過去の筋骨格傷害の既往（Kondo and Tsubaki 1981）や高度の感電あるいは電気ショックを伴う職業（Deapen and Henderson 1986）ではALSの危険が有意に高くなると思われる。もっともその影響は比較的小さい（Kondo 1995）。しかしながら，発症は50歳以後，急激に上昇し，70歳代でピークとなり，その後下降するので，加齢との関連性は明らかである。

家族性ALS

ALSの大多数の症例は孤発性に発症するが，症例の約5～10％は家族の他のメンバーが障害されており，遺伝性であると思われる（familial ALS，またはFALS：家族性ALS）。たとえば，保因者である両親が発症する前に死亡することによってマスクされることもあるが，通常，家族性ALSは優性遺伝の疾患で，世代を通して代々伝わっていく。FALSの症例の発症年齢がやや若年であることを別として，孤発性と家族性のALSとを臨床的に区別する方法はない。このことは，FALSの分子学的病因（後述を参照）を理解することが，孤発性ALSと関連する病因を見抜くことにつながるという希望を与える。

ALS 類似の運動ニューロン疾患

　ALS と間違えやすい二つの稀な遺伝性疾患として，脊髄性筋萎縮症(spinal muscular atrophy：SMA)とケネディ病または球脊髄性筋萎縮症(spinobulbar muscular atrophy：SBMA)(臨床症状は表 1.1 にまとめてある)がある。SMA は通常，幼児期あるいは小児期に発症するが，少数の患者は青年期に発症し，筋萎縮，筋力低下および深部反射消失を特徴とする緩徐進行性の，純粋な下位運動ニューロン症候群である(Dubowitz 1995)。SMA で障害される筋肉は肩や殿部の周囲の筋で，手，足および発語や嚥下を支配する筋は保たれる傾向にある。SMA 症例の大多数は常染色体劣性遺伝であり，発症者は両親から生存運動ニューロン遺伝子(survival motor neuron gene：*SMN*)の欠損したコピーを受け継いでいる(Lefebvre *et al*. 1995)。

　SBMA は別の純粋な下位運動ニューロン症候群であり，成人期に発症し，舌および顔面の著しい障害を伴う，極めて緩徐進行性の四肢筋の筋萎縮を特徴とする。SBMA は X 染色体性劣性遺伝であるので，男性だけが発症し，女性は保因者である。症状のある女性の報告はこれまでなされていない。遺伝子異常は，X 染色体にあるアンドロゲン受容体遺伝子の伸張領域に存在する(La Spada *et al*. 1991)。SBMA に対する臨床指針は，男性に緩徐進行性に起こり，大きな乳房(女性化乳房)やテストステロンのようなアンドロゲン依存性細胞の変性による睾丸の萎縮を伴っていることである(Harding *et al*. 1982)。SBMA 患者では，通常，ルーチンの神経学的診察では発見できないような感覚性ニューロパチーが存在するので，神経伝導検査もまた SBMA を ALS から区別するうえで有用であろう。

ALS 類似の他の疾患

　運動ニューロンの変性を示唆する所見は，種々のその他の変性，炎症，代謝性および多系統神経変性疾患でみられ，鑑別診断において考慮する必要がある(表 1.2)。ALS と誤診される最もありふれた病態は，脊椎の椎骨と椎間板またはその一方の変性による脊髄と神経根またはその一方の圧迫である。これは，一肢以上の上下肢に，痛みを伴わない筋萎縮，筋力低下および線維束性収縮を引き起こす。MRI は脊髄や神経根を圧迫する骨の過剰形成または逸脱した椎間板を最もよく検出する。MRI は，ALS に類似する腫瘍や嚢胞のような稀な脊髄の病変も描出する。多巣性運動性ニューロパチー(multifocal motor neuropathy：MMN)は言及すべきもう一つの疾患である。これは，自己免疫疾患であり，身体が運動神経に対する抗体を産生する。通常，一上肢または一下肢の筋力低下が出現するが，進行して，数肢に著しい筋萎縮と機能障害を起こす。一般に，典型的 ALS でみられるような全身性の線維束性収縮はなく，神経伝導検査では伝導ブロックを認める。MMN では，特異抗体(GM_1 ガングリオシドに結合する抗体)が，患者の血清中に検出される(Pestronk *et al*. 1990)。この ALS 類似の疾患を診断することは，免疫グロブリン大量点滴静注療法やシクロホスファミドを用い，免疫系を抑制することによって，この疾患を有効に治療できる点で重要である。

神経生物学

ALS では運動ニューロンに何が起こっているのか？

　死後の筋萎縮は高度であるが，脳と脊髄は，通常，外見上はおおむね正常である。顕微鏡レベルで起こる劇的な変化とは対照的に，外見上の変化は少ない(Leigh and Garofalo 1995)。シャルコーは脊髄と脳幹内の下位運動ニューロンの異常所見について記載した最初の 1 人である。特徴的な所見としては，星状細胞(近傍の支持細胞)の増殖と肥大を伴った高度の運動ニューロンの脱落である。わずかに残存している運動ニューロンは，萎縮か腫大している。変性したニューロンは種々の凝集物(封入体と呼ばれている)を細胞体内に有しており，軸索はしばしば細胞体の近くが腫大し，筋肉に近接した末梢神経において変性している(封入体は図 1.5，1.6 に掲載)。大脳皮質のほかの，運動皮質以外の部位においても神経細胞の脱

落がみられるという証拠が増加しているが，同様の変化は大脳皮質（ベッツ細胞）の大型上位運動ニューロンにおいてもみられる．リポフスチンが蓄積するが，加齢あるいは障害されたニューロンの非特異的なマーカーである．病理学的染色法ではこれらの封入体の多くは異なる染色態度を示し，好塩基性（青），好酸性（赤），そしてヒアリン好性（灰）の凝集物を同定することができる．ニューロフィラメントは，細胞と軸索の構造を維持する蛋白質群であるが，細胞体内に大量に蓄積し凝集する（図 1.5，1.6 を参照）．おそらく ALS に特異的な最も初期の異常は，ユビキチン蛋白を含んだスレッド様封入体（thread-like inclusion）の存在である（Leigh and Garofalo 1995）．これらのいわゆる，スケイン様封入体（skein-like inclusion）は細胞体の中にみられ，軸索を障害しているようにみえる（図 1.5e 参照）．ユビキチンは細胞のゴミ袋として働き，細胞内蛋白質分解経路によって処理される傷ついた，あるいは不要となった蛋白質に標識をつけるのを助ける．ユビキチン化された封入体は，パーキンソン病やアルツハイマー病のような ALS と同様の他の遅発性の神経変性疾患においても出現する．凝集物と細胞死との間の因果関係の証明はないが，加齢とともに代謝の副産物が形成され，ニューロンに対して毒性を有するようになると思われる．

分子遺伝学と ALS：SOD1 からの手がかり

5 年前までは，我々の ALS の原因に関する理解は細胞病理の記述に限られていた．我々の唯一の実験手段は，動物に同様な影響をきたす神経毒を用いたものであった．多くの仮説があったが，ALS の病因の最も重要な手がかりは家族性 ALS（FALS）症例の遺伝学的研究から得られた．1991 年に家族性 ALS の一部の家系が第 21 染色体に連鎖することがわかった（Siddique et al. 1991）．2 年後，Cu/Zn スーパーオキシドジスムターゼ（copper/zinc superoxide dismutase：SOD1）遺伝子に変異が発見され，大きく進展した（Rosen et al. 1993）．その遺伝子は非常に小さく，わずか 153 個のアミノ酸を含む SOD1 蛋白をコードしてい

る．現在まで 70 種類以上の異なる遺伝子変異が報告されているが，大部分は単一のアミノ酸置換を伴う一塩基変異である（SOD1 蛋白とその変異部位は図 1.6 に掲載）（Radunovic and Leigh 1996）．SOD1 の変異は家族例の約 20％，明らかな孤発例の 3％に見出される（Deng et al. 1993；Shaw et al. 1998）．SOD1 変異を有する患者の病理は，孤発例のそれと本質的に違いない（Shaw et al. 1997）．

正常な SOD1 の主な機能は，細胞での酸化的代謝の正常な副産物として生成されたフリーラジカルのスーパーオキシド（O^-）を除去することである．変異 SOD1 の影響と運動ニューロン障害機序を明らかにするために，SOD1 を発現せず，ヒト正常 SOD1 を過剰発現する，あるいは，ヒト変異 SOD1 を過剰発現するトランスジェニックマウスが作成された（Gurney et al. 1994；Reume et al. 1996）．これらの実験により，変異 SOD1 に関連した運動ニューロンの変性は正常の抗酸化機能の喪失によるものではなく，変異 SOD1 蛋白の毒性によることが示された．変異 SOD1 が毒性を発揮する詳細な機序や，なぜ運動ニューロンのみが特に障害されやすいのかという確かな機序については依然として不明である．2, 3 の研究は細胞の脂質や蛋白質を障害するスーパーオキシドラジカル（O^-），ヒドロキシラジカル（OH^-），ペルオキシナイトライト（$ONOO^-$）の産生増加による酸化傷害を指摘している（Beckman et al. 1993）．

変異 SOD1 は少数例の ALS の唯一の原因であり，単独にあるいは一斉に働く多くの遺伝子が ALS を起こしているように思われる．これらは共通の最終経路を介して長期間にわたって持続的に影響を及ぼし，運動ニューロンにおける細胞内凝集物の形成と細胞死を起こすのであろう．

ALS の病態に関する仮説

変異 SOD1 が少数の患者に ALS を引き起こすことがわかったとはいえ，大部分の症例はいまだに原因が不明である．しかし，ALS の発症に役割を演じる多くの発症機序が仮定されている．なかでも，ウイルス感染，毒物の曝露，自己免疫の関わりが論じられてきたが，研究の大部分はこれらの

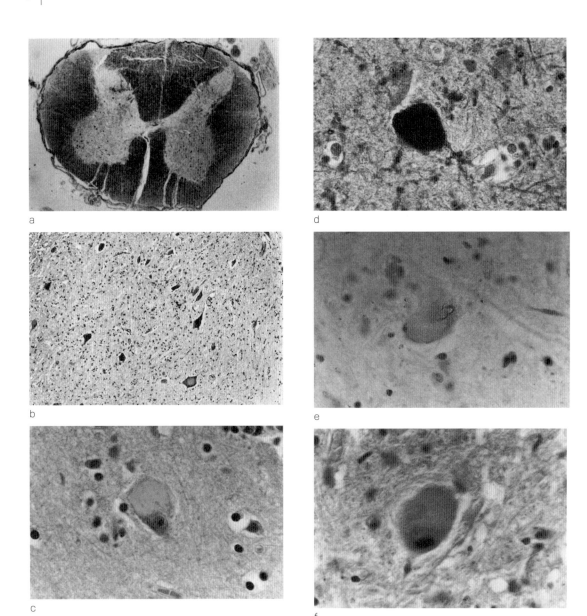

図 1.5 光学顕微鏡による ALS の病理学的特徴。脊髄横断面では前角における運動ニューロン数の減少を示す(a)。低倍率では脊髄の運動ニューロンの腫大あるいは萎縮を認める(b)。高倍率ではヒアリン封入体を含む種々の凝集体がみられる(c)。

図 1.5(続き) 高倍率では凝集物はニューロフィラメントに対する抗体で標識され(d), 特徴的な thread-like skein を示すユビキチン(e)およびレヴィ小体様の近位部軸索の封入体(f)を含んでいる。

仮説を支持することはできなかった。しかし, 最近 ALS 患者の脊髄内にエコーウイルス 7 様の遺伝子配列があるという所見により, おそらくウイルスの潜行感染あるいは同様の機序を介して, ALS の病態にウイルスが関与している可能性に再び注目が集まっている(Berger *et al.* 2000; Karpati and Dalakas 2000)。

本項では, 最も多くの実験的証拠がある興奮毒性, 酸化傷害, 細胞骨格の破壊, 神経栄養保護の喪失といった病態について簡単に述べる(図 1.7 に要約した)。それぞれは観察的および実験的研究を引き合いに出し, 主役を演じているが, どれもが互いに除外されるものでなく, これらの機序のうちのいくつかは運動神経細胞死に関与してい

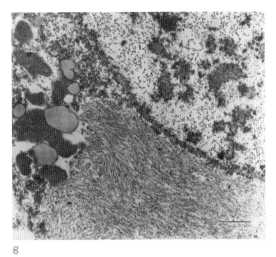

図 1.5(続き) 透過電子顕微鏡では細胞体はニューロフィラメント，リポフスチン，そして他の蛋白凝集物で詰め込まれていることがわかる(目盛バーは 1 μm)(g)。

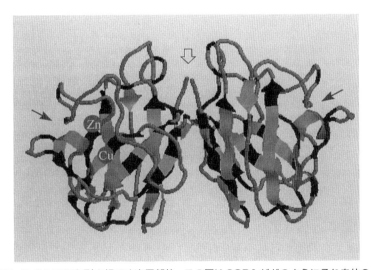

図 1.6 SOD1 分子と ALS/MND を引き起こす変異部位。この図は SOD1 がどのようにそれ自体の上で堅固に巻かれるかを示す。二つのイオン，亜鉛と銅は SOD1 に結合し，そして SOD1 は自身に結合しホモダイマーを形成する(白矢印)。活動的なチャネル(黒矢印)の根元にある還元された銅イオンは，フェントン(Fenton)反応によりスーパーオキシドラジカルを過酸化水素に還元する。ALS/MND と関連した変異(黒い帯)は分子のいたるところで起こり得るが，運動ニューロンに対する毒性の詳細な機序はいまだ判明していない。

る可能性がある。

グルタミン酸と神経興奮毒性

電気的興奮が情報を軸索に沿って神経終末から他の神経へ運ぶとしても，脳細胞が互いに連絡し合い，興奮あるいは抑制するために使う化学的メッセンジャーがシナプスで放出される。ニューロンを活性化させる神経伝達物質および類似の化合物(類似体)がまたニューロンも傷害し得るという知見は，多くの神経変性疾患の病因におけるそれらの役割を詳細に研究することに向かわせた。ALS における神経興奮毒性仮説は，アミノ酸神経伝達物質であるグルタミン酸を中心に論じられてきた。グルタミン酸は上位および下位運動ニューロンに投射するニューロンで用いられる基本的な

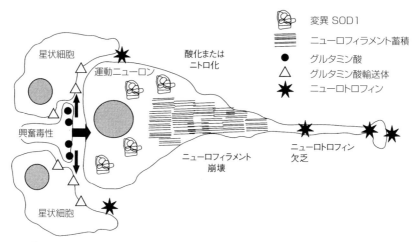

図 1.7 ALS/MND の病因：仮説の要約。ALS/MND の唯一立証された原因は変異 *SOD1* であるが，毒性の正確な機序は不明であり，*SOD1* 変異もほんの一部の患者でみられるのみである。ニューロフィラメントやユビキチン化蛋白の蓄積した封入体は ALS/MND の指標となるが，それらの蓄積自体が有毒かまたは防御機能不全をきたすためかどうかはいまだ不明である。仮説は相互に排除されるものではなく，次のことが含まれる。(1) O^-，NO^-，$ONOO^-$，OH^- のようなフリーラジカルによる酸化的傷害，(2) グルタミン酸を過剰にするグルタミン酸輸送障害による興奮毒性，(3) ニューロフィラメントの輸送障害，そして (4) ニューロトロフィン（神経栄養因子）欠乏。

神経伝達物質である。グルタミン酸は潜在的に極めて有毒であり，脳は個々のニューロンを殺すのに必要なグルタミン酸の 1,000 倍以上の量を含んでいる。グルタミン酸はこれらのニューロン上の種々の受容体と結合し，興奮性あるいは抑制性のシグナルを誘発する（Shaw and Ince 1997 の総説による）。グルタミン酸レベルの厳密な調節は生命維持に重要であり，基本的には別の細胞集団である星状細胞が行う。シナプスで放出されたごく少量のグルタミン酸だけが神経受容体に結合し，残りは興奮性アミノ酸輸送体（excitatory amino acid transporter：EAAT）によって取込まれ除去される（図 1.7）。

ALS においてグルタミン酸の興奮毒性は役割を果たしているのか？

グルタミン酸がニューロンに対して極めて毒性が強いと仮定して，ALS においてはその調節が障害されているといういかなる証拠があるのだろうか？ ALS 患者の 80％ において脳脊髄液（cerebrospinal fluid：CSF）中のグルタミン酸と他の興奮性アミノ酸の量は，対照群に比べ 3 倍増加していた（Rothstein *et al.* 1992）。グルタミン酸輸送体の一つである EAAT2 は星状細胞のみで発現しているが，孤発性 ALS 患者の 70％ 以上において運動皮質や脊髄で選択的に減少していると報告されている（Rothstein *et al.* 1995）。したがって，グルタミン酸値の増加は，星状細胞の輸送体 EAAT2 によるグルタミン酸除去障害による可能性がある。蛋白質を作るために細胞は DNA 配列を読んで，そのコピーを mRNA として作らなければならない。次いで mRNA はリボソームへ運ばれ，そこでアミノ酸配列へと翻訳される。さらに同じグループによって EAAT2 mRNA は障害部位の星状細胞において正しく編集されていないことが報告された（Lin *et al.* 1998）。EAAT2 mRNA の '不完全な編集' によってグルタミン酸輸送体蛋白の生成低下が生じ，細胞外グルタミン酸の増加が起こり，その結果，興奮毒性の運動ニューロン死と ALS の臨床像が惹起されることを提唱した。これらの発見は明らかに ALS の病態を理解するうえで大きな進歩であるかもしれないが，他の研究室からの研究報告はその正当性に異議を唱えている（Shaw *et al.* 1995；Fray *et al.* 1998；Meyer *et al.* 1998；Nagai *et al.* 1998）。これらの所見を証明するか，あるいは反論する他の研究が発表されるまで，最終判断は保留される。

フリーラジカル，酸化的傷害と ALS

正常の酸化的代謝の間に，還元酸素イオンを含む各種フリーラジカルが生成される（O^-，NO^-，$ONOO^-$，OH^-）。これらのフリーラジカルは各種化合物を酸化させ，蛋白質，脂質，核酸にとっては有害となる可能性がある。これらは，細胞の正常老化に関連していると考えられている。すべての細胞は，フリーラジカルを排除する様々な自己防御性に働く抗オキシダント分子や酸化された細胞構成成分を認識し，除去する機序を有している。

SOD1 遺伝子変異はヒドロキシラジカル（OH^-）を増加させる可能性がある（Wiedau-Pazos et al. 1996）。さらに SOD1 はスーパーオキシドラジカル（O^-）と酸化窒素（NO）を結合させ，多くの蛋白質の主要な構成要素となるアミノ酸のチロシンと結合して 3-ニトロチロシンを産生することによってニューロフィラメントのような主要な細胞骨格蛋白質を障害する酸化毒であるペルオキシナイトライト（$ONOO^-$）を産生する（Beckman et al. 1993）。最近，孤発性 ALS 患者の髄液中の 3-ニトロチロシン値が著明に増加していることが報告されている（Tohgi et al. 1999）。

これらの増加は非特異的で，他の神経変性疾患でもみられるが，蛋白質の有害なニトロ化が ALS では著しく高い割合で起こっている可能性が示唆されている。どのようにしておのおのの反応性酸素種が，ニューロフィラメントを含む各種細胞構成成分を障害するのか，また，直接的または間接的にそれらの輸送および分解を阻害し，細胞質や近位部軸索内にそれらが蓄積し，運動ニューロン変性をきたすのかは容易に理解できる。

細胞骨格の崩壊と運動ニューロンの変性

ALS の多くの細胞質内封入体の中にニューロフィラメントの蓄積がみられ，ALS の病因におけるこの構造蛋白質の役割が注目されている。ニューロフィラメントは，多くの細胞内構造を構成する中間フィラメントファミリー蛋白の一員である。おのおのニューロフィラメントは，軽鎖（NF-L），中間鎖（NF-M），重鎖（NF-H）を含む多くのサブユニットを有している。ALS 疾患モデルの作製においては，いくつかのニューロフィラメントのトランスジェニックマウスがつくられている。マウス NF-L のロッドドメインを点変異させたトランスジェニックマウス（Lee et al. 1994）や野生型ヒト NF-H を過剰発現させたトランスジェニックマウス（Cote et al. 1993）は，ALS といくつかの点で病理学的に類似した運動ニューロンの変性を生じる。興味深いことに，マウス NF-H の過剰発現は，運動ニューロンの細胞体や軸索内にニューロフィラメントの蓄積をきたすが，変性は起こさない（Marszalek et al. 1997）。このことは，ニューロフィラメントの蓄積のみでは細胞死をきたさないことを示唆している。しかしながら，ニューロフィラメント欠損マウスに変異 SOD1 マウスを掛け合わせると，運動ニューロン変性と細胞死の発症が有意に遅れることから，変性過程におけるニューロフィラメントの役割が再び注目されている（Couillard-Despres et al. 1998）。NF 遺伝子の変異は家族性 ALS では見つかってないが，NF-H 遺伝子の末端ドメインの欠損は孤発例 10 例で認められた（Figlewicz et al. 1994；Al Chalabi et al. 1999）。これらの研究は，ニューロフィラメントの蓄積は，運動ニューロン障害に関連しているが，ALS の病因の一次的または本質的な機序ではないことを示唆している。

神経栄養因子と神経変性

ニューロトロフィンはニューロンの生存維持を促進する蛋白質である。選択されたニューロン集団の数は，初期の発育中や長期間生存中のどちらも，特異的神経栄養因子に依存しているという発見は，多くの神経変性疾患の病因と治療におけるこれらの役割についての研究を促した。胎児の感覚ニューロンは種々のニューロトロフィンを必要としているが，運動ニューロンの場合はそうではない。毛様体神経栄養因子（ciliary neurotrophic factor：CNTF）とインスリン様成長因子-Ⅰ（insulin-like growth factor-Ⅰ：IGF-Ⅰ）は，培養で胎児運動ニューロンの生存維持を増強させ（Arakawa et al. 1990；Neff et al. 1993），CNTF と脳由来神経栄養因子（brain derived neurotrophic factor：BDNF)の両者は，軸索切断後の顔面神経運動ニューロンを救出する(Sendtner et al. 1990, 1992a)。さらに，CNTFは進行性運動ニューロパチー(progressive motor neuronopathy：pmn)マウスの運動ニューロン変性を阻止することができる(Sendtner et al. 1992b)。標的細胞によるニューロトロフィンの生成や軸索におけるそれらの逆行性輸送の欠如が，神経変性をきたすというのは魅力的な仮説であるが，ヒトの疾患においての明らかな証拠はない。しかしながら，ニューロトロフィンは，病的ニューロンの生存維持を増加させる役割をまだ有しており，この分野における多くの実験的研究は現在進行中で，いくつかの第Ⅲ相臨床試験が行われている。

ALSの薬物治療と生存維持の改善

コクラン対照試験登録(The Cochrane Controlled Trials Register：CCTR)に登録されたALSの公的治療試験の最近の調査では，57の研究が31の異なる治療を用いていることがわかった(M. Parton，私信)。これらのうち，グルタミン酸遊離阻害薬であるリルゾールのみが，957人の患者の多施設二重盲験試験で統計学的に有意な生存維持効果を示した(Lacomblez et al. 1996)。18ヵ月の試験期間で，対照群に比べて治療グループは死亡または気管切開術の時期を3ヵ月遅延させた。グルタミン酸作動経路に作用する他の治療薬の臨床試験は近く終了する予定である。

ニューロトロフィンのうち，IGF-I，CNTF，BDNFは，生存維持に対して再現性のある有意な効果がないままに，皮下投与にてすべて試験が行われた(Anonymous 1996；Lai et al. 1997；Borasio et al. 1998；Anonymous 1999)。神経栄養因子作用がある新しい経口の合成薬であるSR57746A (Sanofi)の試験は近く終了する予定であり，遺伝子組換え技術を用いた成長因子の髄腔内投与の試験も進行中である。治療薬の効果をスクリーニングするためのもう一つの重要な手段は，変異SOD1トランスジェニックマウスである。興味深いことに，グルタミン酸遊離阻害薬であるリルゾールとガバペンチンは疾患の進行を遅延させ，ビタミンEは生存維持には効果なかったが発症を遅らせた(Gurney et al. 1996)。一方，銅のキレート剤であるD-ペニシラミンとミトコンドリア基質であるクレアチンは，発症と生存維持の両方に効果があった(Hottinger et al. 1997；Klivenyi et al. 1999)。しかしながら，最近ガバペンチンは，大規模臨床試験で効果がないことが示された(R. G. Miller，私信)。変異SOD1トランスジェニックマウスがALSのモデルとしてどれほど妥当なものかはまだ疑問が残っているが，何百，何千という多くの薬物を患者に危険がなく，コストと時間をかけずにスクリーニングできるということは明らかに有益である。

運動ニューロン病の原因と治療の発見

シャルコーは‘運動ニューロン病とは何か’という問いに初めて答えようとした。彼の観察は，運動ニューロン変性の基本的な臨床像および病理形態像を定義するのに役立った。これらの異常は分子学的に特徴づけられ，ニューロフィラメントやユビキチン化蛋白の蓄積した封入体やその他の神経元封入体は，ALSの診断のための病理学的マーカーとなる。分子遺伝学や細胞生物学の最近の進歩は，推測に基づく原因の仮説を事実に基づく仮説へと変化させた。シャルコーから130年後の現在，我々は初めて立証されたALSの原因(変異SOD1)とわずかではあるが効果的な治療法(リルゾール)を得た。これらはまだジグソーパズルのほんの数ピースにすぎないが，ALSの病因論を有効な治療法に変えるためには，さらなる手がかりが早急に必要である。治療の扉が開かれているという事実は，研究者，臨床医，ALSの介護者に，疾患の進行を遅らせ，または，停止させることができる薬物が，すぐにも開発されるであろうとの希望を与えている。しかしながら，現在のところ原因的治療法は限られており，緩和ケアは相変わらずALS患者の臨床的管理の‘頼みの綱’である。

第2章

緩和ケア

David Oliver

緩和ケア(palliative care)とは：
治癒を目的とする治療に反応しなくなった病気を持つ患者を，積極的に総合的にケアすることである。痛み(pain)や他の症状をコントロールし，そして精神的，社会的，スピリチュアルな(霊的)問題を解決することがもっとも重要である。緩和ケアのゴールは，患者とその家族のために，可能な限り最高のQOLを実現することである(WHO 1990)[1]。

運動ニューロン疾患の患者に現在できる治療法は，よくても病気の進行を遅らせるだけであり，治癒には決してならないので，ALS患者のケアは，診断時点から緩和ケアといえる。

緩和ケアの目的は，"患者存在全体"(whole patient)を社会的サポートシステムの文脈からみることである。その社会的サポートシステムとは多くの場合，患者の家族そのものでもある。この緩和ケアという全人的アプローチ(holistic approach)は運動ニューロン疾患の患者をケアする際に絶対に必要であり，診断が確定する前に行う検査時点から，病気の全進行期間を通じて必要な適切なケア方法である。緩和ケアが重要であると強調していることは，次のことである。

・緩和ケアは，生きることを肯定(affirm life)し，死にゆくことを正常なプロセスとみなす
・緩和ケアは，死を早めることも，死を先に延ばすこともしない
・緩和ケアは，痛みや他のつらい症状をやわらげる
・緩和ケアは，患者ケアの心理的，スピリチュアルな側面を統合する
・緩和ケアは，患者が病気で苦しんでいる間も，死別後も，家族がうまく対処できるように手助けするサポートシステムを提供する(WHO 1990)[2]

治癒をめざす治療法と緩和ケアの役割の違いに関しては，とくにがん患者のケアにおいて，議論が積み重ねられてきた。かつては，治癒指向の治療法を，効果がもう期待できないというところまで続け，その時点で緩和ケアを導入することが適当だとされた。この二つのケア内容を突然切り替

---

[1] 訳注：生命(人生)を脅かす疾患による問題に直面している患者と家族のQOL(生活の質)を改善するアプローチである。苦しみを予防したり和らげたりすることでなされるものであり，そのために痛みその他の身体的問題，心理社会的問題，スピリチュアルな問題を早期に発見し，的確なアセスメントと治療を行う方法。(WHO 2002) http://www.who.int/cancer/palliative/definition/en/ (訳注2も参照)

[2] 訳注：WHO 2002では
・緩和ケアは死を早めることも，死を先に延ばすこともしない
・患者と家族のニーズに応えるために，チームアプローチによって行う。もし，必要なら死別後のカウンセリングも行う
・QOL(生活の質)を高めると同時に，疾患のコースを改善する
・疾患の早期に適用し，生命を延ばすことを意図する他の治療法―化学療法や放射線療法のような―と組み合わせて行う。そして，つらい合併症をさらに理解し管理するために必要とされる調査研究を含める
が追加された

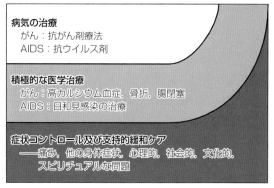

図2.1 統合された緩和ケア。(Woodruff(1996)許可を得て引用)

える場合そのタイミングは様々で，早めることもできるし，死がまさに迫っているような大変遅い時期になってしまうこともある。その時には症状緩和や心理的ケアといった患者をサポートするためのケアは否定されてしまうに違いない。

この議論をふまえ，現在では，治癒が得られないと予想される病気の患者のケアのためには，最初から，以下のような統合されたアプローチが必要であると，より強く意識されるようになった。図2.1にサマリーを示すが，考慮すべきことは以下である。

・可能ならば，積極的な治療を行うこと
・感染症など疾患の合併症に対する積極的な治療を行うこと
・症状コントロールや支持的緩和ケアを行うこと。そこにはあらゆるケアの側面が含まれるべきである

神経内科の分野で，ある種の神経疾患をもつ患者には緩和ケアを行うことが適切であると次第に高く評価されるようになってきた。米国神経学会倫理学と人文科学小委員会(The Ethics and Humanities Subcommittee of the American Academy of Neurology)は，"神経内科医は緩和ケアの原理を理解し応用する"ことが絶対的に必要であると声明を出した。運動ニューロン疾患は進行性で治癒が不可能な神経筋疾患の一つであり，そこでは，緩和ケアアプローチは妥当であるに違いない。

"医療の最適性は，患者それぞれのゴールを達成するために最も適した手段を決めることに依存している"(The Ethics and Humanities Subcommittee of the American Academy of Neurology 1996)。

しかし，よく見かけるのは，進行性の病気という性質を受け入れるのに気が進まない結果，患者と家族が病気の本質や病気の進行に関して過度に楽観的な考えを抱くことである。また，医師は，悪い知らせを告知することも，緩和ケアについても，わずかしか訓練を受けていない(Lloyd-Williams and Lloyd-Williams 1996)ので，ALSという診断を患者に伝えるのはとても難しいことだと気がつくに違いない。その結果，患者と家族にとって，適切な医療にほど遠いものとなり，症状は緩和されずに残り，ほとんど死亡する時期まで，心理社会的問題は無視されるか，部分的にしか配慮されない。そんな時期になってしまえば，解決の可能性は限られてしまう。ALSは進行性に喪失し，障害がどんどん進行する疾患であるから，できるだけ早期から，以下のようなケアのあらゆる側面に専念する必要がある。

・身体的側面，たとえば症状のコントロールなど
・心理的側面，たとえば病気についての恐怖や心配事など
・社会的側面，たとえば家族や患者に近しい人々との関係
・スピリチュアルな側面，たとえば人生の意味や将来への恐怖に関連する領域

発話を喪失することによってコミュニケーションが制限されれば，患者が心の底でもっとも気にしていることを発言することは非常に難しくなる．早い時期から介入すれば，患者の話すことを周囲が容易に理解できて，コミュニケーション・エイド（コミュニケーション支援機器）がなくても，より良い相互作用とコミュニケーションができる．

診断時点から，"患者全体"と考え，緩和ケアアプローチを採用する必要がある．これは"身体的にも心理的にも良い状態にすることをねらっている．どんな疾患，どんな病期であっても，緩和ケア原則の知識と実践を伝えることは，あらゆる診療において重要で不可欠である"（国立ホスピス・専門的緩和ケアサービス協議会：National Council for Hospice and Specialist Palliative Care Services 1995）．この緩和ケアアプローチはあらゆる患者に提供されるべきであり，下記の事項が含まれている．

・QOLに焦点をおき，症状コントロールを十分行う
・患者の過去の人生経験と現在の状況の両者を考慮する全人的アプローチをとる
・死にゆく人と，その人に関わる人々の両方を包含するケアを行う
・患者の自律（autonomy）と選択（最期を迎える場所，治療のオプションなど）を尊重する
・患者，家族やボランティアなどインフォーマルな介護者，医療福祉従事者間で開かれた，それでいて個人情報などで注意の行き届いたコミュニケーションを強調すること（National Council for Hospice and Specialist Palliative Care Services 1995）

この緩和ケアアプローチは，診断名にかかわらず，日々のケアの一部分とすべきである．しかし，必ずしもそうなってはおらず，すべての医療福祉従事者の教育の中に，これらの緩和ケア原則を確実にしていく必要性が高まっている．多くの人は依然として自分の役割は病気の治癒や改善であると考えているが，実際には患者ケアの大半は症状と障害の緩和である．すべての医療福祉従事者は

ケアの限界を受容すべきであり，患者と家族に前向きでしかし現実的な方法を使ってアプローチする必要がある．これらのことは，とくにALS患者のケアによく当てはまる．彼らは病気が進行するにつれて喪失し続けていくという現実に直面し，喪失と，それに続いてやってくる生活スタイルの変化に対処するために，多くの援助が必要となる．

ALS患者の多くは，より専門的な援助が必要となる．これに関わるのは，専門的な神経内科チーム，各種の身体障害に対処するチーム，あるいは，専門的緩和ケアサービスである．それは，専門的な多専門職種チーム（multidisciplinary team）のアプローチといえ，たくさんの異なった専門分野の人間が，患者・家族に提供されるケア内容を最大限に高めるために協力して働くのである．チームとしてケアに関われるかどうかは，限界があるかもしれない．たとえば，アメリカのホスピスでは，余命6ヵ月以下の患者にしか，メディケア（高齢者医療保険）がきかない．しかし，多専門職種ケアは病気の進行を通じて長期間必要なのであり，多年にわたることさえある．肝心なことは，患者毎のケアパスを通して，すべてのサービスに同じ緩和ケア原則が提供され続けることである．

専門的緩和ケア

イギリスでは，多くの専門的緩和ケア提供者がALS患者のケアに関わっている．1998年の調査では，少なくとも75％の緩和ケア入院病棟がALS患者のケアに当たっていた（Oliver and Webb 2000）．ケア内容は提供者によって差があるが，行っているケアは以下の通りである．

・病気の全経過を通して行う診断時点からのケア
・身体障害が進行したときのレスパイトケア
・最期の数週間から数日間の終末期ケア

専門的緩和ケアサービスは，以下のさまざまな方法でケアと援助を提供している．

・在宅では，一般開業医（家庭医）や地域の看護師と協力して，多専門職種チームとして援助する

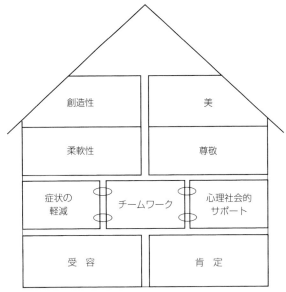

図2.2 ホスピスの家。(Twycross, R.(1997)の許可を得て引用。The joy of death. *The Lancet*, 350 (suppl. III), 20. © The Lancet Ltd.)

・入院の緩和ケアユニットや入院ホスピスでは，症状コントロール，レスパイトケアや終末期ケアを行う
・デイホスピスでは，日中のケアを提供し，介護者に休息を与え，多専門職種によるアセスメントの機会とする。また，リハビリテーションや他の活動に参加したり補完的治療や社会化の機会とする
・病院では，緩和ケアチームが患者・家族と医療福祉従事者に助言と援助を提供する
・ソーシャルワーカー，カウンセラー，心理学者からなる専門的心理社会的ケアを行う
・患者が死亡した後のケア，家族のために，死別サポート（breavement support）とカウンセリングを行う

この専門的緩和ケアでは患者をフォローし，いつ，どこに患者がいても，継ぎ目なくサービスを行うことを目的とすべきである。このケアの専門性は，多専門職種チームとの緊密な連携によって保証されている。参加する多専門職種とは以下の通りである。

・臨床医，とくに緩和医療のコンサルタント医
・専門看護師
・ソーシャルワーカー
・言語療法士
・作業療法士
・理学療法士
・チャプレンまたはスピリチュアルケアの訓練を受けた人
・臨床心理士
・栄養士
・薬剤師
・代替・補完療法士，たとえばアロマセラピーやマッサージ

チームの全員は専門的緩和ケアチームの中で主に働くべきであるが，そこだけではなく，専門的な教育を受けてきて，かつそれぞれの専門分野で常に支援や教育を受け続けるべきである。

専門的緩和ケアは，1人の人間の生活と能力の肯定的な面を見て，患者と家族ができるだけ活動的な生活を維持することを目標にしている。ホスピスは単に終末期ケアを行うところとして，否定的に見る人が医療福祉従事者を含めて多いが，ホスピスは患者が望むケアを提供し，患者が最大の能力を発揮できるように，患者とともに働く場と

してみてもらいたい。Twycrossが"ホスピスの家のモデル"について次のように語っている（図2.2）。

・土台となる礎石は受容と肯定（たとえ死にむかっていてもあなたは私たちにとり，大切な人です）であり，それを結びつけるセメントは希望，率直さと正直である
・その土台の上に，症状の軽減，チームワーク，心理社会的サポートがある
・その上に，柔軟性と尊敬があり，
・これらのケアが提供された結果として，死や死にゆくさなかでも創造性と美を発見すること（Twycross 1997）ができる

ALS患者のニーズとALSケアにおけるホスピスと専門的緩和ケア提供者の役割に関するいくつかの論文がある（O'Brien et al. 1999；Oliver 1996；Hicks and Corcoran 1993；Borasio and Volts 1997）。O'Brienら（1992）の報告によれば，症状をコントロールされていないALS患者が多いなかで，症状コントロールのために緩和ケアチームに紹介されたのは，わずかに15％のALS患者に過ぎず，そのようなコントロールされていない症状に対しては緩和ケアチームの多専門職種アセスメントが有用であるという。

倫理的ジレンマ

ALS患者のケアにおいては，多くの倫理的ジレンマに直面するだろう。患者の人生を変えうる治療について決定しなければならないからである。リルゾールのような病気の進行経過を遅らせる治療や，将来の病気を改善させ，治癒させるような治療が開発されるにつれて，それらの新しく，通常高額な治療の効果と適切な使用についての倫理的議論が増えるであろう。治療介入については他にも決定すべき内容として，胃ろうからの栄養摂取や呼吸器によるサポートがあり，これらは患者の予後に影響する。これらの治療オプションの適切性については注意深い議論が必要とされるだろうし，家族や患者と一緒にこの課題を議論するのは大変難しいに違いない。利益とリスクを一緒に検討する必要がある。これには，呼吸器サポートを考えている人にとって，'閉じ込め状態'（locked-in）[3]になり，動けなくなりコミュニケーションができなくなる可能性について議論することが含まれている。緩和ケアがより積極的なケアと一緒に継続的に行われるためには，同時に，患者と家族の緩和ケアニーズを十分に評価しておく必要がある。これはがん患者のケアの場合にもしばしば起きていることであり，化学療法のような腫瘍治療が継続されている一方で，心理・社会的なニーズがあるということである。考えうる最大限可能な治療法を患者に提供することを保証するためには，神経内科的なサービスと緩和ケア提供者とが緊密に協力することが必要である。

患者はいつもこの種の決定に上手に対処（cope）できるわけではないので，患者に与える情報のバランスをとる必要が常にある。たとえば，患者の日常生活を援助するためには，機器をいつ導入すればよいか，その最適な時期を決める必要が確かにある。しかし，情報と機器を早めに提供して話し合うと，おそらくは患者は否定的な反応を示すであろうし，そのときには受け入れられないかもしれない。患者に十分な情報を与える場合，患者がその余分な重荷に感情的に対処するのが難しいときには，葛藤が生ずるに違いない。しかし，同時に重要なことは，医療福祉従事者は患者，家族と良好な関係が構築されないまま，父権的な決定をしてはいけないということである。今後，より新しい治療選択肢が出てくるにつれて，こうした葛藤は増し，意思決定プロセスとしてあげるように関心が増大していくだろう。だから，患者と家族が最少のストレスで決定できるようすべきである。

緩和ケアサービスはこうしたプロセスに関わることができるが，正確で責任あるコミュニケーションが緩和ケアを提供する大きな部分を占める。緊密なコラボレーションは有用で，いくつか

---

[3] 訳注：totally locked-in state、完全閉じ込め状態：ALSの進行によって広範囲な脳機能障害や認知症を伴わないならば，ALSの進行によって起こる完全な運動機能の喪失の結果，健全な感覚機能や認知機能が身体の中に完全に閉じ込められてしまうことになるという考え方。

の神経内科センターはこのコラボレーションを強めるために，病気のより早期に専門的緩和ケアが関われる様にしている．さらに，あるALSセンターでは，非侵襲的換気療法を検討しているすべての患者は，専門的緩和ケアチームと連絡をとるべきであると言っている．将来についての話しや，呼吸機能がさらに低下したときにどう対応するかについて，患者を支援する地域スタッフによって検討していくためである．こうすれば，患者と家族がすでに，話し合っていて，侵襲的換気療法は行わないと決めているのに，患者のことを少ししか知らない病院のチームが救急救命場面で気管切開して侵襲的換気療法が開始される危険性を避けることができる(Parton et al. 1999)．

緩和ケアの役割は近年，安楽死(euthanasia)，医師幇助自殺(physician assisted suicide)，薬剤の"二重効果説"についての議論の高まりの中で目立ってきている．患者の意思による安楽死(voluntary euthanasia)が，ここ数年間徐々に問題提起されてきている．オランダでは1984年から，ある状況下では安楽死が許されている．依然として違法性があるが，王立オランダ医師会のガイドラインに従えば違法性が阻却され，医師は起訴されない．そのガイドラインには，患者自身の自発的な安楽死要請であること[4]，改善する希望がない耐えがたい苦しみに苛まれていること，医師は他の医師の意見を求めたこと，という内容が含まれている．ALS患者は安楽死をうけることが多いグループの一つであり，1984年から1993年までの10年に，22人が安楽死した．この期間に，全死亡者に対する安楽死の割合が0.82%であるのに対し，ALSの場合は4.1%である(Van der Wal and Onwuteaka-Philipsen 1996)．Zyliczによれば，安楽死を求める大きな理由は五つある．

1．恐怖――窒息と痛み
2．燃えつき――病気の終末期を対処していく感情的枯渇
3．コントロールの問題――人は自己コントロールし続けることを求めている
4．抑うつ
5．苦しみ――患者と家族のひどい苦しみ(Zylicz 1998)

ALS患者はこれらの問題や恐怖の多くに，とくに痛みや窒息の恐怖に直面している．疾患についての有名な教科書や書物には今でも，ALSで死ぬときは窒息のために苦しむと記載されているが，症状をうまくコントロールすれば，この事態はまず起こらないという証拠がたくさんある(O'Brien et al. 1992)．イギリスでは，ALS患者が起こした訴訟がある．Annie Lindsellが，自分の苦しみは，もう生きる希望がもてないほどひどいので，医師に薬を投与してほしいという訴えを裁判所に起こした．法廷尋問が数回行われてわかったのは，彼女が望んでいるのは緩和ケアであるということで，訴訟は却下された．しかし，彼女の論述は窒息と息苦しさによる恐怖心に基づいていたので，この事件によって，ほかの多くのALS患者は自分の死を恐怖に思うようになってしまった．

医師幇助自殺をどう思うか尋ねた調査もあるが，ALS患者は，ある状況下では，あり得ると考えていた．調査対象のALS患者のうち，56%の人があり得ると答えているが，こう答えた人は男性が多く，高学歴者が多く，宗教を信じている人は少なく，また，生きる希望を失っている程度が高く，自分のQOLを低いと評価していた．そして，彼らは必要になるよりもずっと早い時期に，致死量の薬剤をを求めることになるだろうと感じていた(Ganzini et al. 1998)．この調査でさらにわかったことは，ALS患者の恐怖心である．自殺幇助を考えていると答えた患者のうちの98%と，考えないと答えた患者のうちの75%が，たとえ死が早まっても痛みを止める薬を服用することを希望していた．

よい緩和ケアを提供すれば，安楽死や医師幇助自殺を求める患者は減るだろう．ホスピスに入院している患者の最大25%が安楽死を躊躇なく希望しているが，身体的症状や訴えている心配事を軽減すると，安楽死に言及する人はほとんどいなくなるとのことであるとオランダから報告されて

---

[4] 訳注：オランダでは1984年以降は判例により，それ以降は1994年「遺体埋葬法」の改正で，条件に合致した安楽死について違法性を阻却した．その後，2001年に安楽死法によって合法化された．

いる。(Zylicz 1998)。それでも，自分でコントロールすることを望み，安楽死を希望し続ける患者は存在するが，そういう患者をケアするには，継続的なサポートと苦しみを軽減することが必要で，その結果，患者自身は徐々に身体機能の低下に対処できるようになる。

ALS 患者に，症状コントロールのための薬剤を使用することについて誤解も存在している。患者，家族，医療福祉従事者であっても，まだ多くの人が，オピオイドを使うこと，とくにモルヒネの使用に関して，患者の死を早めてしまうのではないかと恐れている。報告では，モルヒネは問題なく疼痛コントロールに何週間も使用できる(O'Brien *et al*. 1992；Oliver 1998)が，それでも，モルヒネが死を早めるのではないかという心配は残る。とくに死が差し迫った終末期には，薬物療法で死に至ることがあるかもしれないという知識をもちながら，オピオイドを投与することがあるかもしれない。しかし，投与の目的は痛みや息切れという症状をコントロールすることであって，死に至らしめることではないという"二重効果説"が薬物療法の正当性のためにしばしば使われている。つまり，この考え方では症状をコントロールし，苦痛を緩和するという意図によって生ずる薬の効果と，生命を短縮するかもしれない潜在力という，意図しないがそのほかの予見しうる効果とを区別し(Randall and Downie 1996)，症状の緩和の意図で使われるときには，薬物療法は支持されるが，安楽死を支持しているのではない。なぜなら安楽死とは，薬物療法の目的が患者を殺すことであるからである。

緩和ケアは患者と家族を支援するのが目的で，生命を短縮することは目的ではない。苦痛のコントロールによって，多くの患者がより積極的になると，生命が延びることさえあるに違いない。治療の結果として死期が早まることが予見できる場合があるかもしれないが，その意図するところは決して早く死なせることではない。時には，患者は，生命を永らえさせることができる処置や治療法，たとえば，胃ろうによる経管栄養や呼吸器サポートなどに反対する決定をすることがある。患者がこの決定を明確に下すことができる限りは，意思決定能力の低下は ALS 患者に影響することはまれなので，保健医療チームはこの決定を基にして，患者と家族をサポートすべきであり，さらに，よい緩和ケアを提供することにより苦痛を最小限にし，助けるべきである(The American Academy of Neurology, Ethics and Humanities Subcommittee 1996)。

ALS 患者は病気が進行するにつれて，多く難題と喪失に直面する。ケアしている医療福祉従事者がその喪失から影響を受けるだけでなく，家族や近しい介護者にも影響を与える，多専門職種チームからなる緩和ケアは，全職種の人間が互いにほかの職種の人間と協力して働き，患者と家族ができるだけ効果的に機能し続けることができるように，そして，できるだけ高い QOL を保証するという目標をもって援助する。

第3章

告　知

Gian Domenico Borasio, Richard Sloan, and Dieter Pongratz

　筋萎縮性側索硬化症(ALS)の診断を患者に告げる(breaking the news)ことは，神経内科医にとって気の重くなる仕事である。ALSの告知の方法に，標準化された手順がないことは明らかである。しかしながら，患者の精神的苦痛を和らげたり，医師が重荷のために患者から逃げないように，負担を軽減するための技術は存在する。そのようなコミュニケーション技術は，診療の場においては根本的な重要性をもっており，医学教育においてももっと重要視されるべき問題である。患者が診断を告げられる方法は，緩和ケアにおける最初でかつもっともデリケートな一段階であると考えられている。

　患者にALSであると告げるのは，診断を行った神経内科医の仕事である。悪い知らせを伝える人はそのために非難されることがあるが，そこでは，伝えるという仕事が必ずしも適切に行われているわけではないという有名な研究がある(Carus 1980；Johnston *et al*. 1996)。以前は，予後不良の疾患を患者に告知することは気が進まないことであった。多くの場合，患者には安心させるような言い方をして，一方で，家族・親族には"できることはまったくない"という真実を告げることがあった。現在，ほとんどの臨床医は倫理的に患者の自律(autonomy)を尊重しているが，依然として，このような診療が今でもなお存在している。

　大多数の患者は，たとえそれが生命を脅かすような情報であっても，自分の状態に対する情報を望む(Ley 1988；Silverstein *et al*. 1991)。その情報がなく，不確定性によるストレスを感じることは，しばしば死ぬことを知るストレスよりも悪い。がん患者5人のうち1人は，本当の精神疾患になる(Parle *et al*. 1996)。それの主な予知因子は告知の仕方である(Fallowfield *et al*. 1990)。どうにもならない感情は両側に存在しているが，ALSの診断を告知するとき，患者の人生設計に本質的影響を与えるような情報を差し控えるべきではない(Meininger 1993)。告知は病気の進行を通して，継続しつづけるプロセスであり，単に病名についてのコミュニケーションということ(それ自体，多段階の手続きであり)に限定されているのではなく，医師から患者に伝えられる，悪い情報も良い情報も含まれている病気の過程に伴うすべての側面を網羅する。本章では，どのようにしてALSの告知を行うかについて，若干の示唆を述べる。

背　景

　Johnstoneと共同研究者(1996)は，病名の告知の際の経験についてALS患者50人にインタビューを行った。ほとんどの患者は「少なくとも，私は現在，自分が何と戦わなければならないか知っている」と前向きに捉えていた。否定的な意見としては以下の通りである。「告げられたのが遅すぎた」，「これが最後になるとわかっていたら，もっと有意義に時間を使えたのに」，「その場に家族を同席させるかどうかに選択の余地がなかった」，「プライバシーの確保されない病室で告げられた」，「あいまいな表現で告げられた」，「あまりにも多くの情報を一度に告げられた」，診断を告げたときの方法が拙劣で患者が長期にわたって気分障害を引き起こしたというエビデンスとしてではないにしても，患者はそのとき，不必要な心理的トラウマを受けるに違いない。これらの調査結果は下記に要約されている(Johnstone *et al*.

1996)。

- ほとんどの患者は診断が伝えられること，とくに病態についての説明を受けることを肯定的に捉えている
- 直接親身な態度で診断を伝えられるのを好む
- 質問をすることができることは，重要である
- 医師は，一度にあまり悲観的な情報ばかりを与えることは慎むべきである
- さらなる援助（たとえば患者支援団体から）はどこで得られるかなどの情報は診断時に重要である
- 人は一般的に誰かと一緒に告げられるのを好む
- コミュニケーションが拙劣であっても，長期に及ぶ気分障害の原因となるというエビデンスはない

十分なコミュニケーションスキルの欠如は，医師側のストレスにもなる（Davis and Fallowfield 1991）。燃えつき現象は，まだ十分にコミュニケーションスキルを習得していないと感じる専門医によく起こる（Ramirez *et al.* 1996）。保健サービス管理官 Health Service Commissioner（1991）は，医療関係者と患者・家族間のコミュニケーションがさらに改善されれば，寄せられる苦情の数は著明に減少するであろうと報告した。悪い知らせを伝えることが医師にとって難しい理由は，以下の通りである。

- 悪い診断をすることで非難されるのではないかという恐怖
- 時間不足
- 訓練不足
- 患者の苦悩を引き起こすのではないかという恐怖
- 難しい質問を尋ねられるという恐怖
- すべての質問に適切に答えられるわけではないという恐怖
- 自分自身も死が免れられないという恐怖を連想させる（Buckman 1996）。

伝えるべきこと

まず告げるべき情報

診断が確定されたあと，患者は根治療法のない運動神経の進行性疾患にかかっていることを知らされるべきである。疾患の名前を告げ，たとえば多発性硬化症と混同を避けるために，よく説明しなければならない。家族歴がない場合，子供たちが危険にさらされる可能性は低いと知らせることで，患者と家族を安心させる。ALSすべての症候のための効果的な緩和処置の実質有効性と同様に，前向きな側面（たとえば疼痛がないこと，知覚障害がないこと，認知機能，記憶，人格，自制心などは通常保たれること）は，強調されなければならない（Borasio and Voltz 1997）。現在の研究成果や，治験にどこで参加することができるかに関する情報は，希望をもたせる方法として言及すべきである。

病気の始まり

患者は，疾患と特殊な出来事（たとえば事故，手術，個人的または職業上の危機など）との関連をよく疑う。このことについてはよく説明されるべきであり，症状が出現するまでに十数年とはいわないまでも数年前に疾患は始まっているということを告げられるべきである。臨床症状が現れる前に脊髄運動ニューロンの少なくとも50％以上が変性に陥っているので，どの患者でも病気がいつ発病したのかおおよその見当をつけることも困難である。

予後

多くのALS患者はこの数ヵ月間の病気の進行について目の当たりにしているので，診断がついたときに彼らの残っている余命について率直に尋ねる。この質問に対する回答には，突然悪くなるわけではなく，比較的安定化している時期があり，まれに緩解が観察されることもあるという情報も提供されるべきである。ALSの経過は数ヵ月

から数十年の個人差があり（たとえばHawking教授のように），予後に関して正確に個々の患者について予測するのは不可能である．我々の経験において，多くの患者は，たとえば「あなたは数年ではなく，数ヵ月余命がある」というような，おおざっぱな言い方を好む．これによって，彼らが残りの生活を計画することが可能となり，推測の余地のない明白な拒絶より役に立つ．しかしながら，患者から明確に提供可能な統計データを尋ねられた場合，患者はそれを知る権利がある．希死念慮があるか注意深く尋ねることは，的を射ている．我々は，そういうことを認めることがかえって自殺企図を減少させると思っている．

利用可能な治療法

1996年から，ALSでそこそこの延命効果をもつ最初の物質が市販された（リルゾール；Lacomblez et al. 1996）．この薬剤の費用と効果に関しては，公に賛否を論じるべきである．患者は，この薬を使用しても自分の疾患の進行に関して，主観的にはまったく変化に気づかないであろうということを知っていなければならない．起こりうる副作用（嘔気，無力感，めまい感）は，言及されるべきである．こう説明することで，患者の過剰な期待感（しばしば幻滅および欲求不満につながる）になることを避ける．

"通常ではない"治療

ALS患者が通常行われているいわゆる"古典的"医療の外側に援助を探し始めることは，十分に理解できる．この件は，初めて診断を告げるときに同時に言及されるべきである．医師は患者が望むならホメオパチーや鍼療法などに反対しないことを患者に保証しなければならない．しかしながら，いくつかの代替方法（例："新しい細胞療法"・ヘビ毒素など）には健康に対する危険性があることを警告すべきであるし，にせ医者や常習犯罪者（悲しいことに，若干の医師が入るが）によって重大な経済的損害を被るかもしれないことを警告すべきである．

患者支援団体

患者は，ALS患者支援団体からたいへん貴重な援助（実際に彼らの医師が通常提供するよりも多く）を得られるに違いない．ALS患者支援団体は世界の中のほとんどすべての主要国に存在し，ALS/MND協会アライアンスが提携して集めている（リストは，インターネット上 http://www.alsmndalliance.org にある）．この協会の存在を最初から患者と家族に知らせ，そのアドレスや電話番号を提供して，彼らが協会と連絡を取ることを奨励することは，我々の絶対的に必要な義務であると我々は考えている．

セカンドオピニオン

多くの場合，ALSに直面した患者は，セカンドオピニオンを望むだろう．これは十分に理解できることであり，その場合は，告知した医師が，セカンドオピニオンについて直接話すべきである．たぶん，最終的に紹介するセンターを患者と相談すべきである．そうすることにより医師-患者関係は強まり，患者が医療機関を自己判断で渡り歩くことを避けることができるからである．

もし診断が確定していないなら

これまで述べてきたことはALSにおける明確な臨床診断，世界神経学連盟（WFN）のEl Escorial基準に基づいた，すなわち，"probable（おそらく）"もしくは"definite（確かな）"のALSを前提としている（Brooks 1994）．改訂版はhttp://www.snpv.org/svascaneuro/content/83/getFile%3Fid=2で入手できる．これらの基準が満たされないならば，医師は患者の臨床症状の程度に応じてより慎重に対処するであろう．可能な限りの鑑別診断と診断のための計画について，最初に患者と話し合わなければならない．とはいえEl Escorial基準で"possible（かもしれない）"ALSを満たした場合は，他の疾患になることはめったにないので，適切な緩和療法の情報と利用可能な薬剤の選択肢および，治療研究についての情報は提供されなければならない．

機械換気療法と終末期についての議論

多くの患者にとって，呼吸困難の出現は，臨床経過の転換ポイントである。最初の呼吸困難感は食べ物でのどを詰まらせたときや運動中，睡眠中にしばしば起きる。呼吸筋障害が起き始めたとき，呼吸困難発作中のもっとも顕著な症状は不安感である（そしてその症状には，短時間型のベンゾジアゼピンのたとえばロラゼパム 0.5～1 mg の舌下などが著効する）。それまでにこのことを話し合っていない場合，患者は遅くとも，最初の呼吸困難の症状が現れたとき，慢性的な夜間の低換気の症状が現れたり，FVC が 50％未満に急速に低下したりしたときには，疾患の病態末期に関する情報を受けなければならないと思われる。というのも，この時期に質問されることのほとんどは"窒息死"に対する恐怖だからである。我々の経験からは，生理的なメカニズムを説明して，末期における CO_2 ナルコーシスによる意識障害が起こり，睡眠中に安らかな死が起こるということは，ほとんどのこれらの恐怖を軽減することになる。患者・家族は終末期に一連の薬を適切に利用することで，苦しみを緩和することができると知らされなければならない（O'Brien et al. 1992）。この情報は，その後何回も繰り返して説明されなければならない。

この時期には，患者は，末期の呼吸機能不全の処置として，気管内挿管・人工呼吸療法を希望するかどうか尋ねられなければならない。ICU で人工呼吸療法を継続すると，totally locked-in：TLS（訳注：2 章 p.17 を参照）になる可能性（Hayashi et al. 1991）があることを知らされると，そのような処置を拒否するかもしれない。これは，医師によって文書化されなければならず，たいていは生前発効遺書（living will）に組み込まれている（本章の補遺，事前指示書を参照）。このような決定の結果何が起きるかは，患者，家族と主治医とで話し合われなければならない（例：終末期におけるオピオイドの使用に関して：Voltz and Borasio 1997）。

どのように伝えるか

Maguire と共同研究者（1986）は告知のときに考慮されるべき内容について，下記のように列挙した。その過程を 3 段階に定義した。

1. 患者がそれを求めるならば，情報を差し控えてはならない
2. 患者がそれを求めないならば，情報を強要してはならない
3. 告知に対する患者の反応を評価し，対応すること

彼らは悪い情報を告知する際に考慮すべき内容について，以下のように示唆している。

伝える環境（セッティング）

若干の国（たとえばアメリカ）では，ALS の診断に至る診療行為は通常外来で行われる。その一方で他の国（たとえばドイツとイギリス）では，一度 ALS が疑われた場合は，通常入院して精査される。後者の場合は，数日間かけて段階的に情報提供を行うことができる。それによって患者は一晩思案して，追加の質問をすることができる。外来で診断を告げる場合，早い時期に次回の外来を予約すべきである。

説明は，人の出入りのない静かな部屋で行われるべきであり，大部屋は避ける。可能な限り，妨害（電話，ポケットベル）は避けなければならない。患者の同意が得られれば，誤解を避けるために家族も同席させた方がよい。患者の Roger Carus は 1970 年代半ばに ALS と診断されたときのことについて書いているが，彼は精査のために入院しているとき，偶然にそれを知った。彼は妻が主治医から診断を告げられたかどうか確信を持てなかった。「私は，妻が私の病気について知っているかどうか知ろうとして，人生でもっとも苦しい 2 週間を過ごした」（Carus 1980）。

告知の方法には，異文化間の違いは認識されるべきである（Silami and Borasio 1999）。たとえば日本のような若干の国では，近年ではよりオープ

ンな議論をする傾向がでてきたとはいえ，患者は自分の終末期に関する決定について，家族や医師に代理委任する習慣がある（Brasio et al. 1998a）。

患者がすでに知っていること，疑っていることをみつける

たとえば「あなたは，あなたの疾患/臨床検査についてどう思いますか？」，「あなたは，なにか重大なことが起こっているかもしれないと今まで思ったことがありますか？」この二つ目の質問は，一笑に付そうと，コーピングメカニズムの否認を使っている患者を不安がらせないであろう。

患者がどの程度さらに知りたいと思っているかをみつける

「あなたが何か深刻な状態にある場合，自分に何が起こっているか正確に知りたいタイプですか？ ただその治療計画だけ知りたいタイプですか？」現実に直面することを望まない人々は，過度の苦痛を引き起こすことのない後者を選ぶ。

事前警告の言葉を発すること

「残念ながら，検査結果はあまり良くありませんでした」これは，予後不良であることなど考えてもいない患者に，最初に言うのに適した穏やかな言葉である。

婉曲表現を用いた階層的告知

患者に断片的に情報を伝え，徐々に深刻さを増していくようにすることは，患者が情報を理解していく間を与える。このことは患者の極度の苦痛や，精神的ショックからもうこれ以上の会話を拒否することを回避させる。
例：「我々の検査の結果から，筋肉に命令を伝える神経が問題であることがわかりました」，「神経は徐々に壊されていくため，筋肉がうまく動かないのです」，「あなたのかかった症状は，筋萎縮性側索硬化症または運動ニューロン疾患と呼ばれています」，「残念なことに，現時点では根本的治療法はありません。ただし，悪化をわずかに遅らせる薬剤（リルゾール）があります」，「そうです，この病気は結果的に，死に至ります」

各段階で患者の反応を観察すること

まだ準備のできていない患者に情報を押しつけたりしないように，医師は各段階で間を置くようにする。患者がたとえば「どういうことですか？」と質問をすることは，次の情報を受け入れる明瞭なサインである。逆に，患者が口に出して，または態度で苦痛を表す場合，それ以上情報を提供せずに，注意深く患者の苦痛の原因を探らなければならない。しばしば患者は，たとえば自分は本当は来週死んでしまうのに，医者が気休めを言っているのではないかというような明確な誤解をしていることがある。

患者が落ち込んでいるときは，その苦痛に共感を示すことは重要で，軽く体に触れることはもっとも効果的な場合がある。医師が続けてよいか判断しかねる場合は，「今はもう充分ですか，それとももっとお聞きになりたいことがありますか」と尋ねることも一方法である。

その後の診療・約束

「残念ながら，もうできることはなにもありません」というような言い方は決してしてはならない。患者は途方に暮れて，自分がどうしようもない苦痛を受けるという判決を言い渡されたと誤解する。我々の経験では，先に概説したように，援助やサポートをどうすれば得られるか教え，頻回のフォローアップの面接をもつことで，患者に対する気遣いを示すことが有用であった。告知直後か，または数日後に，患者の家で，ソーシャルワーカーのような専門スタッフによって告知が患者にどのくらい衝撃を与えたかについて調査するほうがよい（Ackerman and Oliver 1997）。多くの場合，患者は，たとえ，当初は充分に理解したとしても，伝えられた情報をすぐに忘れてしまう。したがって，患者がどの程度理解しているか，診察のたびに確認し，そこから共同で進むことが重要である。

情報の補強法

　がん診療の際にいわれていることであるが，患者に診察の録音テープや診療の概要を書いて渡すことは有用であるとされている(Tattersall et al. 1994)。この手法はALS患者については実証されていない。Borasio et al.(1998b)によると小規模の調査ながら，大部分の患者・家族は診断時に医師からまったく，あるいはごく少ししか情報を得なかったと感じているとしている。いわゆるALSの一般的情報が書かれているパンフレットは，ほとんどの患者・家族が有用であると認めている。診察後に相談した内容を文書で情報提供することは，多くの患者・家族にとって有用であると思われる。しかし，患者・家族に，すぐに受け取りたいか，またはもっと後で受け取りたいと思っているか尋ねるような気遣いをしたほうがよい。

結　論

　ALSの告知は決してたやすくはないが，患者の心理的苦痛を減少させ，医師の負担を和らげる確実な技術があり，それは診療現場での基本的で重要な技術でもあり，卒前教育・卒後教育のいずれにおいてももっとも重要視されるべきである。患者への診断名の告知の仕方は，緩和ケアにおいて，もっとも神経を使う最初の段階の一つとされている(Doyle and O'Connell 1996)。しかしながら，診断の伝え方によってその後どうなったかについての実証的なエビデンスは，医学分野においてまったく乏しい(Girgis and Sanson-Fisher 1995；Ptacek and Eberhardt 1996)。我々は患者の心理的苦痛を軽減させるための良いコミュニケーションする技術についてのエビデンスを引用したが，良い診療として具体化することと教育技術が必要である。Caplan(1990)は次のように述べている。

　　「診断や治療の選択肢の増加により，疾患を取り扱う医師の技術と患者・家族とのコミュニケーションする技術(Art)はますます重要になってくる。神の恵みで私達すべては存在するが，いずれみな患者となるのである」

謝　辞

　本章は，1998年に出版されたthe Journal of Neurological Sciencesの補遺で第8回ALS/MND国際学会について書かれた論文の要約版である(Borasio et al. 1998b)。文献の使用を許可して頂いたElsevier Scienceに感謝する。

補遺：事前指示書

Gian Domenico Borasio
and Raymond Voltz

　ALSなど多くの疾患の終末期でしばしばみられるように，事前指示書(advance directives；AD)は，患者自身の意向を直接確かめることができなくなった段階において患者の自律性を保護するための重要な手段として認められつつある。しかし，文献上，事前指示書が何らかの疾患において生活の質(QOL)を向上したという証拠は知られていない(Miller et al, 1999)。具体例を挙げるとがん患者に対する2件の研究で，事前指示書が患者と医師のコミュニケーションや意思決定のあり方を向上させなかったことが報告されている(Teno et al. 1997；Schneiderman et al. 1992)。他方，医師が事前指示書についての教育を受けることで，事前指示書の利用頻度が有意に増加し，また事前指示書に対する医師の態度も有意に向上した(Reilly et al. 1995)。重要なのは，医師にとっては，汎用型の事前指示書よりも，治療法と疾患に特化した詳細な事前指示書――患者と話し合いながら作成し，代理人の指定もその内容に含まれているもの――の方がより受け入れられやすい，ということである(Mower and Baraff 1993)。

　医師と患者が事前指示書を利用したいと考えていることは，いくつかの研究によっても明らかになっている(Davidson et al. 1989)。興味深いことに，患者は医師が考えるよりも早い段階で事前指示書について話し合いたいと考えているが，患者も医師も，その話し合いは医師の方から持ちかけるべきだと考えている(Johnston et al. 1995)。しかし残念なことに，実際にはそうではないことが

多い(McDonald et al. 1996)。さらには，国際比較研究によると，事前指示書の医療福祉従事者の受け止め方はアメリカとヨーロッパと日本との間のどの地域でも肯定的だった(Voltz et al. 1998a)にもかかわらず，その利用実態は大きく異なっていることがわかった(Voltz et al. 1999)。

機械換気療法(mechanical ventilation)を受けているALS患者集団の調査では，96%の患者が事前指示書を作成済みか，または作成しようと考えていた(Moss et al. 1996)。また，この調査によると，事前指示書を作成済みのALS患者は，そうでない患者に比べて，人工呼吸をやめたいという希望を家族や医師に伝えている比率が有意に高かった。一般のALS患者を対象にした別の研究では，ALS患者の大半(81%)が"可能な限り多くの情報"が欲しいと希望していた。また，これは重要と思われるが，調査を受けた患者のうちのかなりの割合(26人中8人)が，6ヵ月間のうちに，生命維持処置(例：機械換気療法など)に対する希望を変えていた(Silverstein et al. 1991)。

以上のように，文献によって得られる証拠，および臨床上の経験に基づいて，以下に示すようなALS患者の事前指示書のためのガイドラインが導かれる。

1．患者ではなく医師が，ALS患者の事前指示書についての話し合いを持ちかけなければならない。また，そのような話し合いを，すべての患者に対して行わなければならない。
2．そうした話し合いは，受け持ちの医療福祉従事者と，患者および患者関係者の間の，時間をかけた徹底した対話のなかから導き出されるものでなければならない。
3．話し合いは，終末期に入る前の十分早期に始める必要がある(遅くとも呼吸困難の最初の徴候が現れた時点で)。
4．事前指示書は，可能な限り詳細で，かつ療法に特化したものでなければならない。また，生命を維持するための侵襲的な処置(例：PEGや気管切開など)について，明確な記載がなければならない。
5．家族(とくに主要な介護者)が，事前指示書の作成に積極的に関わらなければならない。
6．事前指示書について話し合ったり，作成したりする際に，文化的な差異を認識し，考慮に入れる必要がある。
7．医療代理人(health-care proxy)[1]が，各地の法規に基づいて指定されなければならない。また医療代理人も事前指示書に署名しなければならない。
8．事前指示書の写しを，家庭医およびその地域の病院の集中治療室に送付しなければならない。
9．看護師，カウンセラー，ホスピス関係者など，当該の患者のケアに関わるすべての専門家が，その患者の事前指示書について知らされていなければならない。
10．事前指示書が完成した後も，患者と代理人はその内容について定期的に再検討し，6ヵ月ごとに署名をし直さなければならない。

将来，新しい療法や延命手段の出現によって，事前指示書の重要性は確実に増すものと思われる。各地の法規に完全に合致しているかどうかについて，注意しなければならないが，法規は国や州によって大きく異なる場合がある。人種集団によっては，まず最初に家族と話し合いを始めることが望ましい場合もあるだろう(Blackhall et al. 1995)。しかし，患者が望まない場合を除いては，最終的な決定は患者自身が責任をもつのでなければならない。

ALSについての事前指示書についての話し合いや作成は，困難で時間のかかるプロセスである。医師は，自分がこうした作業を行うための十分な訓練を受けていないと感じ，とくに生命維持処置の拒否・中止に関わる意思決定について法律上の責任を問われるのではないかと懸念を抱くことが多い。ホスピスなどの施設との連携は，きわめて有用なものとなりうる(Voltz et al. 1998b)。以下に示すのは，終末期における意思決定を計画するうえで役立つと思われるチェックリストである。使いやすいガイドラインを開発したり，終末

---

[1] 訳注：患者が自分で意思決定を行えなくなった場合に備えて，医療上の代理決定を依託する特定の個人のことであるが，日本にはこの法制度はない。

期の意思決定において事前指示書が患者の自律性保持の支援に役立つ重要なものだという認識を患者と医師の双方が高めるために，この分野についてのより多くの教育と研究が必要である。

終末期における意思決定とALSについての事前指示書を計画するためのチェックリスト（Voltz et al. 1998a を修正したもの）

A．内容

1．医学的治療法についての意思決定
- 病気の進行を抑える治療（リルゾール，クレアチンなど），いつそれを中止するか
- 非侵襲的換気療法（NPPV）
- 経皮的胃ろう造設術（PEG）
- 心肺蘇生術（CPR）
- 侵襲的換気療法（TPPV）
- 抗生物質
- 栄養
- 水分補給
- ヘパリン
- 特定の緊急治療——呼吸困難，疼痛への対処

2．ケアの場所
- 在宅か？
- 入院か？　どの病院か？
- ホスピスケアか？

3．ケアと支援のネットワーク
- 家族，友人，緊急時の電話番号，医師，看護師，ソーシャルワーカー，他の専門家，技術的サポート（technical help），ホスピス関係者，代理人

4．心理的対処（コーピング）
- コミュニケーション装置（文字盤，コミュニケータなど）
- 敬愛している人と対話するための専門家の支援はあるか？
- スピリチュアルな支援はあるか？

5．患者の個人的準備「身辺整理」
- 経済状態はどうか？
- 遺書は？
- 葬儀についての意向・準備は？

6．事前指示書
- 特定の事前指示書のために何か行動を起こしているか？
- 患者は口頭で事前指示の内容を話しているか？
- 患者は書面での事前指示書に関する情報を求めているか？

7．代理人の指定
- 非公式もしくは暗黙の指定はあるか？
- 正式の指定に関する情報を求めているか？

B．手続き

1．事前指示書
- 患者によるインフォームドコンセントは，医療福祉従事者と，患者および患者関係者の間の，時間をかけた徹底した対話の中から導きだされるものでなければならない
- 口頭での事前指示をカルテに記載せよ
- 書面での事前指示書の作成を支援せよ
  ——患者について熟知していなければならない
  ——患者は，診断，予後，選択可能なオプションについて完全に知らされていなければならない
  ——患者は，精神的に明瞭な状態でなければならない（治療担当医の所見も記載すること）
  ——可能な限り具体的で，個別的な事情に配慮したものでなければならない
  ——定期的な改訂を行うこと
  ——使い慣れた理解しやすい表現を用いながら，必要な情報をすべて含んでいること
- 証人が立ち会い，署名すること
- 事前指示書に従うことで医師が起訴されることはない，という項目を加えておく方が，受け入れられやすいものとなるだろう

2．代理人の指定

- 医療福祉従事者と，患者および患者関係者の間の，時間をかけた徹底した対話の中から導きだされるものでなければならない
- 患者は，非公式にまたは暗黙に代理人を指定しているか？
- 国の法規に沿って代理人を正式に指定することにおいて
  ― 代理人は，信頼でき，完全に説明を受け，立ち会わなければならない
  ― 利益相反（COI）についてチェックしなければならない
  ― 定期的に改訂し，話し合いを持たなければならない
- 証人が立ち会い，署名しなければならない

3．添付文書

- 国内法規を遵守していることを示すもの
- 証人，介護者，患者関係者，医師の署名
- 治療担当医（およびホスピス関係者）による記述：
  ― 患者は，私の立ち会いのもとで事前指示書に署名した
  ― 患者は，疾患についての情報と事前指示書の役割についての情報を完全に与えられた
  ― 患者は，事前指示書について，他の専門家および患者関係者と話し合った
  ― 患者は，抑うつ性の症候群や精神的障害の徴候を示していない
  ― 患者は，事前指示書の施行をいつでも中止できることを知らされている
- 家庭医など，患者の治療に関わるすべての医師による記述：事前指示書の写しを受領したこと，事前指示書に応じること
- 患者による記述：
  ― 疾患と事前指示書の意味についての完全な情報を与えられた
  ― 事前指示書について，他の専門家および患者関係者と話し合った
  ― 事前指示書の施行をいつでも中止できることを知らされている
  ―「実際の意思決定において，事前指示書の内容にどこまで従うかについて，私は担当医の裁量の余地を《まったく認めない/あまり認めない/やや認める/大いに認める》」
- 患者関係者/代理人による記述：事前指示書の内容を完全に知らされていること，事前指示書に応じること

訳注：この本が英国で出版された後，事前指示書（AD：advance directives）の法的根拠となる Mental Capacity Act 2005 が英国で制定され，2007年に発効した。これは医療用の成年後見法であり，事前指示書は将来の意思決定能力が低下した場合に有効となる医療内容の選択などの意思決定を事前に行う文書である。この臨床的な評価については英国など全世界での議論がある。一方で，注目されるのは，対話プロセスとしての事前ケア計画（ACP：advance care planning）であり，これは意思決定能力の低下の有無の法的判断にかかわらず患者中心の医療として対話をして進めていくものとされ，法的強制力のある事前指示書として作成するのではない。http://www.racgp.org.au/your-practice/business/tools/support/acp/

第4章

症状のコントロール

4.1 呼吸困難

Rebecca Lyall, John Moxham, and Nigel Leigh（ALS患者）

ALS患者の呼吸アセスメント

大多数のALS患者では発症時点で呼吸筋の筋力低下が存在することが示されている（Schiffman and Belsh 1993）。まれなケースでは横隔膜の筋力低下が（Parhad et al. 1978；Chen et al. 1996）出現することがあるが，大部分の患者はその段階では無症候である（Fallat et al. 1979）。大多数の患者において，呼吸機能不全の徴候は病気の進行した時期に徐々に明らかとなる。呼吸筋力低下の診断は患者に十分な時間が残されているうちになされることが重要である。これは，補助呼吸について十分な知識を持ちあわせない患者が急性呼吸不全に陥った状況で補助呼吸について情報提供を受けるようなことを防ぐとともに，選択可能な治療法に関して適切に話し合うために必要である。

ALS患者における呼吸筋力低下の症状と徴候

横隔膜の筋力低下がある患者は，仰臥位では腹部の臓器が胸部に入り込み，たびたび起座呼吸（orthopnea）を訴える。同じメカニズムで，深い水の中に立ったり，かがみこんだとき，呼吸困難を訴える。しかし，起座呼吸は普遍的な症状ではなく，他の呼吸筋力低下の徴候はあっても起座呼吸はないような場合にも検査をためらうべきでない。一部の患者では，彼らが体を起こすことでより息を切らしている扁平呼吸（platypnea）状態だとわかる。これは，著しい腹筋の筋力低下により横隔膜が下方の不利な位置に置換されることによると思われる。努力呼吸（exertional dyspnea）はALSで一般的な症状であるが，四肢筋力低下のため運動性の低下しているALSでは過少に報告されている。多くの患者で最初に会話時の呼吸に関する訴えをする。筋力低下が進行すると，会話の声量が落ち，くしゃみや咳も明らかに弱くなる。呼吸筋力低下が高度なとき，安静時の呼吸困難が起きる。この段階までに，大部分の患者は高炭酸ガス血症を生じる程度の呼吸障害となる。球麻痺に起因する誤嚥性肺炎などにより，もっと急性に症状が明らかとなることもある。呼気筋が影響を受けるならば，患者は明らかに弱くて効果のない咳をする。

呼吸筋の筋力低下を示すサインはわずかしかないが，横隔膜の筋力低下は吸気時に腹部の奇異（陥没）運動を引き起こすことがある。横隔膜筋力低下が高度になると，補助呼吸筋（胸鎖乳突筋，斜角筋，僧帽筋と腹筋）の使用が目立つようになる。高度の全身筋力低下で，胸壁の運動は明らかに減弱する。

ALS患者の睡眠と呼吸筋力低下

ALS患者では肺胞低換気が睡眠の間にしばしば起こるが，そのときでさえ呼吸筋力低下の程度は昼間の血液ガスの異常を引き起こすほどではないし，呼吸苦を引き起こすほどでもない（Gay et al. 1991；Ferguson et al. 1996）。初期には，補助呼吸筋（とくに肋間筋）の活動低下により，換気障害がREM睡眠で起こる（Bye et al. 1990）。その後，換気はとくに横隔膜機能に依存するようになり，仰臥位ではさらに影響を受けやすい。筋力低

下が進行するので低換気のエピソードは睡眠の間中起こるようになり，覚醒と睡眠分割の原因となる。これは，昼間睡魔，悪夢，集中の欠如，気分障害と食欲低下として現れる。多くの患者は初期に呼吸困難を感じないので，頻繁な目覚めが呼吸筋力低下によるとは思わない。呼吸努力の増加で夜にあえいでいるので，口渇感から目覚めるという患者もいる。他の患者は彼らの夜間覚醒を排尿の問題のせいにするが"夜間頻尿症"はしばしば低換気の処置で消失するので，睡眠障害の原因よりむしろ症状といえる。患者の浅くて障害された睡眠，夜間無呼吸，人格や行動の明らかな変化などに気がつくのはパートナーまたは家族である。最終的に，低換気が夜間高炭酸ガス血症にとどまらず，朝の頭痛，集中困難と無気力をもたらす。夜間低換気の徴候は昼間の呼吸困難なしに知らないうちに起こるということは，強調されるべきである。他の症状によってますます弱った患者においては，過眠，食欲低下，人格変化が誤ってうつ病に起因するとされてしまうことがある。したがって，定期的に睡眠障害について質問し，もしあった場合には必要な検査をすることが重要である。

上気道の問題

一般に，球麻痺による筋力低下は，フローボリューム曲線の異常として示される上気道機能不全徴候をきたすことがある(Kreitzer et al. 1978；Garcia-Pachon et al. 1994)。著しい球麻痺症状を示す ALS 患者の一部では，"喘鳴"のような雑音をしばしば伴う突然の息切れを訴える。これらの患者はフローボリューム曲線の断続的な異常を示しており，内視鏡検査で声帯の異常運動が観察される(Polkey et al. 1998)。ALS 以外の神経筋疾患における上気道機能不全は，睡眠中の上気道閉鎖となる(Khan and Heckmatt 1994)。しかしながら，Ferguson ら(1996)は，球麻痺を呈する ALS 患者の睡眠を研究したが，このような上気道閉塞の事実を認めなかった。彼らは，全般的呼吸筋力低下のため，声帯を下方へ引き込む陰圧を生成できないのであろうと考えた。

ALS 患者の呼吸機能評価

呼吸筋力のテスト

息切れがある，あるいは，夜間低換気の症状がある ALS 患者を評価する場合，呼吸筋力低下の程度を評価することが重要であり，それによって適切な治療を考慮できる。患者の徴候を説明するのに十分な呼吸筋力低下がないとするならば，これらの徴候を説明できる他の原因について調査しなければならない。呼吸筋力評価についてはたくさんの研究がある(Polkey et al. 1995)。直立(垂直)または仰臥位で検査される"静的"肺活量(VC)が有用である。横隔膜筋力低下は，仰臥位の VC が25％低下することによって推察される(Allen et al. 1985)。通常の仰臥位の VC では，明らかな吸気筋力低下を認めそうにない。ALS 患者では，マウスピースの周囲をうまくふさぐことができないために VC の過小評価を引き起こすことがある[1]。

最大口腔内圧が吸気筋，呼気筋の筋力の情報を与えてくれるが，これらもマウスピースを使用する点では不正確な指標である。我々の検討では，ALS 患者の最大吸気圧と横隔膜筋力は相関が低く(Lyall et al. 1998)，臨床上この測定値をめったに使わない。対照的に，鼻での一嗅ぎ(sniff)の最大吸気圧(sniff nasal pressure：SNP)は有用なスクリーニング法である(Heritier et al. 1994；Fitting et al. 1999)。これらの検査はすべて随意的であり，もし患者の本当の筋力を知りたいならば，患者に適切な努力をさせる必要がある。正常範囲内の結果であれば，明らかな筋力低下はありそうにない。一方，異常値は筋力低下か患者が適切に検査を施行していないことを反映している。

マウスピースを必要としない随意的な呼吸筋力検査は，球麻痺が存在する場合にはとくに役に立つ。それは，食道と胃にバルーンを膨らませたカテーテルを配置し，食道，胃および横隔膜較差圧(Pdi, trans-diaphragmatic pressure)を計る方法で

---

[1] 訳注：ALS など神経・筋疾患の呼吸機能評価では，マウスピースではなく適合したマスクで行う必要がある。

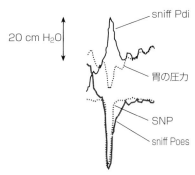

図4.1.1 最大一嗅ぎ(sniff)：sniff PoesとSNPのよい関連を示す。陰性の胃の圧力は，横隔膜筋力低下による。

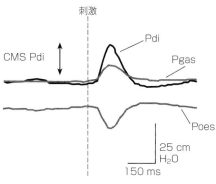

図4.1.2 CMS Pdi

ある。吸気筋の全体的な筋力は，最大の一嗅ぎ時の食道圧(sniff Poes)(Laroche *et al*. 1988)と最大の一嗅ぎ時の横隔膜圧較差(sniff Pdi)(Miller *et al*. 1985)によって推定できる。結果が低いならば筋力低下を示唆するので，我々は随意によらない呼吸筋力テストを行う。横隔神経頸部磁気刺激による横隔膜較差圧(CMS Pdi)を計ることによって，横隔膜筋力は随意に関係なく検査される(Similowski *et al*. 1989；Wragg *et al*. 1994)。我々の経験ではCMS Pdiが正常下限の25％未満で，高炭酸ガス症の有無にかかわらず，しばしば夜間低換気と覚醒を認めている。反対に，CMS Pdiが正常かそれに近い値では，横隔膜筋力低下が息切れや睡眠障害の原因でないことを意味する。息切れの原因が説明つかない患者の場合，上気道不全を考慮し，フローボリューム曲線や内視鏡による検査を実施すべきである。横隔膜筋力低下以外の睡眠障害の原因としては，筋痙攣，うつ，体位変換がうまくいかないことなどが考慮されなければならない(Hetta and Jansson 1997)。

呼気筋力は，最大咳時の胃の圧力(maximal cough Pgas)(Kyroussis *et al*. 1996a)や第十胸椎の上から腹筋を支配する神経根を磁気刺激して，胃の圧力(T10 Pgas)を計ることによって推定することができる(Kyroussis *et al*. 1996b)。咳能力を計測する他の方法としては，自発的な咳か手動吸気後の咳で行う，最大咳流量(ピークカフフロー)の測定があり，手動吸気はアンビューバッグを使い，マスクにより十分に吸気をさせる(Bach 1995a)。適切な吸気にもかかわらず得られる異常結果は，咳に必要な声門閉鎖を妨げるような上気道の異常を示す(下記参照)。

血液ガス分析

動脈血ガス分析は，耳朶からの血液サンプルで簡単にでき，有用である。呼吸筋力低下が起こると，患者は酸素飽和を維持するために過呼吸するので，動脈血ガス分析の初期の異常は軽度の低酸素症と低炭酸ガス血症である。低換気の最初の重要な所見は血清または血漿の重炭酸イオン濃度(HCO_3^-)の上昇で，これは慢性の夜間低換気と高炭酸ガス血症に対する腎臓の代償を反映する。この段階では，患者が覚醒し起立か起座位で大きい換気ができるときに，日中の動脈血二酸化炭素分圧(pCO_2)は正常値であることがある。筋力低下が進行すれば，昼間高炭酸ガス血症が起こる。大部分のALS患者は肺機能は正常であり，動脈血ガス分析が高炭酸ガス血症に加えて相当な昼間低酸素症を示す頃には，呼吸筋力低下は深刻で予後はおそらく数ヵ月または数週になる。ALSでは，吸気筋力低下が高炭酸ガス血症を伴わない高度の低酸素症の原因であることはない。この場合には，肺実質の原因，たとえば肺炎や肺の塞栓について検索しなければならない。

終夜の酸素飽和度測定法と睡眠ポリグラフ

多くのパルスオキシメーターは少なくとも8時間は情報を記録することができ，夜間の酸素飽和度を確認するために，一晩自宅で使用するように

患者に貸し出すことができる。できるならばより複雑だが，睡眠ポリグラフ検査(polysomnography)をすることが望ましい。睡眠ポリグラフは睡眠ステージを決定できる脳波(EEG)と同時に，酸素と二酸化炭素レベル，腹部と胸部の動きを記録できる。これにより，低換気と閉塞性機転による酸素飽和度の低下を別々に確認できる。低換気が覚醒と睡眠の分割をもたらすとしても，低換気がすべて酸素飽和度低下をきたすとは限らない。したがって，睡眠分割を示す患者は，単純な酸素飽和度測定によっては捉えられないこともある。完全な睡眠ポリグラフの適応は，日中の呼吸不全徴候がない睡眠障害が存在する場合で，低換気に関連した覚醒の証拠を集めることにある。異常が捉えられれば，睡眠障害は夜間の人工呼吸で治療することができる。異常がなければ，他の原因による睡眠障害を考慮しなければならない。

非侵襲換気療法

　非侵襲換気療法(non-invasive ventilation：NIV)は，神経筋疾患や胸壁の病気をはじめ脊柱後側弯症など多くの疾患において，夜間低換気に起因する生理的異常と症状を改善するために使われてきた(Ellis et al. 1987；Bach and Alba 1990；Leger et al. 1992)。ポリオ後の症状に対する非侵襲的陽圧換気療法(NPPV：non-invasive positive pressure ventilation)は，標準的治療である。非侵襲的な換気法は，ALS患者においても呼吸不全の治療に有用であった(Howard et al. 1989；Bach 1993b，1995b)。NPPVは，生命予後を改善することが示され(Bach 1995b；Pinto et al. 1995；Aboussouan et al. 1997)，睡眠障害の症状を改善させ，息切れと朝の頭痛を減らして，食欲を改善し，そして声をより大きくする(Moss et al. 1993；Cazzolli and Oppenheimer 1996；Hopkins et al. 1996；Borasio and Voltz 1997)。しかし，ALS患者間で人工呼吸についての理解度には，大きな違いが存在する(Borasio et al. 1998)。イギリスでは，症状の一時的緩和のためにも予後の延長のためにも，大多数のALS患者にはNPPVは提供されていない。一方，米国神経学会のQuality Standards小委員会が最近発表した勧告では，低換気症状の緩和のためや予後延長のためにNPPVを使用することが提案されている(Miller et al. 1999)。この違いの一つには財政的な理由があるかもしれない。NPPVの提供をしぶる主な理由は，予後の延長により避けられない機能的損失が進むと，生活の質(QOL)が大きく低下してしまい当初の利便性がなくなってしまうという考えに関連があるかもしれない。

　長期にNPPVを使っている他疾患患者では，慢性疾患でも歩行可能だったり，精神衛生，エネルギー，活動性の項目で年齢を揃えた健常者と比べて同等の点数を有し，歩行可能な対象と比較できる健康関連QOL評価であるSF-36(Ware 1993)で計測される程度に全般的に健康であることが示される(Simonds and Elliott 1995)。Simondsら(1998)は，長期のNPPV(3〜72月)を使っているDuchenne型筋ジストロフィー(DMD)患者に関するSF-36データを報告した。予側されるように，身体機能を表している領域は低下している。しかし，精神衛生，身体的，感情的な要因による役割制限，社会的機能については，年齢を一致させた健常者と違いがなく，障害の進行した病態での長期のNPPV使用が，必ずしもQOLの低下を引き起こさないことが示された。残念なことに，人工呼吸を施されたALS患者についての客観的データはほとんどなく，また，知られている事実は主に気管切開後の陽圧換気療法(TPPV：tracheostomy positive pressure ventilation)を実施された患者の研究に由来している。しかし，これらの研究は，患者が恒久的なTPPVでいるときでさえ，達成できるQOLを高く評価することを示している。McDonaldら(1996)は，TPPVを実施しているALS患者18名(そのうち13名は1日20時間以上TPPVを装着)と人工呼吸を行わないALS患者の心理的な状態とQOLを比較してうつ状態や絶望の項目で有意な違いを見出せなかった。そして，生活満足度評価(life satisfaction ratings)を用いたQOLは同等であった。Mossら(1996)は，50名の長期の機械的換気療法(MV)の内，43名のTPPV，7名のNPPVの患者の評価を報告した。大多数は彼らの人生に満足しており，再びMV(TPPVの80%，NPPVの100%)を選択するであ

ろう。とくに病院施設にいる患者より在宅の患者において，そして，事前の議論なしに救命救急としてMVを始めた患者より患者自身がMVを使う決定をした患者で，その傾向があった。在宅でTPPVを使っている患者の51％は，心停止の場合には蘇生術を希望した。施設に入所している患者では23％であった。この研究と以前の研究（Moss et al. 1993）は，在宅でTPPVを使う患者を介護することは家族に大きな負担をかけることを強調した。非侵襲換気療法の技術は患者と介護者の両方によってTPPVより好ましいと報告されている（Bach 1993a）。そして，CazzolliとOppenheimer（1996）は在宅でNPPVを使用するALS患者は，追加の看護を必要としないが80％のTPPV使用患者は必要であると報告した。

　要約すると，機械的換気を行うALS患者のQOLは他人が想像するより良好である。とくに，患者自身が人工呼吸を選択し，在宅でNPPVを行っているときには良好である。しかし，在宅での人工呼吸に関しては，多くの考慮されなければならない重要な問題がある。

非侵襲換気療法（NIV）のタイプ

　NIVには，陰圧を胸部または腹部に適用して効果的に胸壁を引っぱる方法と，上気道に陽圧で空気を押し込む方法がある。別の方法は，1932年に横隔膜麻痺を治療するために最初に使われた"ロッキングベッド"である（Eve 1932）。これは，腹部臓器に対する重力の効果を利用して横隔膜の位置を変えるものである。多くのALS患者では横隔膜に限局した筋力低下がないことや筋力低下が進行することから"ロッキングベッド"は限られた利用しかできない。最初の陰圧式ベンチレーターはタンクベンチレーター（"鉄の肺"）で，それは患者が箱に入ることが必要であった。タンクベンチレーターのサイズと費用，箱の中にいる患者に対する注意の難しさが在宅での使用を制限した。胸や腹部だけを囲む陰圧式ベンチレーター（胸鎧，pneumojacket，間欠的腹圧ベンチレーター，pneumobelt）は，より移動可能で，夜間や連続換気のために単独で，あるいは陽圧装置と組み合わせて，広くALS患者に使われた（Howard et al. 1989；Bach 1995b）。しかし，多くの欠点もあった。陰圧が胸部に適用されるので，神経筋の筋力が低下した患者での陰圧式と陽圧式の装置を比較した研究から，陰圧式では球麻痺のために上気道の閉塞が起こり，閉塞性無呼吸を起こす可能性が強くなる（Ellis et al. 1987）。機器からの陰圧で不快な思いをしたり，連続使用では皮膚潰瘍を引き起こすことがあり（Bach 1993b），とくに進行したALSのように筋萎縮の強い例ではそうである。

　大部分のALS患者には陽圧換気が行われる。換気は睡眠時無呼吸のために使われるタイプの鼻マスクを通して行われる（Sullivan et al. 1981）。在宅での使用に適した多くの陽圧人工呼吸装置がある。それらは，間欠的陽圧換気療法か，陽圧で吸気と呼気に二つの異なるレベルを設定するバイレベル陽圧換気療法のどちらかである。ベンチレーターは無呼吸または低換気に応じて適切な換気を保証できる設定呼吸数をプログラムできることが重要である。大部分のものは，患者に必要であれば，余分な呼吸が与えられるように設定できる。

NPPVの実際

球麻痺患者

　一般的には上気道を確保することができない時，NPPV使用に関する相対的禁忌と考えられる。球麻痺の患者は上気道の異常を呈する上（Garcia-Pachon et al. 1994），さらに嚥下困難が唾液の貯留を起こすならば誤嚥の危険性が増加する。しかし，我々の臨床経験ではNPPVによる誤嚥は，球麻痺患者においてさえ，重要な問題ではなかった。

　球麻痺を呈すALS患者では，NPPVが症状の解消に有効でないことがあり（Cazzolli and Oppenheimer 1996），さらなる研究（Aboussouan et al. 1997）で，明らかな球麻痺徴候を示すALS患者の30％はNPPVに適応した一方で，NPPVに適応できなかった患者のおよそ2/3は，中等度ないし高度の球麻痺徴候を有していた。我々の経験では，球麻痺患者の少数がNPPVに適応できず，断続的な息切れを訴えるが，内視鏡検査で声帯の統一的な動きに障害があったり，フローボリューム曲線

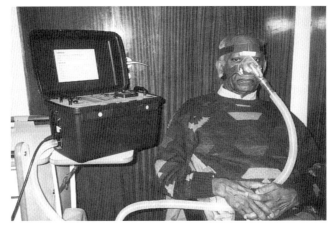

図4.1.3 NPPV（鼻マスクとNIPPY2ベンチレーター，B & D Electromedical）を使用中の患者。

が異常であったりした。睡眠ポリグラフ検査は，閉塞性障害を示した。我々は，呼気時の気道内圧が閉塞機転を妨害することに期待して，バイレベルの換気を用いたが，息切れや睡眠障害は改善しなかった。睡眠ポリグラフ検査により閉塞性障害よりむしろ低換気を示す球麻痺徴候をもつ他の患者では，NPPVが有効であった。異常な声帯運動のメカニズムは明白ではない，しかし，それがあるとベンチレーターとの同期が難しいのかもしれない。我々は，誤嚥の危険性がNPPVで増加することをすべての球麻痺患者に伝えることにしている。患者の嚥下が高度に障害されていれば，我々は胃ろう造設術を勧める。十分な議論の後においても，患者が胃ろう造設は望まないが，NPPVが症状を緩和するならば，我々はNPPVを継続する。NPPVが困難な患者の場合，TPPVの利点と欠点を論議することは重要である。これまでの我々の経験では誰もTPPVを選択してこなかった。

要約すると，呼吸不全のある球麻痺患者で睡眠ポリグラフ検査で低換気を示す患者はNPPVに適応できるが，閉塞性障害を示す患者は喉頭機能不全のためNPPVをうまく使うことができない。

インターフェイスの選択

インターフェイスとは，換気をうまく届ける方法である。通常，鼻マスク，顔マスク，鼻クッションの選択がある。これらのすべてに，多種多様なサイズとデザインがある。快適で，各個人が簡単に着脱できるシステムを選ぶことが重要である。適切に使用するためにカスタマイズされたマスクを必要とする患者も少数いる。鼻マスクは通常最も適合しやすいものであるが，鼻根部に皮膚潰瘍が起こることがある。これは，患者が一晩以上ベンチレーターを使うときにしばしば起こる。いったん潰瘍ができると治療するのが難しいので，予防が大切である。予防するには，第1に，患者と介護者は，あまりきつくひもを引いてはならない。第2に，患者は鼻根部に保護剤を使うのがよい。第3に，患者が昼夜間を通じてベンチレーターを使い始めるならば，たとえば鼻マスクと鼻クッションのように異なるいくつかのインターフェイスを24時間を分けて使用することは潰瘍形成の危険性を減らすのに有効である。不快なリーク，とくに空気が目に吹きつけることを気にして患者がしばしばひもを締めるならば，ぴったり適合したマスクを使うことが重要である。口からのリークは，REM睡眠の間に起こる下顎筋の弛緩による。これは換気効率を減少させるが，顎ひもまたは顔マスクの使用で修正することができる。

費 用

イギリスにはALS患者のNPPVに必要な費用に関する公表データがない。大部分の情報はアメリカからである。Mossら（1996）は在宅でのTPPVに必要な年間費用を137,000USドルとした。CazzolliとOppenheimer（1996）は，初期の設備費，維持費，追加の看護費用において在宅での

NPPVはTPPVより費用がかからないと報告した。イギリスでは，ベンチレーターに3,000ポンド，マスクに70ポンドが必要である。ベンチレーターは継続して使えるが，マスクは6ヵ月ごとに取り換える必要がある。これらの患者をケアするための財政的負担を計算するのは難しい。障害が軽度の多くの患者は，1人でNPPVを使うことにより，仕事に復帰できるかもしれない。ALSが進行すると，患者はマスクを装着するのにより多くの援助を必要とする。イギリスでは，在宅NPPVのための地域ケアについての社会的合意がない。イギリスの多くの地域では，介護者（通常，地区看護婦）が夜間使用のためのマスク装着に家庭を訪問することはあるが，夜通しの監視ができる地域はほとんどない。ほとんどの場合，ALS患者は家族からの介護を受けている。NPPVによる延命に関連した経済効果は計算されていない。

NPPV開始の選択

ALS患者のNPPV開始に関する一般的基準はない（Miller *et al.* 1999）。ほとんどは，延命というよりも症状の緩和を目的としてNPPVを使用する。NPPV使用は，睡眠障害（明らかに夜間低換気に起因する）と息切れ（呼吸筋力低下に起因する）を含む症状に基づくのが良い。VC（肺活量）は，評価においても患者の経過観察においても重要である。VCが特定のレベルになる（Hopkins *et al.* 1996），または横隔膜の筋電図が症状がないのに脱神経所見を示す（Eisen 1998）ときにNPPVを始めることには賛成しない人がほとんどであるが，後者については，賛成する人もいる（Eisen 1998）。反対に，患者が睡眠ポリグラフ検査において夜間低換気で睡眠障害と睡眠分割の徴候を示すならば，血液ガスが正常でも我々はNPPVを提供する。ALSでNPPVを始める最も適した時期についての確立した基準はない。低換気の症状や所見のないDuchenne型筋ジストロフィーに予防的にNPPVを行った研究では延命効果は示されず，患者は忍容できなかった（Raphael *et al.* 1994）。

しかし，我々の基準に適合している患者であっても，NPPVは普遍的に使用されているわけではない。NPPVを論議するとき，患者と介護者はこの治療が家族にゆだねられる負担であり，社会福祉事業の提供には限度があり，NPPVによる延命でさらに障害に直面して生きることになるかもしれないという事実を知っている必要がある。NPPVは高度の障害を持った患者に合っているに違いないが，個々の患者で現実的にNPPVになにができるかを明確に知ることが必要であり，また，QOLの改善がNPPVに伴う患者と介護者の負担に見合うかどうかを検討することが重要である。患者は，息切れが薬（たとえばベンゾジアゼピン系薬剤やオピオイド）で緩和できることを理解すべきである。もちろん，NPPVは夜間低換気の徴候の治療において，これらの薬物治療より明らかに優れている。NPPVは，これらの薬と併用できる。大部分の患者は，詳細な情報を知りたいし，自分のケアについての議論に積極的に参加したいと考えている（Silverstein *et al.* 1991）。呼吸筋力低下とベンチレーターへの依存の進行性についての議論は患者と介護者に不安をもたらすが，ほとんどの患者は様々な選択肢についての完全で率直な説明を求めている。加えて，すべての患者（彼らの同意を得て）に地元のホスピス・サービスを紹介することは，我々の仕事である。これには，NPPVを受け入れる人々と断わる人々の両者が含まれている。呼吸のケアとホスピス・サービスの二つは，これらのALS患者へのケアの多専門職種のアプローチの一部となることができるはずだし，おそらくそうすべきである。

1人で生活している患者への対処は難しい。NPPVを使うことを当然として要求するであろうことを考えると，高度な夜間低換気の徴候を示す患者にNPPVを使わないことは難しい。そんな場合に，患者と地域の医療福祉従事者はNPPVを始めることの影響を充分に理解してから進めていくべきである。

つまり我々は，在宅人工呼吸療法の成功には，高度の計画性，実行する固い意志，かなりの資源（感情面でも，ときには財政面でも）を持つ家族，そして呼吸器科医や神経内科医を含む多専門職種の医療チームの継続的な支援が必要であるとするOppenheimer（1993）の見方に賛成する。

ベンチレーターへの依存，人工呼吸の中断を含む生命の終焉に関する問題

　ベンチレーターへの依存に対する恐怖と意識は清明でもコミュニケーションがとれない"locked-in"状態になることへの恐怖が人工呼吸療法の普及に障害となっている。NPPVは，24時間の使用ができると思われなかったので，この状況を避けられると考えられた。しかし，気道分泌物の適切な除去ができれば，患者がNPPVで24時間の換気を行いながら長年生きることができるということが現在明白となった。Bach (1995b) は，非侵襲換気療法で24時間の換気を行った患者の生存期間が2ヵ月から26.5年の範囲で平均3.9年であったと報告した。一部の患者は，継続的にNPPVを使う。そのために，患者は異なるインタフェースと皮膚潰瘍を防止するかなりの技術を介護者に要求する。他の患者は，他の異なる非侵襲換気療法の方法（体外式呼吸器など）を好むこともある。多くの患者は，持続的なNPPVを必要とする前に肺炎で死亡する。

　患者と介護者はNPPVの開始前に利用できるすべての選択肢を充分に知っていなければならないが，ベンチレーターの使用時間を増やしていくことについての議論は続けられる必要がある。変化する状況への対処は，患者と介護者が呼吸ケアや緩和ケア，またホスピス・チームと良い関係を確立しているときには比較的簡単にできる。病気が進行するにつれて，患者はベンチレーターを使うことで睡眠を改善するだけでなく，日中の息切れを緩和できる。ベンゾジアゼピン系薬剤（たとえばロラゼパム），オピオイド，ブスピロン塩酸塩（訳注：非ベンゾジアゼピン系抗不安薬で日本では未認可），ナビロン（訳注：カンナビノイドで，日本では未認可）のような息切れへの薬剤が，息切れを緩和することができて，病気が進行した状態の患者がベンチレーターを離脱する時間を作ることができる。突然，息切れする場合は，"breathing space kit"が有用かもしれない。これはMotor Neurone Disease Associationが供給する箱で，これには急性の呼吸困難に素速く対処できるように，患者の家庭医(GP)からの適切な薬剤を入れて，家庭に常備しておくものである。介護者はジアゼパム座薬の投与法について教えられ，オピオイドのような薬については地域の医療福祉従事者が管理する。

　患者はNPPVを中止できること，高度の息切れや不安はオピオイドや抗不安薬の事前投与によって避けられることを知っているべきである。NPPVの突然の中止よりも良い方法が，呼吸苦の症状を緩和することを維持しつつ，しかも徐々に高炭酸ガス血症が発現するようなベンチレーターの設定である"終末期呼吸器離脱"を用いることである。このアプローチは，オピオイドや補足の薬物治療を排除するものではなく，反倫理的アプローチでもなく，自殺幇助や安楽死とも異なる (Goldblatt and Greenlaw 1989；Borasio and Voltz 1998a)。

　大多数のALS患者ではNPPVがうまく行われ，症状を緩和できるとはいえ，何人かは適合できない。現在のイギリスでは在宅でのTPPVは難しいが，多くの患者はこれについても論議したいと思っている。患者と介護者は，気管切開術が課す余分の負担を知ってなければならない。気管切開は定期的な吸引を必要とし，嚥下を障害し胃ろう造設の時期を早める。そして，スピーキングチューブは開発されているものの，それを利用するためにはある程度の呼吸筋の筋力が必要であり，患者はしばしば達成することができない。一般的に，患者は非侵襲換気療法にとどまっていたいと思う (Cazzolli and Oppenheimer 1996)。

呼吸ケアの他の側面

酸素療法

　酸素は，息切れの症状をいくらか軽減する。しかし，酸素は呼吸の駆動を減少させ，頭痛に表わされるような低換気の徴候を悪化させることもある。

咳をすること

　普通の咳には，まず患者が適切な量の空気を吸気する必要がある。そして，閉じられた声帯の背後で呼気筋を働かせ高い胸郭内圧を作り出す。声

帯が突然開大し，空気を咳として体外へ出す。呼気筋の筋力低下はしばしば吸気筋筋力低下と共存し（Polkey et al. 1998），ALS患者はたびたび咳がしにくいことを訴える。呼気筋は患者または介護者が手で胸または腹部を咳と同時に押す咳の介助法（Bach 1994）を使用することによって増強される。このテクニックは吸気補助すなわち，咳直前のバッグとマスクを使って行う手動の吸気補助（Bach 1994）で増強することができる。この方法で適切に気道を清浄にすることができないならば，insufflator-exsufflator（カフアシスト®）を使うことができる。この機械はマスクを通して陽圧を使って深い吸気を作り，続いて陰圧で突然呼気を作って気道分泌物をきれいにするものである（Bach 1994）。Bach（1993c, 1994, 1995a）は，肺炎のような合併症を減らし気管切開を避けるために吸気と呼気の援助の並列使用を主張している。現在，insufflator-exsufflator（カフアシスト®）はイギリスでは広く利用されていない。

球麻痺患者

我々は運動と無関係な突然の息切れの発作を示し，内視鏡検査で異常な声帯運動がある球麻痺患者について以前検討し，このような患者のNPPVへの適応の困難さについて報告した。我々が役に立つと考えた治療は，完全な声門閉鎖は起こらないということの保証，ロラゼパムのような抗不安剤とリラックスした呼吸，上手な嚥下の技術トレーニングである。我々はこれらの事例で気管切開術について論議したが，すべての患者で気管切開を必要とする様な症状を感じていなかった。

まとめ

息切れと睡眠障害の症状が呼吸筋低下による場合，NPPVはALSで確立した方法である。NPPVの開始時期を決定する最善な基準は十分検討されていないので，今後の研究が必要である。エビデンスに基づくことには限界がある。NPPVの管理は，チーム・アプローチ，寛容，呼吸ケアと緩和ケアの統合を必要とする。NPPVとTPPVの異なる役割に関してはいまだに論争があり，こ れについては，異なるALSセンター毎に，また背景とする文化により異なる見解がある。

補遺：筋萎縮性側索硬化症と侵襲換気療法

Deborah Gelinas

非侵襲換気療法がALSでますます一般的になってきたが，気管切開術を伴う侵襲換気療法（TPPV）はそうでもない。

以前にも言及したが，TPPVに対する抵抗感には多くの原因がある。すなわち，顔面における麻痺の容赦ない進行；自立した生活ができず生活の質が低下した状態でTPPVに依存して長生きすること（Hayashi et al. 1991）；個人，家族と社会へのTPPVの高い財政的な負担；TPPV患者の介護上の精神的身体的負荷；人工的生命維持に関する患者自身（Moss et al. 1993），医師や文化的な偏見（Borasio et al. 1998）などを含んでいる。

TPPVについての決定は患者だけに影響を及ぼさない。それは，家族，保健医療システム，"保険医療費"や社会全体に対して（Moss et al. 1993）広い影響がある。現実的に，TPPVを使うべきかどうかに関する決定は，単に患者自身とインフォームド・コンセントによるだけではない。ALS患者がTPPVを行うことが健康保険で認められていない国ではTPPVを使用できない。前の章において述べたように，現在，イギリスのほとんどのALS患者がTPPVによって生命を維持することができない。医療を保険範囲に関係なくTPPVを利用でき，機器のレンタルが可能で，医療スタッフが定期的に訪問するような他の国（たとえば日本）では，TPPVの利用がALSの24.5%にのぼっている（Borasio et al. 1998）。

アメリカではTPPVは一つの可能性のある医療処置であるが，その使用は個々の財政的状況によるためTPPVの利用は場所により異なる。アメリカで数年前に調べられたTPPVの費用は，2,500USドル/月～35,000USドル/月で平均12,771USドル/月であった。平均の毎年の費用は，153,252USドルであった。専門看護への費用が，主な費用であった。平均で毎月のコストの

83％を保険が賄った。自費負担は，0から7,200 USドル/月（Moss 1993）まであった。実際には，TPPVの一つの最も重要な決定要素は，患者の自己決定やQOLではなく，支払い能力なのである！（Moss et al. 1993）

アメリカのイリノイ州で実施された調査では，在宅呼吸療法を行っているALS患者は，それぞれの施設で異なるものの1.6%〜14.3%であった。このTPPVの割合の相違は，TPPVに対する医師の個人的態度に最も関係しているようである。TPPV使用が最も低率であるALSセンターの医師は，自分がALSになったらTPPVを選ばないだろうと述べ，患者にそれを選ぶことを思いとどまらせたと述べている。対照的に，TPPV選択率が最も大きかったALSセンターの医師は，彼らがALSであればTPPVを選択すると患者に述べていた。中立の立場（TPPVを勧めも，妨げもしない）でTPPV情報を患者に呈示した医師の場合は，TPPVは中間的選択率であった（Moss et al. 1993）。アメリカの一部の臨床医は，患者がこのオプションについての知識を提供され，この評価と長期療養の管理に支援を受けられる場合を除いて，患者の自己決定は偽物であるかもしれないと述べている。理想的には，TPPVを実施している他のALS患者からの情報と援助が提供されなければならない（Oppenheimer 1993）。

米国筋ジストロフィー協会に関係する273施設の代表者に対する最近の調査では，41％でベンチレーターに落胆していた。最もしばしば用いられる理由は，"QOLの悪化"であった（Bach 1992）。多くの例で，患者の将来のQOLに関する臨床医の受取め方は，患者より先行するようである。実際，QOLについての臨床医の評価は，人工呼吸を選択するべきかどうか決定する際に"患者の感情とは独立している"ことが重要である（Dracup and Raffin 1989）。意思決定プロセスにある患者に対する臨床医の影響力は，患者の自己決定を阻害するようにみえる。逆説的だが，医療関係者，倫理学者と最も主な宗教によって合意に達されるベンチレーター意思決定における中心的倫理的信条は，患者の自己決定である（Goldblatt and Greenlaw 1989；Jackson 1979；Miller et al. 1999）。

ALS患者が「誰がTPPVに関して決定をすべきか」について尋ねられるとき，彼らがそうすべきことを全員が感じる。人工呼吸の使用を真剣に考えている16人のALS患者のインタビューでは，自己決定に際して9人は家族や友人と論議し，5人は医師と，2人は誰ともそれを論議しないと述べた（Young et al. 1994）。患者が人工呼吸を選ぶ際に最も重要であるとみなした要因は，QOL，障害の厳しさ，家に帰れる可能性，将来彼らが望むなら人工呼吸を中止できる可能性，そして，彼らの家族の安寧であった（Young et al. 1994）。

ALS患者は彼らが自身の人工呼吸について決定をしなければならないと考えているが，実際には自らが危機におちいるまで決定をしないことが多い。アメリカの6つの州でのベンチレーター装着ALS患者の調査において，79％は彼らが呼吸不全の前に人工呼吸のオプションについて医師によって知らされたと言ったが，21％だけが前もってそれを選んだ。危機にいたって自らを人工呼吸に駆り立てたALS患者の，他の21％は，それが一時的だろうと誤って思っていた（Moss et al. 1993）。事前の意思決定についてのもう一つのレポートでは，5％のALS患者だけが前もって人工呼吸を選んだ（Oppenheimer 1994）。

確かに，患者が前もって話し合ってTPPVの概念を受け入れたとき，彼らは危機においてTPPVをより選びそうである。あるALSの将来の処置選択に関する予測的研究では，6〜12％のALS患者が前もってTPPVを希望していた：TPPVを希望した人々のうちの20％が，12ヵ月後にも意志が変化しなかったが，希望していなかった人で意志の変わらなかった人は3.4％であった（Albert et al. 1999）。TPPVが呼吸不全の制約の下で選ばれるか，自由な状態で選ばれるかに関係なく，TPPVを選択したALS患者の大多数では，自宅療養しているが90％在宅での人工呼吸療法を選んで満足しており，もし再度同じ状況に陥ったとしてもそれを選ぶだろう（Moss et al. 1993），そして，施設療養している72％も満足していた（Cazzolli and Oppenheimer 1996）。

在宅TPPV中の患者を評価したときに，最も肯定的な結果となるのは，以下のような場合である。

・強い自らの意志があり，ゆっくり進行するALS

と一緒に暮らすことを受け入れている
・コミュニケーションの方策があり，いくつかの日常生活動作ができる
・筋萎縮性側索硬化症での選択肢の完全な理解
・TPPVについて家族が希望し介護できる
・TPPVを行うための設備と必要な介護と多専門職種支援を受けるための財源がある(Oppenheimer 1993)

患者と患者を支援する組織も，また，臨機応変で，楽観的で，患者が提示する課題を克服する気概のある支援組織であるべきである。柔軟性と適応性は，絶えず変わる介護者や設備と患者の身体状態に対処することにとって不可欠である(Make 1990)。家族のすべてのメンバーの対処技術は毎日テストされる。そして，その在宅人工呼吸療法に価値があって彼らが追求したい治療であることを確信している人々だけに，成功が実感される。

持続的な重大な病気(合併症)がない場合，大部分の患者は，術後21日までに，集中治療室(ICU)から，一般病棟に移動する(Scheinhorn and Stearn-Hassenpflug 1998)。患者と家族はICUの中からトレーニングを開始し，すべての技術と知識が得られるまで，長い期間であるが早いペースでトレーニングを継続しなければならない。著者の施設では，いろいろな面で適切な結果と焦点を確実にするためのクリニカルパスが工夫された。呼吸器科，神経内科，消化器科，看護部門，呼吸療法，作業療法，理学療法，栄養部門，医療相談とチャプレンなど多専門職種アプローチがなされる。

退院の準備はTPPVの導入時から始まり，すべての事柄を調整，監督するためにケース・マネージャーを必要とする。家庭での管理は，物理的環境，テクニカル・サポート，コミュニティの支援と社会資源を含んでいる(O'Donohue et al. 1986)。O'DonohueとAARCの臨床実践ガイドライン(Clinical Practice Guidelines, 1995)は，在宅TPPV患者の管理にすばらしいチェックリストとガイドラインを作成している。

物理的環境は，在宅ケアチームと設備業者によって患者に必要とされた設備を用立てるために査定されなければならない。患者は，非常時には簡単に脱出できる部屋を必要とする。部屋は少なくとも3つのコンセントを設備(ベンチレーター，加温加湿器，吸引器，電動ベッド)のために必要とする。家は設備を使うのに十分な電力を必要とする。

医師は，ケア全体の調整に関与できなければならない。コミュニティからの支援には，ベンチレーターを使用している人について熟知している救急隊員が必要である。地域の社会福祉事業機関は，レスパイトや財政面や心理社会的支援を提供することができるかもしれない。呼吸器業者からは，機械の故障の場合のバックアップについて24時間のサービスを必要とする。彼らは，また，定期的な家庭訪問を提供し，必要に応じて，介護者の教育を提供しなければならない。在宅ケア業者には，ベンチレーターケアについて訓練された看護師がいなければならず，退院前に看護師が決められなければならない。支払い能力が十分あるときでも，在宅ケア機関がTPPVに慣れたスタッフを派遣できないことは珍しくない。明確なバックアップ計画には，将来の介護者を選択し，訓練する方法がなければならない。

家族が，必要とする個人の支出を知って自費負担ができるように，保険問題は退院の前に明らかにする必要がある。多くの保険は在宅ケア看護と医療機器の一部を負担するだけで，残りの費用は家族が負担することになる。

臨床的・生理的に安定し，ベンチレーターの必要性に大きな変動がなく，呼吸療法へのケアプランが整ったときに，退院を考慮すべきである。患者と介護者の心配は，明白に書かれた処置計画によって軽減できる。在宅呼吸療法のケアプランは，有給・無給にかかわらず介護チームにとって必要な実技の明確な指導と実習を含むとともに，以下の事柄についても必要とする。

・ベンチレーターの洗浄と組立
・ベンチレーターの起動と終了についての特別な注意；患者の休息・活動の双方におけるベンチレーターの設定，モードと計測
・警報と，その重要性および反応方法の理解
・吸引法とスピーチの状態を含む人工的気道に対する注意

・酸素，薬物投与，胸部の理学療法を含む他の療法

　気管切開後1年間は，専門家による気管切開孔の定期的な診察を必要とする。したがって，患者がこの診察を受けられるケアプランにする必要がある。2，3ヵ月以内に，気管切開孔は家族が気管カニューレの交換訓練ができるほどに形成される(Oppenheimer 1994)。

　コミュニケーションの可能性は，患者の自発語が可能なスピーチバルブやカフなしまたは低いカフ圧の気管カニューレの使用を含めて評価する(Gracey 1997)。自発語によるコミュニケーションの可能性がない場合，コミュニケーションの方法について退院前に確立する必要がある。

　大多数の患者が自らのQOLの評価を良好とするが，TPPV下のALS患者の日常活動をみると，「いったい何がQOLか？」という疑問が出てくる状況にある。TPPV患者は，彼らの日常をとても単純な活動に費やす：95%はテレビを見ているか，家族と友人と話して彼らの日々を過ごし，そして，21%は決して外出しない(Moss et al. 1993)。患者のコミュニケーション能力は，言葉のコミュニケーションから目の動きや50音表などの装置を使うコミュニケーションとなり，そして意味のある意見交換がまったくできなくなるところまで徐々に変化する(Bach 1993)。結局，進行したTPPV患者が認知症なのか完全なTLSなのかを判断できなくなる(Bromberg et al. 1996)。

　このような状態では患者が痛みやうつ病または欲求を示すことができないので，TPPVの限界についての合意は，そうなる前になされていなければならない。TPPV患者を扱う医師は，大部分のTPPV患者が主治医に強く忠告されない限りTPPVの限界を考えようとしないので，患者と彼らの家族がどれくらいTPPVを使用し続けるべきかについての決断を手伝わなければならない(Oppenheimer 1994)。

　残念なことに，TPPVのALS患者をもつ家族の満足はそれほど高くない：58%の家族がTPPVが主な負担であって，47%の家族が彼ら自身の健康が彼らの愛する人を介護することにより損なわれていると報告した(Moss et al. 1993)。家族は，緊張の増加，落ち込み，心配と同じくらい，プライバシーと友情を失うと述べている(Gelinas et al. 1998)。

　TPPVの合併症は頻繁に起こる。354人の継続的なTPPV患者の前向き研究で，合計400の合併症が起こった(Zwillich et al. 1974)。気管切開術に関連した問題として，気胸，出血，皮下気腫，院内肺炎，気管軟化症，気管動脈瘻と気管食道瘻があり(Sandur and Stoller 1999)，機械的換気に関連した問題として：肺気腫，気縦隔症，気心膜症，急性呼吸促迫症候群，静脈空気塞栓，酸素毒性と全身血行動態不安定性がある(Sandur and Stoller 1999)。

　TPPVのALS患者の療養は決して易しいものでないかもしれない。しかし，長期の生存も例外的なことではない。101人の在宅TPPV患者の研究では，87%が1年，69%が2年，58%が3年，50%が4年，33%が5年生存した(Oppenheimer 1994)。ベンチレーターに依存する52人の患者における別の研究では，11ヵ月から14.5年まで，平均4.4 ± 3.9年生存した(Bach 1993)。

　大多数のTPPV下ALS患者の死因は循環不全と突然死(Shimizu 1994)など，医学的な合併症であったが(Bach 1993)，一部のTPPV患者は単に生命維持を中止することを選択することもある(Borasio and Voltz 1998)。

　TPPVを中止するための患者の権利について，アメリカでは有効なガイドラインが出版されている(Miller et al. 1999)が，国際的な意見のコンセンサスはまだない(Borasio et al. 1998)。倫理上の，司法上の議論は一般的に，患者の自決権が主要な役割を果たす(Borasio and Voltz 1998)とするものである。TPPVを中止することに関して倫理的な手順が明白であっても，実行方法はあいまいである。家族は単に"プラグを抜き"たくない，患者は自分では中止することができない，そして，臨床医は意図的に死を迎えることに慣れていない。TPPVを中止する目的は，患者の快適さを維持することである。コミュニケーションできない患者では，頻脈，頻呼吸または情動不安が，患者の苦悩の表現であるかもしれない。酸素投与とPEEP(呼気終末の陽圧)は，T形コネクターと自発呼吸への転換により中止できるかもしれない

(Wilson *et al.* 1992)。

　鎮痛薬と鎮静薬は呼吸器離脱の最終段階の前後で必要となるかもしれない(Campbell 1994；Borasio and Voltz 1998)。薬物投与は，組織灌流不全による吸収の障害を避けるために静脈内投与が推奨される。モルヒネは，幸福感を強めて，肺の脈管を拡張させる傾向を有し広い意味で治療効果のある推奨される鎮痛薬とみなされる。5〜10 mg の静注ののちに，その 50％量を毎時連続点滴投与するのがよい。静注を繰り返されなければならないとき，点滴投与量もそれに応じて調節されなければならない(Borasio and Voltz 1998)。加えて，ベンゾジアゼンピン系の鎮静剤が必要となるかもしれない。最初の静注は 2〜10 mg のミダゾラム，2〜4 mg のロラゼパムまたは 5〜10 mg のジアゼパムで，毎時同量の点滴投与を必要とする。このような方法で，苦痛，恐れと心配は，効果的に抑制される(Campbell 1993)。それに加えて，不必要な手技を中止し，不必要なチューブを外し，分泌物をきれいにして，解熱剤を管理するなどの実際的な処置をする必要がある(Campbell 1993)。

　ターミナルケアを行う医療チームには特別なサポートが必要で，他の同僚，聖職者，コミュニティで患者に関わる人々を含んでいる倫理評価グループとともに，人生を終焉させた決定についてもう一度振り返り考えることが必要であることが著者らにもわかった。

　まとめると，TPPV における臨床医の役割は，患者と家族の教育の一部をになうことと，患者の自己決定権と人間の尊厳(dignity)を守ることである。施設内での TPPV 使用について，臨床医は TPPV 中止に関して潜在する将来的な責任を認識しているにちがいない。TPPV を始め，維持し，最終的に中止する全プロセスにおいて，患者を支える気持ちがない臨床医は，しかるべき医師に患者を紹介するべきである(Borasio and Voltz 1998)。

　生命を延長する選択肢がますます無制限となるので，患者，家族，介護者とコミュニティも含め，全員が高度の倫理的基盤を求めなければならない。

4.2　嚥下障害

Edith Wagner-Sonntag,
Simon Allison, David Oliver,
Mario Prosiegel, Jo Rawlings,
and Amanda Scott

　食べることと飲むことは生きる上で最も基本となる機能である。これらの能力が次第に低下していくことは患者にとっても家族にとっても大きな衝撃となる。このような嚥下に関する問題点を評価し対応していくことは，患者のケア上きわめて大事なことであり，多専門職種からのアプローチが必要である。

　基礎疾患からくる障害があるうえに，低栄養状態とやせがあると心身両面の悪化，合併症の増加，QOL の低下など機能的に悪い結果を招く。飢餓と体重減少は ALS ではよくみられる(Kasarskis *et al.* 1996)。はっきりした嚥下障害のない患者を含めて，21％の患者に中等度から高度の嚥下に関する問題があると報告されている(Worwood and Leigh 1998)。

ALS における嚥下障害の頻度

　神経細胞の消失部位と罹病期間とが嚥下障害の進行に影響する。ALS での嚥下障害の発生頻度については，報告により開きがあるが，48〜100％とされている(Kuhlemeier 1994)。

　セントクリストファーホスピスからの報告では，124 名の ALS 患者のうち，どんな形状のものでも食べられるのはわずか21％で，42％は半固形状の物のみ，27％は液状の物か裏ごしした物しか飲み込めなかった。このシリーズでは経管栄養が必要だったのは 8％のみであった。さらに食べ方にも問題があって，介助なしで食べられるのは患者のわずか19％であり，食材を特別に調整してやっと自力で食べられる患者が24％，残りの患者は全員食事介助を要した(O'Brien *et al.* 1992)。別のホスピスからの報告では，嚥下障害の問題は ALS 患者の 90％以上にみられた(Oliver 1996)。

生理と病態生理

嚥下障害の症状の進展には ALS で障害される三つの解剖学的レベルの問題が関係している (Lowe et al. 1997)。

上位運動ニューロン (UMN) 障害は偽性球麻痺とよばれる核上性の症状を呈す。下顎や顔面，舌，咽頭，喉頭の筋肉を神経支配する延髄の脳神経核が侵される。

下位運動ニューロン (LMN) 障害では噛むこと，飲み込むこと，話し方，音声に影響し，さらに球症状を伴う。

脊髄の運動ニューロンの障害では進行性の呼吸機能不全のため嚥下障害が引き起こされる。発症時の球麻痺の有無にかかわらず，呼吸機能の低下に伴い嚥下障害は増悪する (Strand et al. 1996)。

嚥下障害は，神経細胞の消失がこれら三つのレベル——核上性，球性，脊髄性——に起こる結果であるが，これらはしばしば同時に侵される。罹病期間との関係では，嚥下障害は発症後平均 4 ヵ月で出現する (McGuirt and Blalock 1980) が，全経過を通すとほぼ 100% の ALS 患者が口部と咽頭の障害をきたす (Roller et al. 1974)。罹病後期では嚥下障害はきわめてありふれた症状となり，嚥下性肺炎が，単独であるいは呼吸不全とあわさって，致死的状況を招く (O'Brien et al. 1992)。

嚥下には二つの要素——唾液と栄養——が関係しているので，合併症の予防のためにはこの二つを考慮しなければならない。病初期には水分もしくは唾液をどう処理するかという問題がある。多くの患者が唾液量が多いと訴えるが，実際には分泌量は増えているわけではなく，唾液をうまく処理できないのを分泌量が増えたと感じてしまう (Newall et al. 1996)。口唇の筋緊張と筋力の低下が進行するにつれ患者に流涎がみられるようになる。口唇をしっかり閉じることができないので口から息を吸うことになり，口腔内の分泌液は濃くなり嚥下はいっそう難しくなる。

病気の進行につれ，摂食時に顔面筋や口舌筋の動きと筋力が低下したような疲労感を感じるようになる。そして，食物の口腔内準備，咀嚼，口腔嚥下が困難となる。乾燥してポロポロくずれやすい食物や液体類の方がやわらかい食材より飲み込みにくい。口腔移送相では食塊は後方の咽頭へと送り込まれ，軟口蓋咽頭閉鎖が起こり食塊が鼻咽頭に流れ込むのを防ぐ。ALS では舌の後方への送り込みが弱いので食塊は鼻咽頭へは入らない (Hillel and Miller 1989)。嚥下反射が起こると (ふつうは食塊が口蓋弓を通過したとき) 喉頭閉鎖機序が働く。そして喉頭 (および舌骨) が前上方へ引き上げられる。前上方への牽引はまた輪状咽頭部を開く。輪状咽頭不全が ALS でみられるとされるが，輪状咽頭筋切開術が有効か否かはまだ結論は出ていない。

ALS の進行に伴い嚥下反射の開始が困難となり，引き続いて誤嚥という問題が起こってくる (Robbins 1987)。喉頭閉鎖が起こる前に食塊が下方へ流れ落ちてくることになる。喉頭が内転する力も低下しているので，後期嚥下反射を引き起こす代償機能がうまく働かなくなり，誤嚥の危険性が生じる。この時期では患者に正常な咳嗽反射が残っているか否かが非常に重要なことになる。なぜなら咳嗽の機能がうまく働かなければ，経口摂食が危険なことになるからである。

喉頭の内転かつ/または外転も傷害されるといっそう呼吸困難を悪化させる。それゆえ，一部の患者においては気管切開を考慮することが必要になってくる。患者および家族との話し合いで気管切開をするかどうかの判断は，どれくらいの延命効果が得られるのかに依存する (Borasio et al. 1998) (3 章参照)。

ALS では神経心理学的異常も起こりうるが，それはほとんどの症例で微細なものであり広範な神経心理学的検査をして初めて明らかにされるようなものである (Abrahams et al. 1997)。したがって大多数の ALS 患者にとっては，罹病後期でも，嚥下の治療法に関する理解力は大変良好である。

嚥下障害の評価

ALS では嚥下の問題はしばしば中枢神経系に起こる病理学的変化に由来する。嚥下障害およびそれに関連する症状に対する正しい処置は緩和療法の重要な部分であり，リハビリテーションのよ

うに,「ハンディキャップを減らすことを目的として,障害そのものに焦点をあてるべき」(Wade 1992)である.

嚥下障害の評価には,言語療法士による充分な評価や栄養士の協力など多専門職種からのアプローチが必要である.ベッドサイドでの評価がALS患者の嚥下障害の正しい臨床評価を可能にする.こうした評価のなかで言語療法士は嚥下に関わる構造を診察し,患者が食べているものを確認してどの食物とどの飲み物が摂取しにくいかあるいはもう摂取できなくなっているかを判断する.

嚥下の過程のうち口腔相に関する下記の側面は直接観察可能である.

口唇の機能:口唇を閉じる能力,これは食物や液体を口の中に保持しておくのに重要である.口唇をしっかり閉じておけることで口腔内を陽圧にすることができ,嚥下機能の開始と喉頭の挙上を促すことになる.食物の口への取り込み方やストローの使い方で評価する.

舌の機能:舌の動きの強さ,速さ,協調性,範囲,これらにより口の中で食塊を集めコントロールして,咽頭へ有効に送り込む能力を推測できる.また舌の機能の効果は嚥下後に口の中に残った物を調べることでも観察できる.咽頭相は直接観察できないが,嚥下自体の観察で推測できる.

咽頭の機能:嚥下の前,最中,後に咳がみられれば誤嚥が起こっていることを示す.しかし注意しないといけないのは,一部の人では反射が弱いので誤嚥しても咳をしないことである(不顕性誤嚥:silent aspirarion).一方,他の人では反射過敏になっていて,物が咽頭内の喉頭開口部近くにあるだけで咳をする(このことを確認する最もよい方法はビデオ透視検査である).嚥下時の喉頭の挙上の程度と左右対称性は,指を舌骨と喉頭の上に置いて嚥下でこれらが近づくかどうかで推測できる.

評価の補助手段として,パルスオキシメーターの使用(経口摂取で酸素飽和度が下がれば誤嚥したことを示唆する),体温の計測(経口摂食後の体温上昇は誤嚥と呼吸器感染を示唆する),呼吸の観察(経口摂食後の呼吸回数の増加など,呼吸状態の悪化は誤嚥を示唆する)などがある.

ビデオ内視鏡検査およびビデオ透視検査(VF検査)による嚥下の評価

ビデオ透視検査は,口咽頭・喉頭・食道の異常を明らかにすることができ,嚥下の明白な治療計画を呈示できるため,嚥下障害の評価に重要な手技である(Logemann *et al.* 1998;Wright and Jordan 1997;Briani *et al.* 1998).この検査では,誤嚥の存在および誤嚥を防ぐ有効な咳嗽の評価が示される.そしてこの情報が,食物の投与法に別の方法を採用するかどうかを決めるのに大いに役立つ.ビデオ内視鏡検査での嚥下の記録は嚥下の過程をきわめて明瞭に見せてくれるので,なにが危険でどんな投与法が有用なのかが分かり介護者の教育に有用である.

嚥下障害のあるALS患者では呼吸不全の合併を高頻度に認め,また誤嚥の危険性も高いことから,"改良したバリウム嚥下法(modified barium swallow:MBS)"は誤嚥性肺炎の観点から危険である(Tsokos *et al.* 1998).施行するとしても嚥下障害の軽い患者に限るべきである.ガストログラフィンのような高浸透圧の造影剤の場合,誤嚥すると致死的な肺浮腫を起こす危険がある(Trulzsch *et al.* 1992)ので,誤嚥しても有意な副作用のない等浸透圧の造影剤イオトロラン(イソビスト)(Miyazawa *et al.* 1990)の方がよい.

内視鏡的検査は咽頭や喉頭を直視下に観察でき,嚥下の評価に有用である.

嚥下障害の管理

体位(ポジショニング)

患者は食べたり飲んだりするときは快適な体位,通常は上半身を起こさなければならない.ALS患者は,無理してがんばるとかえって調子が悪くなり疲れてしまうので,充分なサポートが必要である.理学療法士といっしょに行えれば大変よい(6.1節のポジショニング参照).

代替的な方法

嚥下を助け，誤嚥のリスクを軽減させるいくつかの代替的な方法がある。

声門上嚥下（supraglottic swallowing）は，嚥下中声帯を閉じておくのを助ける方法である。患者は嚥下中息を止めておき，その後すぐ勢いよく息を吐く（Baredes *et al.* 1992）。これにより食物と分泌物が喉頭前庭から排出され，誤嚥を防ぐことができる。このやり方は喉頭閉鎖が弱くなってきた場合や嚥下反射が遅れるようになってきた場合に使うとよい。この方法は呼吸不全がそれほどひどくない患者に向いている。

体位変換も有効である。偽性球麻痺症状で舌の動きが悪い（したがって嚥下の開始に問題がある）が嚥下の咽頭相には異常のない患者では，食塊を咽頭へ導くために頭を後へ傾かせる。球麻痺症状で反射の引き金が難しく，すぐ液体をこぼしてしまう患者では顎を引いて挟み込むように頭を前に傾ける。

安全手順

摂食中，患者は会話やテレビ，ラジオその他の騒々しくてストレスとなる刺激など気が散るようなことは避けるべきである。患者が疲労を訴えるようなら，少量頻回の食事を勧める。

食物形態の調節

摂食がかなり大変になってきたら，栄養士にみてもらい摂取量の評価と充分なカロリーと蛋白質がとれるような食物のアドバイスを受けるとよい。食べるのが遅くなってきたら，時間をかけて食事をすればいいように思われるが，実際には患者はそうしない。なぜなら患者はゆっくり食べることにすぐに飽きてしまうし，他の人より食事に時間がかかるのをきまり悪がり食事をさっさと切り上げてしまうからである。また患者は食べるときに散らかして汚すことが増えてくるのをいやがり，人と一緒に食べようとしなくなり，厄介なものは最初から食べようとしなくなる。

食物の調整は，栄養を保つためまた長い食事時間や疲労，食事することへの恐怖を避けるために必要である。軟かい食材や裏ごしされた食物は低下した口腔準備相を代償し，口腔および咽頭での食塊通過を容易にしてくれる。液体のサプリメントは有用だが，病期がある程度進むと液体では窒息を起こしやすくなるので，患者は半固形状の物の方が食べやすいと自分で気付いてくる。食物をいったん液状にして，Thick & Easy や Nutilis など商品化されているものと混ぜるようにする。そうすると飲み込みやすい半固形状の状態になる。液体の物も固形の食物もいずれもこのようにしてあげるとよい。また増粘剤を用いて食物を元の色や形，外観に作り直してあげるともっと喜ばれる。たとえば卵とベーコンとトマトは，ミキサーにかけ増粘剤を混ぜ元の形に盛り付けることによって，見た目はほぼ普通のものとして食べてもらえる。こうすることにより，食物を見て楽しむという面を補える。著者らも味見してみたが，見た目もよくぺろっとたいらげてしまえるものであった。このようにして作られた半固形状のものは，赤ん坊の離乳食みたいな色合いのさえないピューレの形で提供されるものよりはるかに食べやすいはずである。皿やボールを温めて用意しておき，食物を温かくきれいに盛り付けすることも大事なことである。

患者と家族は，噛みやすくかつ飲み込みやすい（同時に脱水にならないように水分も取り入れ）高カロリーの食物やよい食材を使った食事をどう用意するか指導する必要がある。腹筋が弱く，声帯がしっかり閉じないため（訳注：これらのため腹圧がかけにくくなり）便通が悪くなることも問題となる。このようなときには食物繊維を加える。嚥下反射の引き金は濃い味や温度で誘発されやすい。冷たい飲み物はしばしば飲み込みやすい。

摂取の速さ

筋肉が弱っているので，食事の際きちんと飲み込んで（次の咀嚼・嚥下のために）回復を待つという一連の運動を行うには時間がかかる。また患者が飲める食塊のサイズにはおのずと限界がある。したがって介助者にとって，食事介助することは長時間かかる退屈なことであり，時には恐怖

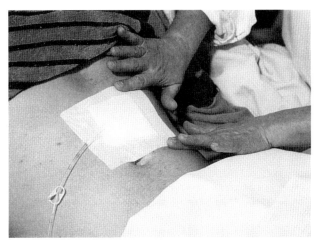

図 4.2.1　経皮内視鏡的胃ろう造設術(PEG)。(Fresenius AG, Bad Homburg の厚意による)

心を覚えることでもある。言語療法士が，家族や介護職の人など介護者に，嚥下障害者への食事介助のやり方を指導する時間を持てるとよい。食事中ずっと食物は温かくきれいに盛られ，ちょうどよい濃さであることも大事である。

訓　練

ALS 患者に訓練が嚥下を助けるということを検討した研究はない。訓練で嚥下機能が改善したということも示されていない。訓練は弱っている筋肉を単に消耗させるだけかもしれない。病期の進行が非常に緩やかなごく一部の患者においてのみ，訓練が機能維持に一定の効果をあげるといえよう。

進行期の栄養補給法

嚥下障害がいっそうひどくなると他の栄養補給の方法を考慮することになる。この決定に際しては患者と家族とよく話し合って，個々の患者にあった評価と管理・プランが必要である。

経鼻胃管栄養

小さい穴の経鼻胃管が栄養補給に用いられるが，使用期間は短期にとどめるべきである。管の位置がずれるという問題がある。患者と家族にとって管はいかにも目立つし不快なものである。経鼻胃管栄養はまた潰瘍形成と誤嚥性肺炎のリスクを高める(Norton et al. 1996)。胃管の存在自体が口腔咽頭内の分泌液の量を増やすとされる(Scott and Austin 1994)。

胃ろうと空腸ろう

小さい穴の経皮内視鏡的胃ろう造設術(PEG: percutaneous endoscopic gastrostomy)は，ALS 患者の病期のかなり早い時期から適応となる。なぜならこの時期ならまだ挿入に伴う危険性が低くてすむし，また単なる栄養の補足でよいからである。手技に軽い鎮静薬使用が必要なため，呼吸不全が進行してから手術を行うことはかなり危険である(Mathus-Vliegen et al. 1994)。大事なことは，ハイリスクな患者を不必要な危険にさらさないこと，また患者およびその家族が手術を本当に希望してその意義を充分理解しているかを確かめることである。PEG を考慮するかどうかは，患者および家族と慎重に話し合った上で決めねばならない。このような話合いを始める時期は，嚥下障害が始まった直後に，手技による危険性をできるだけ抑えるため肺活量が予測値の 50％以上に保たれている状態で，すべきであるといわれている(Miller et al. 1999)。

この手技は病初期の患者に行われれば危険がな

いというわけではない。この手術の死亡率は100例中1例以下といわれており，ことに肺炎のある症例では問題となる。本手技の臨床的禁忌は，凝固異常，門脈圧亢進症ないし腹水，閉塞による胃内容物の排出障害，胃の手術の既往，心肺系の重篤な障害である。

重篤な合併症として腹膜炎と蜂窩織炎が知られているが，一般に合併症は軽微で，局所の皮膚感染，逆流，チューブのつまりや破損による機械的な問題などである。PEGの手技については広く公開されている（Rombeau 1989；Park *et al.* 1987）。

空腸ろうは神経疾患による嚥下障害の患者に応用されうまくいっている。この手技のよい点は食物がダイレクトに空腸に届くことであり，このため食物が喉頭に逆流して引き起こされる問題が回避できる。残念ながら針-カテーテル空腸ろう増設術（Page *et al.* 1979；Rombeau 1989）は穿刺のために小さな開腹術が必要で全身麻酔をかけねばならない。別の方法としては，逆流による問題がある場合には，経皮的胃ろう造設術の手技を用いて内視鏡下に空腸チューブを胃ろうから空腸まで通すこともできる。

放射線学的挿入胃ろう造設術（RIG：radiologically inserted gastrostomy）という新しい技術が開発された（Woolman *et al.* 1995）。RIGの挿入には鎮静剤を必要としないので，呼吸予備能からみてPEGがかなり難しい症例や手術のリスクの高い症例で考慮すべき手技である（訳注：日本では行われない）。

PEGを使用することで，栄養状態と生存延長とのいずれにも改善が認められる。ALS 35症例を用いた研究では，BMI（body mass index）がPEG使用群では改善したがコントロール群では低下し，さらに6ヵ月後の死亡率もPEG群で低かった（Mazzini *et al.* 1995）。他の研究ではQOLの一定程度の向上が得られ（Gazis *et al.* 1996），同時にほとんどの患者で体重の維持もしくは増加がみられた。さらに経鼻胃管栄養よりPEGの方が受け入れられやすくまた副作用も少ないというエビデンスが集積されてきている（Park *et al.* 1987；Scott and Austin 1994）。

PEGのような進歩した栄養補給法の採用に関して倫理的側面からの問題提起もなされている。つまりQOLが次第に低下していき，患者がそれ以上の治療継続を望まないというとき，延命に伴うリスクをどう考えるかということである（Lennard-Jones 1999）。患者と家族は胃ろうチューブを入れるかどうかの決定に際しては慎重にかかわらなければならないし，また手技にかかわるすべてのことのみならず，手術をしない場合のリスクについて，生命の質と長さについても触れながら，充分説明がなされることが極めて重要である。加えて，患者と家族はチューブを介しての栄養補給にかかわる手技をきちんとできること，またそれを支える施設やサポート体制が地域にあることを確認することが重要である（Lennard-Jones 1999）。

口咽頭分泌物の管理

患者は口咽頭分泌物に関する問題を経験する。唾液自体の産生量は変わっていないのだが，嚥下が落ちてくると流涎が起こってくる。患者は口を空けたりしゃべったりしようとする前に一度飲み込むよう心がけてみる。また口の中に唾液を溜め込まないように頻回に飲み込みを行うよう気をつけておく。

患者は乾燥感を訴えることもある。特に起床時に多いが，疲労してくる日中の遅い時間帯や食後には涎が出てくる。どちらが問題かによって対処法も違ってくる。分泌物がどろっとしていて粘っこい場合，ブドウなどの果物のジュースを少し口に含むとよい。乾燥感には水を少しずつ飲むとよいが，疾患の後期には人工唾液が必要となる（6章3節の言語療法参照）。

薬理学的介入

流涎の多いALS患者の唾液量を減らす目的においては，スコポラミンの経皮投与が24〜72時間有効であるし（Talmi *et al.* 1989），またスコポラミンの舌下投与やアトロピンなどの抗コリン剤も用いられる。トリヘキシフェニジル（アーテン）やクロニジン（カタプレス）がクロザピン（グロザリル）惹起性の唾液分泌亢進に有効なの（Spivak *et* al. 1997；Grabowski 1992）で，これらも ALS 患者には有用かもしれない。

ボツリヌス毒素の耳下腺への注入が，新しい流涎の治療法として提唱されたことがあった（Bushara 1997）が，真の臨床効果を確かめるためにはもう少し検討が必要である。

唾液あるいは鼻や肺由来の粘液が分泌物を濃くするために嚥下がしにくいような場合は，N-アセチルシステインが有効である（Kelly 1998）。ただし，ほとんどの ALS 患者では咳嗽力が弱いのであまり効果がない。βアドレナリン受容器作用は分泌物を蛋白質と粘液に富む濃厚なものにするので，最近 ALS16 名にβ遮断薬を投与した研究がなされた。それによると 75％の患者が濃厚な分泌液から早急かつ確実に解放されたとのことである（Newall et al. 1996）。しかしながら，β遮断薬が濃厚な分泌液に苦しむ ALS 患者すべてに有効か否かに関してはさらに検討が必要である（6章3節参照）。

胃食道逆流疾患はしばしば起こり，嚥下や呼吸の問題を引き起こしたりあるいはいっそう悪化させたりする（Cote and Miller 1995）。したがって逆流疾患をもつ ALS 患者にはオメプラゾールのようなプロトンポンプ阻害薬を処方すべきである。

外科療法

250 例の ALS 患者のうち誤嚥を多く伴う 10 例に外科手術を行った経験から Janzen ら（1988）は，コントロールが良好であり，かつ局所麻酔で済むことから，流涎に対しては（顎下腺の摘出術より）鼓室神経切除術もしくは鼓索神経切除術の方を推奨している。

嚥下障害を有する ALS 患者に対する緩和的外科手術は，外科的侵襲が神経細胞死と ALS の進行をいっそう加速させる可能性がある（Sostarko et al. 1998）ため，その適応を的確にしぼり慎重に行われなければならない。さらに全身麻酔による周術期の死亡率が高いことも報告されている（Short and Hillel 1989）。嚥下障害を有す ALS 患者では咽頭食道不全の合併頻度が高いので，彼らにとって，いろいろな手術のなかでも上部食道括約筋の切開術が特に重要となる。しかし，輪状咽頭筋切断術の効果については一定の結論が出ていない（St Guily et al. 1994；MacDougall et al. 1995）（訳注：その他の外科的治療法として「喉頭摘出術」があるが，その適応にも検討が必要である）。

上部食道括約筋へのボツリヌス毒素の注射も選択肢となる（Schneider et al. 1994）が，輪状咽頭筋切断術と同様の前提条件がある。ボツリヌス毒素の局所注入で全身性の脱力をきたした症例報告（Mezaki et al. 1996）があり，この方法はひろく勧められるものではない。

結　論

食べることや飲むことに注意を払うことは，すべての患者に適切なケアを行うために必要な点である。正常であった機能が低下し始めてくる時期，言語療法士と栄養士の援助によって患者は軽度から中等度の障害があってもうまくやっていけるはずである。食物を半固形状にして食欲をそそるような形で提供したりするというような，ちょっとしたテクニックで嚥下は助けられるものである。嚥下障害がもっと進行してくれば，胃ろうや空腸ろうまた経鼻胃管のようなより高度な方法を考える。このようなとき，患者からしっかりとした同意を得て，家族や介護者の協力を得ることが常に必要である。栄養は一つの分野でしかなく，嚥下障害で困っている患者には多専門職種によるチームアプローチによって総合的な対処がなされるべきである。

4.3　その他の症状のコントロール

Gian Domenico Borasio and David Oliver

ALS の症状は，神経変性の過程から直接的に誘導されるものと，二次的に生ずるものとに大別される（表 4.3.1）。構音障害，嚥下障害，呼吸困難の治療は別の節で詳細に述べてある。本節では，ALS のその他の症状に対する（主に）薬物療法に

表4.3.1　ALSによる症状	
直接的	二次的
脱力と萎縮	心理的障害
筋線維束性攣縮と筋痙攣	睡眠障害
痙性	便秘
構音障害	流涎
嚥下障害	粘稠性の分泌物
呼吸困難	慢性の低換気の症状
病的笑い/泣き	疼痛

Borasio and Voltz(1997)を修正

表4.3.2　筋線維束性攣縮と痙攣に対する薬剤		
硫酸キニーネ	1回200 mg	1日2回
カルバマゼピン	1回200 mg	1日2回
フェニトイン	1回100 mg	1日1〜3回
マグネシウム	1回5 mmol	1日1〜3回
ビタミンE	1回400IE	1日2回
ベラパミル	1回120 mg	1日1回

すべての薬剤表には成人の1日の投与量の通常範囲が表示されている。もっと多い量を必要とする患者もいるかもしれない。
Borasio and Voltz(1997)を修正

表4.3.3　痙性に対する薬剤	
バクロフェン	10〜80 mg
チザニジン	6〜24 mg
メマンチン	10〜60 mg
テトラゼパム*	100〜200 mg

*訳注：日本では未認可
Borasio and Voltz(1997)を修正

焦点を当てる。あいにく，これら薬物療法はわずかしかEBMで示されていないので，ALSの症状に対する最適の薬物療法を確立するためには，さらなる研究が必要とされる。

筋力低下と筋萎縮

　これらの症状はALSに特徴的なものである。良いタイミングで話し合い適切な補助具(杖から短下肢装具，車椅子に至るまで)を提供することで，最も効果的に患者を援助する方法については他の章で概観している。理学療法は拘縮を予防し可動性を維持するために非常に大切であり，やはり別章で言及されている。

　薬理学的な介入方法はほとんどない。コリンエステラーゼ阻害剤は，特に病初期において，筋力を短期間に改善するかもしれない。このことは球麻痺患者に，より顕著であるように思われる。しかしながら，全例にみられるわけではなく，通常は数日から数週間持続するにとどまる。アセチルコリンエステラーゼ阻害剤はALSの経過を変えはしない。ピリドスチグミン(メスチノン)の短期使用(1日3回，毎40 mgまで)は飛行機旅行や休日のような特別な状況に対してのみ勧められ得るのである。ALSに対するピリドスチグミンの長期治療の理論的根拠はない。患者は無用な副作用を防ぐためにこの薬の服用を中止しなければならないかもしれない。

　クレンブテロール(スピロペント)はALS患者の筋力を増強する可能性をもつ方法として支持されてきた。これは同化作用をもつステロイド(と誤解されている)，畜産業において食肉動物の肉量を増やすために，そして一部のプロスポーツマンによってドーピング行為として，使用される(Prather et al. 1995)。筋肉細胞ではなく運動神経を含む変性の過程としての病態生理学的視点から考えると，ALSにおいては筋肉増強薬の使用は意味をもたない。障害された運動神経に人工的に増やされた筋肉を増量することは一時的に力を増やすかもしれないが，長期的には神経変性を加速させることにもなりかねない。

　クレアチンモノハイドレートは，プロスポーツマンによっても使用されるが，トランスジェニックSOD1マウスモデルでは興味深い神経保護特性を示した(Klivenyi et al. 1999)。クレアチンは筋肉疾患において筋力を増強することも示した(M. Walter，私信)。今までのところALS患者において筋肉の強度あるいは残存に対するクレアチンの効果についてのデータはない。

筋線維束性攣縮，筋痙攣，痙性

　線維束性攣縮(目には見えるが関節は動かさない，小単位の筋線維の無痛性痙攣)は，しばしばALSの初発症状である。筋肉内の運動神経軸索の変性を通して生じ，痛みを伴う筋痙攣を引き起こす。脱力が生じる数週間から数ヵ月前に患者がそ

の存在に気付くことは稀ではない。ALSによる痙攣は腹部や傍脊椎などのような通常痙攣が認められにくい部位に現れるかもしれないし，苦痛の原因であるかもしれない。薬剤選択は硫酸キニーネ，次いでカルバマゼピンである（表4.3.2）。

　四肢の痙性は，上位運動ニューロンの変性によるものであり，臨床的には重症である。たいていは，適切な薬剤によって効果的に軽減するであろう（表4.3.3）。痙縮治療薬の使用に際しては，中程度の痙性は弛緩性の完全麻痺よりも運動機能がよいのが通常なため，患者の主観的な臨床効果に合わせた投与量にしなければならない。バクロフェンはALSに対する特異的な研究成果はないにもかかわらず最も広く使用されている。

　受動的運動による理学療法は，家族や他の介護者によって1日に数回規則的に続けられるであろうが，非常に助けとなり，快適になるように注意深く患者の肢位を確実に決めることはきわめて重要である。痙性による痛み，あるいは治療への反応は，理学療法士によってアセスメントされ得る事柄であろう（O'Gorman and Oliver 1998）。

　重症な例では，埋込ポンプを用いてのクモ膜下腔へのバクロフェン髄注が不可欠かもしれない（Marquardt and Lorenz 1999）。むしろALSにはまれではあるが，難治例のためにボツリヌス毒素の筋肉注射も選択肢であり得る。ボツリヌス毒素の筋肉注射は多発性硬化症に効果的であることは示されてきた（Snow et al. 1990）。ダントロレンは，筋肉に直接作用するが，脱力が増強するため，一般的には第一選択として使用されるべきではない。しかしながら，末期の極度の痙性は，ダントロレンの静脈内大量投与によってのみ軽減されるであろうことが報告されている（Raischl et al. 1998）。

表4.3.4　病的笑い/泣きに対する薬剤

アミトリプチリン	10～150 mg
フルボキサミン	100～200 mg
炭酸リチウム	400～800 mg
レボドパ	500～600 mg

Borasio and Voltz(1997)を修正

る。その病態生理は十分に解明されていない（Gallagher 1989）。この症状はALSに特有ではなく，多発性硬化症のような他の中枢神経系疾患でも生ずる（Schiffer et al. 1985）。

　病的な笑い/泣きは患者の半数程度までに認められる（Caroscio et al. 1985；Gallagher 1989）。気分障害ではなく，むしろ感情的表現の調節がうまくできないために，その影響として異常な表出となるものであり（Schiffer et al. 1983；Poeck 1996），前頭葉の変化が関与している可能性がある。社会的場面においては，この症状により患者は困ってしまうこともあり得る。

　病的笑い/泣きは患者自ら申し出ることはめったにないので，医師は，それについて確認し，それは病気の一部であり薬剤によく反応する，ということを伝えるべきである（表4.3.4）。この症状は患者に何かしらの精神障害があることを意味するものではない，ということを患者と家族にはっきりと分からせるべきである。第一選択薬はアミトリプチリン（Schiffer et al. 1985）であるが，フルボキサミン（Iannaccone and Ferini-Strambi 1996），レボドパ（Udaka et al. 1984；Sieb et al. 1987）とリチウム（Norris et al. 1985）も有効であると報告されてきた。これらの薬剤はいずれも副作用も生じ得るので治療の可能性と起こり得る副作用とのバランスを心得ておくように，患者に丁寧に説明をしておくことがきわめて重要である。

病的笑い/泣き（偽性球麻痺の影響）

　うつ状態と鑑別しなければならないが，典型的な症状としては，笑いあるいは涙を抑制できない結果であり（前者よりも後者のほうがよりしばしば認められるが），偽性球麻痺の影響ともいわれ

ALSによる二次的症状

流　涎

　流涎はALSにはよくある症状である。その症状は顔面筋の筋力低下と嚥下能低下の合併による。流涎はしばしば社会的活動からの引きこもり

表 4.3.5　流涎に対する薬剤	
グリコピロレート	0.1〜0.2 mg　皮下/筋注　1 日 3 回
アミトリプチリン	10〜150 mg
経皮的スコポラミンパッチ	1〜2 パッチ
アトロピン/ベンズトロピン	0.25〜0.75 mg/1〜2 mg
トリヘキシフェニジル	6〜10 mg
クロニジン	0.15〜0.3 mg

Borasio and Voltz(1997)を修正

を生じさせる。流涎と結び付けて考えられる心理的問題を認め，話し合うことは重要である。したがって，臨床的には軽い症状であっても，適切な治療を施すことは健康でいるためには非常に重要なのである。

　唾液の分泌量を減少する薬剤(表 4.3.5)は有益であるが，抗コリン作用薬による副作用と禁忌については常に気をつけておかねばならない(Camp-Bruno *et al.* 1989；Reddihough *et al.* 1990)。最も広く使用される薬剤はグリコピロレート(Blasco and Stansbury 1996；Stern 1997)とアミトリプチリンであるが，後者には対照治験での成績がない。経皮的スコポラミンパッチは経口摂取をしないで済むという利点がある。このことは球麻痺患者にとっては非常に有益であろう(Brodtkorb *et al.* 1988；Lewis *et al.* 1994)。β-ブロッカーは重症例での選択肢とされている(Newall *et al.* 1996)。唾液腺の放射線治療と経鼓室神経切除は部分的に成功した，と事例報告がなされている(Goode and Smith 1970；Janzen *et al.* 1998；Robinson *et al.* 1989)。しかし，対照試験ではまだ評価されていない。最近，耳下腺にボツリヌストキシン A を注入するという小規模な非対照治験で良い成果が報告された(Reichel 1999)。しかし ALS の 1 例で，ボツリヌストキシンの局所注入後に身体全体に広がる脱力が認められたとの報告があった(Mezaki *et al.* 1996)。さらなる研究によってこの新しい選択肢の安全性と有効性を評価することが必要である。

粘液性分泌物

　これは ALS で一番苦しめられている症状の一つである。治療選択の余地はあまりにも不十分である。粘膜細胞の線毛の運搬能に損傷を与える慢性上気道感染に加えて，水分摂取の減少と咳嗽力の減少が重なった結果，後期 ALS 患者は上気道の粘液性分泌物に非常に苦しめられるのである。比較対照試験にこそならないが，ALS 患者の粘液性分泌物を治療する様々な試みが行われてきた。N-アセチルシステインは少数の症例のみにしか有効ではない。なぜならば，多量に水分摂取する必要があり，そのことによって分泌物を薄めることになるが，咳嗽が十分にできなければ，必ずしも問題の解決にならいような多量の分泌物量を生じた結果にしかならないからである。吸引が必要となるかもしれないが，通常気管切開をしない限り十分に効果的ではない。用手咳嗽のテクニックと機械的排痰装置(カフアシスト®)のどちらも，気道から過剰な粘液を取り除くのに役立つ(Bach 1993；Bach *et al.* 1993)。振動マッサージによる肺理学療法は，特に病初期には有効であろう。特別な吸引装置(Hoyer Solvet Zwo, Fa. Hoyer, Parkallee 44, D-28209 Bremen, Germany；www.heimtherapie.de)を使用している 20 名中 15 名が症状が軽減したという少数例での報告がある。その装置は肺内の"肺内振盪"(別名"間欠的陽圧振動")と称されるものを生じる高周波の空気振動を与え分泌物分解を促すものである(Borasio　未発表の情報)。

　比較対照試験のデータのない他の治療としては，濃いグレープジュース，パパイヤ酵素，シュガーフリーの柑橘系キャンディー，グレープ種オイル，β-ブロッカー，が挙げられる(Foulsum 1999)(6 章 3 節　言語療法を参照)。アルコールとカフェインを減量し，乳製品の代用品を用い，水分摂取を増加させ，湿度を高め，蒸気を吸入することは，いくらか有益であるかもしれない。ALS の粘液性分泌物に対する満足のいく治療法はまだ確立しておらず，さらなる研究がこの領域では必

要である。

心理的な問題

すべてではないにしてもほとんどのALS患者は，診断を受けた後に反応性抑うつの時期を経験する。カウンセリングが最も重要である（心理社会的ケアの詳細については5章を参照）。特に精神状態は生存期間と強く関連するため，臨床的に顕著な抑うつについては全病期にわたって気をつけて調べられ治療されるべきである（McDonald et al. 1994）。アミトリプチリンは非常に有効であり，1日25 mgから開始し許容量の1日100～150 mgまで徐々に増量する。口渇や便秘のような副作用が問題ならば，セロトニン再取込阻害薬を使用してもよい。

自殺念慮はALSのあらゆる病期でよくあることであるが，特に初期に，診断が伝えられた直後によく認められる。絶望感と家族の負担になることへのおそれが主たる動機である。しかしながら，実際に自殺をすることは稀である。最近の米国の調査（Ganzini et al. 1998）では，ALS患者の100名のうち57名が「法律で認められるならば致死薬の処方を求めるであろう」と述べたが，実際には1人の患者のみが「近いうちにそれを使用するであろう」と述べたに過ぎない，ということが明らかになった。それゆえに，この問題は急性の自殺志願というよりも抑制の効いたものの一つであるように思われる。我々の経験では，ALS患者の自殺の割合は1%以下である（Neudert and Borasio，未発表データ）。

睡眠障害

これらは通常，他の原因によって二次的に生じるものであり，最も一般的な原因としては以下のものが挙げられる。

・酸素飽和不足と呼吸困難による呼吸不全
・精神的な動揺，不安，抑うつ，悪夢
・筋力低下による睡眠中の体位変換不能
・線維束性攣縮と筋痙攣
・唾液誤嚥を伴う嚥下障害

表4.3.6 鎮静薬

鎮静薬	投与量
抱水クロラール	250～1000 mg
ジフェンヒドラミン	50～100 mg
ゾピクロン*	7.5～15 mg
フルラゼパム*	15～30 mg
ジアゼパム*	5～10 mg

*呼吸低下に注意
Borasio and Voltz（1997）を修正

・不安かつ/または抑うつ

睡眠障害の原因については，注意深く調べそれに応じて治療すべきである。綿密な検索によって治療可能な原因を取り除いた後にのみ，眠るために薬を投与すべきである（表4.3.6）。夜中によく目が覚めることは夜間の低換気の初期症状である，ということに注意すべきである。しかしながら，夜間の酸素飽和不足があってもほとんどの症例では覚醒時には呼吸困難を自覚しないために，時期に呼吸問題の自覚を持つ患者はほとんどいない。このような症例では夜間の経皮的酸素飽和度は当然評価すべきことである（4章1節 呼吸困難を参照）。

便 秘

腸に分布する自律神経はこの病気によって侵されることはないが，運動不足と可動性制限はALS患者の便秘を悪化をさせる。最初の段階は繊維を大量に含む食物による食事療法である。ALS患者のための調理本はいくつかの民間組織から入手できる。嚥下障害により引き起こされた脱水は便秘をさらに悪くするため，適切に水分摂取するようにケアがなされるべきである。次に，腸の動きを減少させるような筋弛緩薬，鎮静薬と抗コリン作用薬の見直しである。特に終末期では，便秘はQOLに影響する重要な因子となることを心に留めておくべきである。ベッドでの生活を強いられているALS患者と麻薬服用中の患者すべてでは，便秘予防の目的で緩下剤の使用を開始すべきである。腸の痛みが生ずるならば，イレウスあるいはサブイレウスを疑い適切な検査をすべきである。

疼 痛

　感覚神経が障害され症状を呈するという根拠はないが，ALSにおいても疼痛が生じる。ホスピスに入っているALS患者の約50～57％は激しい痛みを経験していた（O'Brien et al. 1992）。神経内科診療においてはALS患者の64％には疼痛があることが明らかにされた（Newrick and Langton Hewer 1985）。ALS患者死亡例の調査で，自宅で亡くなる患者の76％に，またホスピスで亡くなる患者の70％に，疼痛があることが明らかになった（Oliver 1996）。しかしながら，疼痛に対しては専門家が必要であると認識されているとは限らない。神経内科外来に通院しているALS患者についての調査研究では，疼痛は平均18ヵ月続き，またホスピスでは57％のALS患者が疼痛を訴えているが，ホスピスで強い鎮痛薬を使用しているのは12％のALS患者のみであるということが明らかにされた。

　疼痛の原因を究明するために入念な多専門職種アセスメントが必要である。注意深く検査し患者と介護者，家族と専門家との話し合いをすることは不可欠である。疼痛は以下のことによるであろう。

・神経変性の結果としての筋痙攣かつ/または痙性（Borasio and Voltz 1997）
・筋萎縮により筋肉を保護する鞘が減少することによって骨と関節に負荷がかかるその結果としての筋や骨格の痛み（Borasio and Voltz 1997）
・不動による皮膚圧迫の痛み。患者は痛みがどれほどひどくなっているかに気がつかずに，"不快感"としてのみ話すかもしれない（Oliver 1994）
・他の理由（ALSに関係しない合併症）

　疼痛の治療は原因による。痙攣と痙性については上述した。注意深く肢位を定め定期的にゆるやかに運動することが筋や骨格の疼痛緩和には有用であり，弛緩した腕を支えることを，特に車や車椅子の中では，考慮すべきである（O'Gorman and Oliver 1998）。たとえば，1日200 mgのケトプロフェンのような，非ステロイド性抗炎症薬は有益

表4.3.7　WHO鎮痛薬ラダー

ステップ1：非オピオイド鎮痛薬単剤［例：アセトアミノフェン］±補助薬
ステップ2：弱いオピオイド［例：コデインをベースにした鎮痛薬］±補助薬
ステップ3：強いオピオイド［例：モルヒネ］±補助薬

である。単一関節に炎症性の疼痛があるならば，局所麻酔薬かつ/またはステロイドの関節内注入が役立つ可能性がある（Oliver 1994）。

　患者の移動能力が低下するにつれて，不快感と疼痛の発生率は増加する。感覚神経には影響はないので，運動量の減少が皮膚の圧迫を増強し痛みとして知覚されるようになる。このタイプの疼痛に対する治療としては，WHOの3段階鎮痛薬ラダー方式（WHO 1990；表4.3.7）に従い，定期的に鎮痛薬を投与する必要がある。"ラダー"の目的は，疼痛のコントロールがつくまで，段階を追いながら進めていくことを許すことである。

　患者の反応に合わせながら一定間隔で投与すれば，鎮痛薬単独あるいは弱いオピオイドでも患者にとっては当面は有効であるかもしれない。しかしながら，多くの患者は疼痛と不快感をコントロールするためにオピオイドの鎮痛薬を欲しがるかもしれない。多くの患者とその家族のみならず，一部の医師や看護職も，オピオイドの使用を恐れる。しかしオピオイドの効果は劇的であり，その使用によってQOLを大きく改善する。がん患者のケアの経験から，一定間隔で経口投与されるならば，個々の患者の疼痛に合わせながら鎮痛薬を正しく注意深く使用することで，しっかりと覚醒したままで副作用なしに疼痛をかなりコントロールできる，ということが示されてきた（Twycross 1994）。

　モルヒネは最も広く使用されているオピオイドであり，経口モルヒネを4時間毎に，徐放剤を12時間毎，あるいは24時間毎にカプセルで服用させる。モルヒネは効果的に安全に使用され得る。ホスピスでの研究では，モルヒネの最高使用量の中央値は60 mg/24時間であり，平均持続使用期間は95日であることが明らかにされた（Oliver 1998）。ヒドロモルフォン錠あるいはフェンタニル経皮パッチなどの他の強い鎮痛薬も考慮される

かもしれないが，これらは嚥下困難のある時には特に有効であろう（訳注：8章参照）。

薬剤と同様に，投与方法を考慮することも重要である。嚥下が困難になったならば胃ろう経由で薬剤が投与されるために液剤が必要になろう。末期では持続注入器を使用しての皮下注射が役立つかもしれない。この方法によって筋硬直あるいは易興奮性に対するミダゾラム，分泌物に対するスコポラミンなどの抗コリン作用薬のような他の薬剤の投与も可能になる。

疼痛は患者，家族，介護者の生活を左右するようになる。疼痛のアセスメントと治療は，患者のQOLと家族や友人との楽しみに多大なる影響を与えるであろう。

比較的稀な症状

下部食道括約筋をも侵す横隔膜の筋力低下のために**胃食道逆流性疾患**（gastroesophageal reflux disease：GERD）がALSで認められることがある。胃ろうを開始しようとする患者には，過剰な食事投与のためのGERDあるいは誤嚥を引き起こさないために，特に気を配る必要がある。治療には，蠕動誘発薬（例：メトクロプラミド）と制酸薬がある。

手足の就下性浮腫は，筋肉ポンプ運動の減少のために筋力低下した手足で認められる。手足の挙上，理学療法，弾性ストッキングが役立つ。利尿剤も効果があるかもしれないが，頻尿による問題が生じる可能性もある。挙上を延長しても痛みが増強するか浮腫が持続するようならば，深部静脈血栓を鑑別しなければならい。

尿路感染がないにもかかわらず**尿意切迫と頻尿**がある場合は，膀胱の痙攣による可能性があり，オキシブチニン（5 mg，1日3回）（訳注：日本では2 mgまたは3 mgを1日3回）によく反応する。

あごの震えと食いしばりは，寒さ，不安あるいは痛みなどの有害刺激に対しての反応として，偽性球麻痺患者に発現するかもしれないが，ベンゾジアゼピン（例：ロラゼパムあるいはクロナゼパム）によって軽減するであろう（Gelinas and Miller 2000）。

喉頭痙攣（声帯の突然の反射性閉鎖）は，息を詰まらせるような感覚のためにパニックを起こす。いくつかのタイプの刺激（例：感情，強烈な匂い，冷気，液体の誤嚥，胃食道逆流）は，この症状を引き起こすが，通常数秒内に自然消失する。鼻から呼吸をする間に繰り返して飲み込みをすることは，症状軽減を早める。

鼻咽頭筋の筋力低下を伴う球麻痺患者の**鼻づまり**は，鼻テープで鼻梁を持ち上げることと局部の鼻づまりを軽減する薬剤を用いることによって解消されるであろう。

結　論

ALSの対症療法は国によって，あるいは同一国内でさえも大きく異なっている。標準的な治療法を確立する最初の試みが進んでいるが（Miller et al. 1999），その治療法の大部分は情況証拠に基づいている。ALSの症状に対する適切な緩和法を確立するために，根拠に基づく基礎構築に向けてよくデザインされた前向き研究が必要である。

第5章

心理社会的ケア

Donal Gallagher and Barbara Monroe

"クリスマスの日,私は最後の運転をした。私の左指は,キーをまわすこともできないほど弱っていた。私は自分で食べられたけれども,クリスマスのご馳走は Ros に切ってもらわなければならなかった。Eleanor と私は3つのクラッカー[1]を一緒に引いた。彼女は私に,青い紙の王冠をかぶり,クラッカーの中に入っている古くさいジョークをすべて読み上げることをねだった"

次の年のクリスマス：

"私は,家族と一緒にテーブルに着くために,台所まで車椅子を押してくれるように頼んだ。Ros が食べさせてくれ,Eleanor が私のクラッカーを引いた"

Stephen Pegg 自身の言葉(Mann 1991)は,筋萎縮性側索硬化症(ALS)が患者の日々の人生にどのような影響を及ぼし,容赦のない進行でどのくらい大きく及ぼすか,胸を刺すような例を挙げている。さらに,ALS は患者の家族・友人内での役割や関係にも影響を及ぼす。すべての経験は,身体的なものだけではない。"全人的苦痛(total pain)"という概念(Saunders 1993)は,身体的,感情的,社会的,そしてスピリチュアルな要素を含み,症状と心理的苦痛の関連を認めるものである。患者の病気の経験は,人生のあらゆる側面の相互作用によって産み出された結果である。今週の買い物をする十分なお金があるかどうかという心配や,子供たちがどのように影響を受けるかという心配は,"全人的苦痛"と病気の意味付けに関係する(Barkwell 1991)。心理社会的ケアとは良い緩和ケアにおける中核的要素であり,すべての医療福祉従事者とボランティアの活動を裏打ちするものである。その心には,ケアの統一体として患者,家族,友人とともに働くという原理がある。

心理社会的ケアは,患者とその家族や介護者の,心理的,感情的に良い状態(well-being)に注意を注ぐ。自尊心,病気やその結果に対する適応性の洞察,コミュニケーション,社会的機能と関係を含ませながら(National Council 1997)。

個人の,またはその家族の情緒的,社会的,そしてスピリチュアルな要素に対する研究は,一人の専門家に割り当てることはできないし,すべきでもない(Monroe 1998)。患者は心理社会的問題について,誰と話しをするかを選ぶ。窒息死という関心事について話す相手が言語療法士かもしれない。とはいっても,心理社会的ケアの専門性は実在し,主にソーシャルワーカーやカウンセラー,心理学者によって提供される。それぞれが独自の専門領域と,仕事の手段を持ち寄る。たとえば,カウンセリング(個人,カップル),家族療法,グループワーク,子どもたちへの介入や死別ケアなど。このような専門家は,緩和ケアを提供するあらゆるチームの基本的要素である。チームが存在しない場合,心理社会的ケアの専門家の利用が重要である。がんに関する心理社会的介入の利点を支持する証拠は実在する(Spiegel et al.

---

[1] 訳注：英国のクリスマスクラッカーは,二方向から同時に引っ張ると火薬がはじけ,紙の王冠,格言やジョークの書かれた紙が出てくる。

1989；Fallowfield 1995；Fawzy et al. 1998）。McDonald ら（1994）の研究は，ALS 患者の心理的健康と生存時間の関連性を明らかにした。患者の心理社会的ニーズを受けて，家族と介護者の quality of life（生活の質）は影響され，また quantity of life（生命の長さ）も影響されるに違いない。

　心理社会的ケアの実施は確実な知識，技術，価値に基づいている。これらは，患者と家族の状況の初期評価に役立ち，それまでの経験や変化に対する適応力が考慮される。Oliviere ら（1998, p.7）は，健康管理専門家とボランティアのケアに必須な，さまざまな技術を紹介している。ワーカーは，患者と，彼らに関係する人々の個性を尊重するべきである。個性の尊重は，彼らをケアの中心におき，現実的な選択肢を提供し，決定を急がせないことによってなされる。Sheldon（1997）は心理社会的緩和ケアにおける4つの"鍵概念（key concepts）"――愛着，喪失，意味，そして公平――について論じている。これらを理解することは，緩和ケアにおいてのあらゆる面で重要である。これらは，本章がとりあげる問題ほとんどと強く結びついている。ALS に影響されている人々が直面しているいくつかのジレンマや問題は，がんやパーキンソン病のような慢性疾患の人々にあてはまる。ALS の心理社会的ケアに関しては，いくつかの領域において違うポイントがある。本来，個人やその家族が病気を経験する程度は非常にさまざまである。ここで彼らが示しているのは，ALSに関連する専門家やボランティアに対する意識を高め，その結果として心理社会的ケアの質を向上させることである。

ALS と生きる

告知（Breaking bad news）

　医師やその他の医療福祉従事者が"悪い知らせ"を ALS の診断やそれに引き続いて行う面談で伝える困難さを過小評価すべきではない。医師はそのような状況で，治療者としての役割を見失い，知らせを受ける側と伝える側の感情によって，無力さを感じてしまうかもしれない。怒りや絶望なとといった反応に対する対応も重要である。このような不安や恐怖に直面すると，"話術の陰謀（conspiracy of speech）"にたとえられる間違った元気づけを与えてしまう傾向があり（Carey 1986），またはオープンクエスチョンではなく，クローズドクエスチョンをしてしまう。以下の配慮や技術は，患者，その他の支援者，医師の心的外傷体験を和らげるために役立つ。

・患者に他の誰かを同席させる機会を与える。場所がプライベートで静かなことを確認する。予約の予定に十分な時間をとる

・不正確な憶測を防ぐために，患者が自分の状態についてすでに何を知っているのかを聴きとる。患者がすべてを知りたがっていると思いこんではならない

・さらなる情報を知りたがっていることが確認できたら，一歩ずつ知らせる。こうしたやり方（Borasio et al. 1998）で，患者とその家族への告知に対して，"事前警告（warning shot）"を準備して進めることができる。明確な診断を伝えるのも有益である（Johnston et al. 1996）

・病気とその結果について明確で正直な情報を提供する。しかし一度に多すぎる情報を与えないように気をつける。情報を書き出し，または問題がないならば録音しておく（Hogbin and Fallowfield 1989；Tattersall et al. 1994）

・何が理解されたかを確認する

・自分のボディーランゲージを意識し，感受性をもって話し合う。情報がきちんと理解され，感情が表現されるように，話し合いの合間に一時的な休止や沈黙をもたせる

・関心事は何かを確認し，質問を注意深く行う。質問の裏にあるかもしれない意味を理解し，細やかに診察する

・診断に対する情緒的衝撃のさらなる把握は，直後，または数日後に患者の家で，ソーシャルワーカーなどの専門家によってなされてもよい（Ackerman and Oliver 1997）。この方法によって，告知後の問題とは，一度限りではないことがわかる

・話し合いの最後に，さらなる情報とサポートについてはっきりとした説明をするべきである。

何もできないという印象を与えないために，患者は自分の医療に関して次に何が行われるのかを知っておくべきである

　行動と感情に対する評価は，患者を中心に置くことや病早期の情緒的ケアの重要性を示す。感情について話すことは普通のことであり，またすべてのスタッフが患者とその家族のケアに対して責任を持っているということを明確に伝える。これはプロフェッショナル・トレーニングのコミュニケーション技術と密接に関係している（3章も参照）。

アセスメント

　心理社会的ケアの課題の一つは，患者とその周りの人々との経験は相互作用的であることを理解することである。同時に，その状況の中でひとりひとりの個人をみることである。各人がそれぞれ自分の過去，価値観，選択そして感情を持つ。ひとりひとりがどのように病気を理解し，影響されるかを，皮膚の色や性別などの外見によって，決めてかかってはならない。似たような状況下にある患者や家族を比較してはならない。Earllら（1993）は「専門家は自分で，患者自身の見方を予想できるとも，患者自身が専門家の医学的見通しを取り入れるとも思わない方が良い」としている。ALS患者の心理的プロフィールを作る上で，その不明瞭さゆえに，各々の状況をみていく必要や患者とその家族，社会の文化に敏感であることに注意する必要がある（Brown and Mueller 1970；Houpt et al. 1977；Peters et al. 1978；Montgomery and Erikson 1987；Armon et al. 1991）。

　アセスメントは，医師が患者やその他の人とパートナーシップを結ぶためのプロセスである。それは倫理的関心事など，繊細な問題にも触れる（Randall and Downie 1996）。アセスメントは質問の意味を明らかにし，同意を得て調査を進める中で，一定間隔で確かめていくことの必要性を示している。「もしあなたが話したくないことがあればそう教えて下さい」と言うことは，"コントロールのきかない身体をもつ人に，できるだけのコントロールをさせてあげる"ことになる（Oliviere et al. 1998）。この方法は調査される他の人にも応用できるし，情報を分かち合える人と内々に話し合うことも，協同関係をつくることに役立つ。そしてチームとして働く場合には特に重要なことである。

　アセスメントのかたちはさまざまである。どのようなかたちを取ろうとも初期調査は，1回の訪問では終わらず，サポートがあればすぐに解決するような，あるリスクを持つ患者や家族を見極めるのに役立つ。これには，以下の点を含める必要がある。

・各患者の理解
・家族的役割や関係における病気の影響
・家族の個人的過去
・家族のライフサイクルの問題。例：出産，子供の自立，結婚，退職
・以前の重大局面，どのように対処したか，さらなる同時に起こっている重大局面
・家族の中の弱い人の有無，たとえば学習障害を持つ人
・家族の肉体的，社会的資源

> 37歳のSallyと，彼女の夫，Peterは，彼女のALSの診断前の，激しい攻撃的な関係について述べた。Sallyは，Peterがいない所で，そして直接，肉体的関係について聞かれたときにのみ，実際の苦痛の程度を明らかにした。「あなたの病気はあなたのパートナーの近づき方を変えましたか？」「私の夫はただ強姦するだけ。私の要求ではなく，彼の要求に私の体を使うだけ」彼女は，自分の体が不自由になるにつれて，彼を恐ろしいと思うと言った。結局彼女は入院生活を選んだ。

　多数の研究（Hinton 1994，1996；McDonald 1994；Maguire et al. 1999）は，患者や家族が互いの意見や経験の代弁者になることを認めてはならないと主張している。

　どの問題が変化可能で，そのための計画がどのようなものであるかについて患者と同意しておくことは，患者との良い関係づくりに役立つ。しか

し，どのような計画もサポート可能な資源として，現実的に立脚していなければならず，状態や状況の変化に伴い再度評価する必要がある。

　言葉でのコミュニケーション能力を失ったALS患者のためには，彼らの考えや感情を表現するために，言葉の代わりとなる方法を考えなければならない。まず，患者が慣れていて，快適と感じるシステムや補助器具を使う（例：ライトライター Lightwriter，音声コミュニケーション機器）。訪問時間の長さによる疲労感や，エネルギーの消耗について話し合うことによって，アセスメントが要領を得たものである必要性がある。そうするとその後の訪問も決まってくる。このような状況では，患者が自分の状態を考えるのに有効なクローズドクエスチョンが役立つ：「私が知る他のALSの人々は，自分が家族にもっと頼ってしまうのではないかと心配しているのですが，あなたもこのようなことを考えることがありますか？」このような質問は，患者の気持ちを引き出すこともできるが，患者の身体的ニーズと限界がある場合は，よく考えなければならない。もし調査をする人が，この問題に対して配慮する感受性をみせられれば，患者はその時，パートナーのように感じるだろう。もし患者が質問に対してさらに答えようとしている場合は，Lightwriterに現れたわずかな文字から患者の言いたいことを予想するのではなく，患者に時間を与えるべきである。

　アセスメントは単に目的のための手段ではない。時間と接触に限りがあっても，アセスメントは「患者や家族と治療上の関係を築き，彼らを援助の過程に参加させることによって，安心感と快適感を提供し，興味や尊敬について交流し，心配事を表面に出すことを許す時間を作りあげること」としての介入となる（Oliviere et al. 1998）。

希　望

　希望（hope）を定義するさまざまな試みがなされた。本質的には"未来に対する良い期待"である（Herth 1990）。ALSの診断を告げられ，限られた余命の人々にとって，希望という概念はどれくらい妥当性があるのだろうか？　ALS患者に希望が生まれるかどうかは，どのように告知されたか，どのように予後や治療選択についての情報が与えられたかによって決まる。しかし，もし未来が診断前に描いていたものと劇的に違っていたとしたら，希望の見え方は変わるのだろう。多くのALS患者が症状から受けるショックは，一つの喪失に続いて次の喪失が生じる，という冷酷なALSの進行状況によって増幅される。そしてこのことが，簡単に彼らを無力感と絶望感で一杯にする。このような状況下でも希望を持ち続けることは可能である。しかし，がんで化学療法を受けている人とは違うかもしれない。希望というのは，完治目的であろうと，緩和目的であろうと，治療に結びついている。ALSの治療計画はいまだ揺籃期でしかなく，個々の患者は治験のような新しい治療にはすぐに同意するだろう。自分の未来に希望を持つ人も持たない人も，その後にALSと診断される人のために，良い未来を作りたいと思うからだ。

　Kim（1990）は「個人の希望レベルは，人間が生きるか死ぬかによって決まる」と示唆している。ALS患者にとって，希望とはどのようなものか，何が彼らの希望を維持させるのか，何が希望を見失わせるのかを見極めるのは，心理社会的ケアの実施において重要である。同様に重要なこととしては，病気の進行過程において，希望の本質が変わることである。Herth（1990）は，希望を促進する7つのポイントを挙げた：個人間の関係性，達成可能な目標，スピリチュアルな基盤，個人的特質，快活さ，精神を高揚させる思い出，そして価値の肯定である。緩和ケアの専門家やボランティアは，これらの領域において，患者の家族や友人に寄り添い役割を果たすことができる。患者を自分のケアの計画に参加させることは，できない事をリスト化するのではなく，患者の今ある能力を認め，患者の感情と観点を注意深く傾聴することに基づく，ケア計画に患者を含めることで，患者の価値観を強調できるだろう。そうすることで，病気の進行の中であっても患者はサポートされているという気持ちを持てるだろう。患者に自分の問題について話す機会を与えるだけで，彼らに希望を与えることができるのである（Beisecker et al. 1988）。患者と共に人生を振り返るのは（Lester 1997），彼らの人生のハイライトを思い出させる機会を与えるだけではなく，楽しさやおかしさ，

他人が述べたことについても思い出させる（Young and McNicoll 1998）。たとえ患者の死が迫っていようとも，どこでケアされるかなどについての決定に参加する様なことだけでなく，放棄されることや孤独，コントロールできない苦痛，人間性を尊重されないといった希望を脅かす問題に注意を配ることによっても，希望は維持される（Herth 1990）。

> ALSと診断されたMaryは，後にその状態での希望について聞かれた。彼女は，3年から5年生きられるだろうと言われたと話した。彼女の希望は，3年ではなく5年生きることを信じることであったと。

喪失

心理社会的介入は，ALS患者が遭遇する多くの喪失（loss）を扱うのに役立つであろう。このような喪失は，目に見えるさまざまなレベルや病気の進行時に起こる。診断の段階では，患者や家族は，思い描く未来を悲しむ。しかし，ALSでは一つの悲しみから次の哀しみへと重なるため，続いて起こる喪失に対し悲しむことを難しくする。私たちはしばしば，喪失に適応し，付随しておきるストレスに対処する人間的な能力を持っている（Scott et al. 1980）。この通常の適応モデルでは，適応し平衡に達するという渦巻きシナリオを許さない。なぜなら，ALSでは次から次へと続く喪失がそれを遮るからである。ALSはこの点において，他の慢性疾患とは異なるように思われる（Cobb 1994）。やけど生存者の自己の再形成（Morse and Carter 1995）は，大きな喪失を経て，リハビリによって可能となる。明らかな喪失の意味は他の根本的な影響をもたらす。たとえば，職場を失うことで，患者としての状況，家庭での役割や自尊感情の低下を引き起こす。病気の全体的影響はおそらく期間がたってから，移動能力やコミュニケーション手段の喪失として起きるだろう。もし，患者が望んでいれば，外部の人とさまざまな喪失体験について話すことは役に立つだろう。変化を悲嘆し，感情表出をすることが許されるに違いないから。

コントロールと選択

喪失とコントロールに関する問題は，密接に関係している。コントロールがきかないという状態は，診断の前に起こることもあり，誤診やそれに続く問題が医療専門家への不信感へつながることもある。最初のアセスメントの際の病歴の聞き取りにより，患者がその時に感じていることは，解決されずそれまで話されていない過去の事象に起因していることだとわかる。そのような過去の事象に関連した感情に対して，控えめに質問したり，純粋な気持ちでそれを正確に要約することで，面接者は起きたことに関心を持っていることを疑いなく示すことができる。患者と家族にコントロール感覚を取り戻させることが，良い心理社会的ケアとしての検証印といえる。ALS患者のコントロールの中心パターンを目的に分析（Houpt et al. 1977）はなされているが，患者が自分の人生に対するコントロールを感じる程度は，人によってさまざまであり，また日によっても変わるだろう。患者や家族の能力を発揮させるものは，選択の問題に取り組むことであり，それによってコントロールを外面的なものから内面的なものに変えることができる。専門家の介入は，選択を決定する上で，もし活動的にそれらの人々を含めるならば，必ずしも患者，家族，介護者の力を弱めるものではない。患者が記録を保持することは，この変化のための積極的で明白な方法だけでなく，専門家とのコミュニケーションを深めるものでもある（McCann 1998）。

患者と家族に知識（例：ヘルプライン，本/冊子，自助グループなど）をつけてもらうために，別の方法を提案し，なおかつ適切で，時宜を得た情報を提供することは，現実的で，見聞の広い選択を可能にする。レスパイトケア，症状コントロールまたはターミナルケアのために，ホスピスに入るかどうか，という選択をするときには，個人に強烈で矛盾する感情をもたらし，同時に患者と家族の意見の違いを生む。可能であれば，先に計画を立て，家族と患者にサポート（個人で，または一緒に）と，お互いに納得できる選択ができるよう時

間を与えることが非常に重要である。ホスピスに入院前のホスピス訪問は，そこのケアに対する神話や空想を取り除く。家庭とホスピスの明瞭な違い（たとえば病棟でのルーティーン，健康や安全性のための必需品）が分かる間に，在宅ケア体制を準備，利用することは，入院後の共通の知識と同意に基づいたケアの確立につながる。患者が自分のケアプランについての再吟味や情報を与えてもらえることによって，個別性は維持される。スタッフはケアをする上で，患者の個性と個人的ニーズが標準化したプロトコールによって失われないように，患者の尊厳を認めできるだけ柔軟であるように努めなければならない。入院中に患者のケアに参加したいという家族は，何かしらに参加してもらうべきである。これが家とホスピスという二つの場所での援助において技術と方法の共有を容易にし，さらに親類や介護者の罪悪感を和らげることもある。

死と死にむかっていくことへの恐怖

あらゆる段階において，特に死が近づくにつれ，ALS患者は死にゆく過程と，死そのものについて話し合いたがるにちがいない。難しい問題について話すのは良いことだが，気が進まない患者に押し付けることはしてはいけない。適切な質問は，話し合いについての迅速で合理的な選択を与えることである：「未来のことや，これからどうなってしまうかを考えたことがありますか？」未来の喪失について予期することは，現在の喪失と同様に，患者とその家族にとって不安なものである（Hunter et al. 1993；Leach and Delfiner 1989）。無呼吸，苦痛，失禁，窒息死などが心配事である。多くの患者は，自分はどんなふうに悪化していくのか，病気の進行と生存において，その症状がどんな意味をもつのかなどについての情報をすすんで持ちたいと思っている。彼らは身体的援助と適応，家庭での援助，症状コントロールのための医薬品についての情報に価値を置いている。書かれている情報（MND Association［UK］1996a, b）は役立つ，適切な再保証は時に恐怖が現実とかけ離れているため重要である。たとえば，セントクリストファーホスピスの患者200人以上のうち，たった一人しか窒息（choking）死していない（O'Brien et al. 1992）というような。

> 47歳のSusanの状態が悪化するにつれ，彼女はさらにパニックに陥り，長い時間自己コントロールできずに泣き続けるようになった。彼女は恐怖について話し合うことで救われた。死を望んでいたが，その方法とタイミングを恐れていた。死は普通呼吸機能の衰弱に続いて起こり，徐々に意識を失い安らかに息を止めるということと，「それほど長くはないだろう」ということ，またもし何かが起きても薬物治療法がある，ということを知り，恐怖は和らいだ。

未来に対する恐怖によって患者は，新しい世界は耐えがたいものだと思い，早い死を望んでしまうこともある（Ganzini et al. 1998）。その手がかりは以下の質問でつかめる：「この状態に，もう生きる価値はないと思うことはありますか？」肯定的な反応だったら，依存に関係するような問題とあらゆる恐怖を調べる必要がある（Seale and Addington-Hall 1994）。事前指示書（advance directive）を作成することは法的に強制されるものであってもなくても，自己コントロール感を助けるだろう。安楽死に関して法的な立場がどうであれ，良い緩和ケアは患者の選択手段を広げるだろう。しかし，Sheldon（1997）は，次のことは重要であるとしている。

> 「この問題についてどんなに意見の相違があろうとも，チームはチームとしてあらゆる技術や経験を提供し続け，別の面では患者がコントロールできるように援助する。そして患者の希望を尊重するように努め，また，他者の自律（オートノミー）を侵害しないという保証をあたえる」

慎重な危険性の調査は，多くの学問領域にわたる研究を統合して行うべきであり，理性的に死を望む患者と精神疾患を患う患者は，病的なうつがALS患者に存在するという議論が多くある限り区別しなければならない（Houpt et al. 1997；

Armon *et al.* 1991；Earll *et al.* 1993；McDonald 1994）。未来について話すことは，とても敏感な問題をはらんでいる。しかし勇敢な専門家は，患者とその家族に遺書，子どもたちの将来の面倒，希望する死に場所の選択などの問題について話し合う機会を与える。

コーピング（対処）戦略

　計画，プライバシー，技術の喪失，関係性の変化などを含む，喪失の複雑さは，ALS 患者や親しい人々に，あらゆる面で大きなストレスを与える。この観点から見ると「治療法のない障害をもたらす病気に直面したとき…大半の人々はうつ状態になることも，ひどい心理的苦難に陥ることもない」(Earll *et al.* 1993)ということは，さらに驚きである。病気の要求に応えるために，患者，家族，介護者は，時に無意識に，状態を耐え得るものにする方法をあみ出す。これは，遭遇する困難や，患者の病気や障害に対するその時の認識によって異なる(Johnston *et al.* 1993)。家族や介護者から違った対処方法を取り入れることもあるだろう(Goldstein *et al.* 1998)。患者がストレスを感じる問題にどのように対処するかは，部分的には，彼らの過去の恐怖がどれほどうまく除去されたかによる。Horta(1986)は「ALS 患者の初期，または進行中の感情的反応は単に"here and now（現時点の反応）"ではない」と述べ，専門家は患者の以前あった対処能力を発見するために調査すべきである。この過程そのものが，患者を助けるに違いないし，患者の強度つまり別の言葉でいうと支援の必要性を認識させる。

　否認は，既知の世界や完全な姿が脅かされたときの，一般的な反応である。現実の診断とその意味を，否認によって向き合える程度の現実と取り替えることがある。これは，喪失に適応する上で正当な，そしてもしかしたら必要な対処手順なのかもしれない（Worden 1991 の Task 1 参照）。Horta(1986)は「否認は，心理的平衡を保つための自己防衛的で，主に無意識な方法である」とまとめている。病気のもたらす異なった感覚に抵抗性のある患者にプレッシャーをかけることは，否認の利用を強めてしまうこともある。患者の家族や介護者に配慮することは，コーピング（対処）戦略のスタイルの衝突を知る上で本質的である。患者が回復し仕事に戻ることなどを話し，パートナーが違った未来への計画を立てるなどのシナリオは，二者の間にとても大きな緊張や憤りを生む。第三者が二人の間を取り持つことには限界があり，それぞれ各個人に対して同等の尊重を示すことが，第一歩である。その後は，個人に，ひとりで，または一緒にお互いの見解を話し合う機会を与えることが，お互いを最も必要としている時に，良い関係を保つことにつながるだろう。

　否認を利用する人は，周りの人々（専門家であろうが，なかろうが）についての現実のジレンマに直面する。多くの人は短～中期間否認を使う。というのは同時に，自分の世界や未来を再構成（リフレーム）することで一日一日をあるがままに受け入れるようになるからだ。これが患者に，ALS 以前の生活ではなく今現在に意味と希望を持たせ，生命や情緒のコントロールを可能にする(Young and McNicoll 1998)。ある患者は，ALS 患者のサポートグループに出席することによって，肯定的に感じられるようになったと話した。この結果により，彼は自分が他の患者より「悪くない」と気づいた。ピア・サポートグループも，役に立つアイデアなどを患者や家族の間で交換できる。

　ALS 患者は，彼ら自身の積極的な問題解決，たとえば補完代替療法によって援助することができる(Earll *et al.* 1993)。"患者が情報にアクセスできるように支援する専門家の知的な刺激が患者に良い影響を与える"(Young and McNicoll 1998)。患者の状態が悪化するにつれ，おもしろい本，インターネットへのアクセスなどが知識の維持に役立ち，他の ALS 患者ともオンライン討論グループを通して交流することができる。上記の例と対照的に，ある ALS の女性は，強い身体障害を持っている他の ALS 患者と一つの部屋にいることは，彼女の将来を残酷にも予測しているようで恐ろしくなったという。この様な特別な活動が役立つかどうかの理解の相違により，時に無意識に，個人が安定して生き続けるのを助ける方法となることを示している。心理社会的ケアは，他の ALS 患者を助けた様々な異なった方法などを提案し，患者

の対処レパートリーを広げる(Hoffman and Decker 1993)。医師は，患者が常態を保ち，病気を休む時間を持つことが重要であると気づくことによって，病気とその結果に集中するだけではなく，患者が話したがるあらゆることにも純粋な興味を示すという風に，その介入を変えることができる。これはストローブのコーピングの二重プロセスモデル(Stroebe's Dual Process Model of Coping)(Stroebe and Schut 1999)と似たところがある。患者との相互作用のなかでのユーモアの繊細な使用は，温かみや人間性を伝えるだけでなく，ALS患者の個人的関係や恐ろしい予期を再構成(リフレーム)することを促す(Young and McNicoll 1998)。

スピリチュアルな心配

すべての患者と，患者に親密な人々は，病気の進行を見つめ，その意味にかかわる問題に向き合う。「なぜ自分が？」「なぜ今？」と。スピリチュアルな次元には宗教的信念だけではない，もっと大きな内容が含まれる。末期症状に置かれると，人生，成果や失敗，達成できなかった夢などについて振り返る。皆，人生を意味のあるもの，遺産を残し，愛し愛されたいと願うものである。

> Paulineはずっとキリスト教を信仰してきた。彼女はALSだと診断された時，「諦めたい」と思ったことに罪悪感を持った。話すことはできず，Lightwriterの使用はとても限られていた。絵画療法は怒りを表現する助けとなり，彼女は告白と信仰のために絵画療法を定期的に行う機会を大切にした。

深い恐怖，罪悪感，哀しみに直面している人々を助けるには，自らも死を免れないことに対峙している専門家が必要である(O'Brien 1993)。多くの人は，自分の感情をはっきりと表現し，分かち合うことを大切にする。彼らは自分自身を，そして自分にとって重要なものを理解することができているのかもしれない。しかし，私たちが別れを告げる辛い苦痛に立ち向かうとき，喪失と離別の苦悶は必然的である。専門家は以下のようなことを提供できる。

- 個人の信条(信仰)を支え，尊重する(Oliviere et al. 1998)
- 感謝・承認：これは，人が後悔，死そしてその向こうにあるものを探る手がかりへの注意深さを含む。間接的だったりユーモアなどと共に表現されることもある。「まだ死ねないわよ！新しい靴をまだ履いてないもの！」オープンクエスチョンによって，気持ちが自然に深まる。「辛い時，何があなたを強くしますか？」「あなたの希望はなんですか？」
- 儀式の力。たとえば，祈りや大切な人に手紙を書くことなど
- 信頼と安全をはぐくむ継続性
- 誠実さ：「わかりません」ということや，何も言わないことをいとわない
- 人の選択能力の尊重：専門家は人々に対し責任は持つが，以下に対する責任は持たないということを覚えておかなければならない。私たちは，罪，許し，和解の問題は解決することはできないし辛い現実を避けたり否定してはならない
- 何かを残すことを助ける独創力：部外者が遺産の残し方について提案したり，認めたりする

家族，介護者，友人

すべての患者は，たとえひとりで暮らしていようとも，家族をもち，唯一の生存者であり，大きな世代間のグループの部分でもある。家族とは，時間とともに変化し，現在に影響を及ぼす過去と未来を持つ複雑なシステムである。患者は生物学的つながりよりも重要で，大切な関係のネットワークにつながっている。患者のネットワーク全体は社会的，文化的文脈の中にあって，患者と家族両方が利用可能である(Oliviere et al. 1998)。各家族の一員としての役割，権利，責任についての文化的期待も影響力を持つ(Cobb 1994；Sheldon 1997)。

家族への援助は，患者の不安を取り除くことに

つながる。家族生活も患者の状態と共に悪化するが，患者と家族は違った時に別々の援助を必要とし，違ったタイプの援助と，また時には対立的事項をも含む。家族に対するケアは，重要な予防保健要素を含んでいる。家族は，患者の病気と死という経験を通して具体的になった未来を生きる。彼らは，援助によって，異なった，しかし安全な家族の将来へ力強く踏み出すことができる。Kissaneら(1997)の，がんに冒された家族の研究は，闘病中の悲痛な結果に対応する家族機能の重要性と，心理社会的ケアの重要性を強調している。

介護者(ケアラー)のニーズ[2]

介護者は，矛盾する要求に直面する。たとえば，患者の身体的ケアの要求とともに，仕事と子どもの要求とを上手に処理する。さらに彼らは友人や家族，専門家から，どのようにケアすべきかというさまざまなアドバイスを受け，彼らが受けたあらゆるサポートに対してプライバシーの侵害や非難に関し，代価を支払わなければならないこともある(Hull 1990；Kirschling et al. 1990)。家族構成の最近の激しい変化がさらなる負担をかけるかもしれない：離婚，別れ，再会した家族，地理的な距離など。実践的サポートが重要である。多くの家族は，病人の身体的要求と能力の急激で恐ろしい変化と，その結果としての身体的ケアの課題に戸惑う。彼らは何が利用可能か，どのように入手するか，そして時に時間内に入手するための患者支援団体についての知識を必要とする。Sykesら(1992)の研究は，残念ながら実践的サポートの遅れが多いことを証明した。

介護者が必要とするのは以下である。

- 適切な看護サポート
- 信用でき，献身的なファミリードクター
- 患者にとって適切な症状コントロール
- 個別的に，柔軟に提供されるコーディネイトされたケア

---

[2] 訳注：ケアラー(carer)は，日本のヘルパーに相当する人から，家政婦，家族介護者すべてを含む。ケアラーを保護する法律と団体がある。

- 専門的ケアへのアクセス
- 実践的援助：家事，身の回りの世話，設備
- レスパイト入院，あるいは家庭での一時的付き添いサービス
- 病気に関する知識と患者の快適さを高める技術の訓練
- 経済的サポート
- 利用可能なサービスについての情報とアドバイス，それらを入手する方法
- 特に介護者の情緒の安定をはかるサポート
  (Sebring and Moglia 1987；Neale 1991；Thorpe 1993)

介護者の個人的時間は，患者や介護者が疑いや罪悪感を抱くことなしに，介護者と患者が離れるという価値を認めるのが難しい場合であっても，問題が起こった時に設定されるものとしてではなく，契約の一部として初めから認められ，専門家と家族の関係を始める時点で交渉されるべきである。

何が患者と家族を助けるか。

- 適切で明確な一連の情報を提供し，質問の機会を与える
- 精神的苦痛や不安を認め，可能な限り表現し，分かち合いを促進する
- 逝った人を悲しむことを許す
- 強烈でめったにない感情に対する再保証
- 恐怖と問題を予期するタイムリーな介入。一般論がここでは役立つ：「多くの家族は…だと言いますが，あなたにとってはどうですか？」
- なぜ人々がそのように行動するのか，に対する示唆や，わかりやすい枠組みを提供する
- うまく対処(コーピング)できたかを確認する
- 家族にとって何が重要か決定するのを助け，彼らに自信そして/またそれに伴う行動方法を示唆する
- 不確実なこととそれがもたらす苦悩を処理する。感情に気づくための簡単なオープンクエスチョンが役立つ：「今一番辛いことはなんですか？　誰が一番心配ですか？」
- 個人的ニーズを肯定し，個人が受け入れられる方法での援助を提供する

> GillはALSで，明らかにわかる症状があった。彼女の夫は，彼女の状態の悪化を認めることができなかった。彼は彼女のQOLが落ちることに怒った。「私は神を信じていない。こんなことが許されるのだろうか？」彼は専門家と接触せず，正式な話し合いよりも，階段の上や食事時のスタッフとの軽い話し合いで，本当の彼を表現した。「私はほんの少しの尊厳を持ち続けなければならい。挫折したり，自分自身をさらけ出したりしたくない」

患者が5年以上生存した場合，家族への特別なプレッシャーがみられるようになる（McDonald 1994）。Northern Regional Care Advisers of the MND Association UK による1999年の予備調査は，大半の介護者は予後は比較的短いと宣告されたと，指摘している。これにより彼らはすべてを諦めてしまう。病気が5年，10年，またはそれ以上に長引くと，彼らは耐え切れないことに大きな罪の意識を感じる。同じように，ALS患者もある場合には，パートナーの人生を無駄にしてしまったと感じる。彼らは皆，長く生きることは，期待するほどの安堵を与えず，"ダモクレスの剣"が常についてまわると感じる。介護者が年をとり，身体的問題によって，心理的，身体的ケアを提供することが難しくなり，加えて徐々にサポートシステムから遠のいてしまう。

家族会議は，困難な選択と対立への準備とそれらを処理する効果的方法である（Monroe 1993a）。家族会議のいくつかのガイドラインを以下に示す。

- 効果的準備：誰が出席するか，どこで行われるか，達成可能な目標は何か
- 会議を明確に始める言葉を決める。発言する権利についてなどのルールを説明し，時間の枠組みについての認識を与える
- 全員が理解できる言語で話し，頻繁にこれを確かめる
- 中立的立場。各人がどのように問題を定義しているか確認する。専門家が彼らの意見を理解していると，全員が感じとれるようにする
- あらゆる問題を肯定的なかたちで定義する。「あなたは子どもを愛しており，彼らを守りたいのですね」
- ニーズに対する違いや対立を予測し，理解する。類似点を探すよう努める：「あなたたちは二人とも孤独を感じ，憤慨していますね」現在の状態が治まるように援助し，人々の交渉と妥協を助ける
- 現実的で，具体的に達成可能で，明確な目標を見つめるように励ます
- 同意を確かめる。問題を詳細に語り，明確にまとめる
- 対談を安全なところで終わらせる：軽い話題で終わる，ユーモアを使う，など
- すべてをやらない。目標は，家族が気持ちよく感じられる方法での問題解決を助けることである点を忘れない。彼らのためにすべてを解決してあげようとしない

身体的親密さと性

こうした関係において二人は個人として，ALSをまったく違った風に経験する。McDonald (1994)の研究では，配偶者は患者よりも孤独を感じ，病気のあらゆる段階で心理的，または精神的苦痛を感じる。Ginsberg (1986) は，自立の喪失による怒りやフラストレーションが，どのように患者の過酷な退行行動を引き起こし，家族の憤りを引き起こすかを論じている。夫婦間の壁や役割は歪み，変化する。能力とコントロールに関する古くからの問題は，病気により起こる怒りやフラストレーションによって，再び浮かび上がる（Luloff 1986；Sebring and Moglia 1987）。たとえ身体的にケアする人を雇う必要があっても，専門家によって，二人が身体的親密さと今までのような共同作業を維持できるように援助することは，特に重要である。介護者は，ケアを一時的に休み，個人的活動ができるようにしなければならない。

身体的親密さとボディーイメージはALSにより激しく影響されるが，研究や実践文献においてはかなり軽視されてきた（Gilley 1988）。身体的親密さと性に関する問題は，性行為そのものに関するものよりも重要である。それは，コミュニケーションすること，愛を受けること，そして身体的

> Laura は，Martin が ALS と診断される 3 年ほど前から一緒に暮らしていた。彼女は，彼への自己犠牲が自分の人生を壊しているという感情で押しつぶされそうになっていた。彼の身体的ケアに従事していないと，同じ部屋で時を過ごすことに耐えられなかった。Martin は彼女に怒鳴り，叫び，時には彼女の顔に食べ物を吐き出すこともあった。スタッフとの個人的話し合いで彼は，「怪物」になってしまいそうだと話した。また，彼女が聞きたくないかもしれないので，怖くて愛していると言えないと話した。ひとりの時 Laura は彼が死んでくれたらと思ったと話した。援助により，彼らは同席で話すことがどれほど辛いものになっていたか，どれほど両者が当惑していたか，どれほど両者のストレスへの対応が違っていたかを理解した。壁は取り払われ，Martin は Laura の前で泣いた。

に寄り添って体で安らぎを得たいという人間の基本的要求に関係している。性，障害，死の組み合わせは，専門家の自分自身の性に関する強烈な阻害と不安を引き起こすので，その全領域に対し，自衛のための特別な専門性が必要である。しかし，もし専門家が標準的予定表から性を取り除いてしまったら，患者が人生のあらゆる場面で起こる喪失に向き合うことを助ける愛と受容という援助から，彼らをさらに孤立させてしまう。実際に必要なコミュニケーション技術は，他のあらゆる繊細な話題に触れるときと同じである。

ほとんどの専門カウンセラーは性心理学的ニーズに応えられると期待されるべきではないが，専門家の全員が性についての情報の提供，対応，ヘルプラインの提供，必要ならば専門的サポートを参照してみるなどの責任がある。Vincent ら (1975) の子宮癌の女性の研究によると，治療を受けている 80％の女性が病気が自分たちの性にどのような影響を与えるのかという情報を欲しがっているが，その 75％はこれを真っ先には求めないらしい。弱い患者は時に，自分の感情を打ち明けても大丈夫な専門家かどうかを試す。例えとしては，自分の妻について「彼女はもう僕のことを愛していないようだ」という男性。この問題を話し合うことは困難で苦痛であると，穏やかな自信が物語っている。オープンクエスチョンが役立つ：「病気はあなたの仕事，家庭，夫婦としての生活，お互いの肉体的近づきを変えましたか？」気楽にしてもらうために，一般論を挙げることも役立つ：「性生活について質問したいという人は結構いますよ」Monroe は過去に使った，役に立つ質問群を提示している (Oliviere et al. 1998, p.106)。

関心事は，ボディーイメージ，性的機能，または両方についてである。ある関係では，病気故に身体的に依存しなければならないということによって，悲痛にも肉体関係のない状態の平安が乱される。数人の介護者は，役割の変化が感情や性的欲求，またパートナーの身体的低下をも変化させることを見出している。多くの患者は，自分の身体の見え方の変化やふるまいを心配する。拒絶に関する心配が後退と静寂の壁を作るが，話し合うことで和らぐ可能性はある。夫婦によっては，代わりの体位や相互の愛撫のような代替の性行為についてのアドバイスを歓迎する。専門家は年齢，性別，文化，夫婦事情，外見上の関係や経験に基づく憶測を避けなければならない。パートナーのいない患者は，今までの関係について，議論したがる。あるいはパートナーを持てないのではないかという恐怖について話し合いたがる。逆に，若い夫婦にはホスピスで個室やダブルベッドを与えることもできる。

子どもと彼らのニーズ

家族の中の誰かが病気の場合，子どもを含む全員が影響される。しかし，子どもを守りたいという大人の望みが，現実よりも悲惨な幻想や恐怖となって，孤独と困惑を子どもに与える。子どもたちはいつも，家族にとって重要なことが起こっていることに気づいている。彼らは大人の懸念を感じ，会話を耳にし，事実上の変化に気づき，時に学友から大人の噂話を聞く。多くの研究が，死別に直面している子どもたちに関わらせないことや不十分なサポートにおける損失を明らかにしている (Black and Wood 1989; Rutter 1966; Black and

Young 1995；Worden 1996)。

子どもたちは以下のことを必要とする。

- 尊敬と感謝・承認
- 何が起こっているか，そして次になぜ，何が起こるかに関する情報。情報は明確で簡単で誠実でなければならず，時に子どもたちが何が起こっているかを納得するまで，何度も何度も繰り返されなければならない
- 再保証(reassurance)。子どもたちは，親や親類が依存的になりまたは情緒不安定になり，非理性的に怒るのを見て，ひどくおびえる。彼らは説明を必要とし，病気は彼らの責任ではないこと，感染しないことを知らせなければならない。さらに患者の死後，自分と家族に何が起こるのか，などという実際的問題についての安心感を求める
- 患者の援助への適切な取り組み
- 事実を知るだけではなく，感情を分かち合える大人と話し合う機会
- 自己表現のためのあらゆる手段。たとえば，描く，書く，ゲームをする
- 人生は続くし，楽しみ続けてよいということを知らせ，示し，記憶する機会

多くの研究は，死別の過程と結果の調整とその影響においては，死以前の経験が重要であることを検証している(Silverman and Worden 1993；Worden 1996)。重要な要素には，子どもと患者との関係，家族でのコミュニケーションの開示，コミュニティーサポートの利用と子どもが養育を必要とする限り満たし続けることなどがある(Harris *et al.* 1986)。

大人のケアはたびたび，不可能に見えたり，矛盾した要求により困難で，折衷案を助言して切り抜けなければならない。たとえば，パートナーの差し迫った死に苦しんでいる親は，片親だけでなく両親を失ってしまうかもしれないという子供の恐怖が見えなくなってしまうこともある。

両親を援助する

両親が子どもを一番よく知っており，子どもは専門家がいなくなった後も一緒にいる家族が必要である。したがって専門家としての仕事は，親が子どもを助けることをサポートすることである。専門家は，親が可能なことをともにし，彼らの自信と能力を高めるサポートをすべきである(Monroe 1995)。子どもが状況について何を，どのように教えられるかは，結局は親や保護者の責任であるが，親も子どもにどのように伝え，巻き込んだらよいかを理解するのにサポートと，励ましを必要とする。両親が子どもに死と病気についての情報を分かち合えないときがある。両親も時に，確信のない中でコントロール維持に苦労し，肉体的にも精神的にもつぶされそうになる。両親自身も真実を避け，自分をコントロールする自信のないときに，子どもの悲しみに耐えられるか悩む。両親は時に，子どもたちが何を理解したかを軽く見すぎて，間違ったことを言ったり，物事を悪化させることに気をもむ。しかし，3歳程度の子どもでも，死という言葉の意味を理解する能力を持ち始めていると，研究で認められた(Kane 1979；Lansdown and Benjamin 1985)。親の差し迫った死を知らされた子どもは，不安が減少するということがわかった(Rosenheim and Richter 1985。Black and Wood 1989 より引用)。両親が子どもの情緒的ニーズを扱う前に，両親自身の情緒的ニーズをサポートするのは重要である。

両親は時に，子どもがどのような質問をするか，それに対してどのように答えればよいかについて考える機会を受け入れる。彼らはどのように子どもの行動の変化を予想し，理解すればよいかのアドバイスを必要とする：なぜ子どもが前にも増してすがりつくのか，なぜ友達が家に来ることを嫌がるのか，なぜ病人を怖がったり，恥ずかしがったりするのか。多くの両親にとっては，専門家とこれらの問題についてリハーサルするだけで十分であり，おそらく子どもと一対一で話した後に，そこでの会話や問題について専門家と話し合う機会を望むだろう。専門家と問題を分け合い，子どもたちの病気に対する質問に答えるうえで，ソーシャルワーカーや看護師，医師から自信をもらう。両親は，子どもに読み聞かせるための本や，子どもに読ませる本を提案するなど，適切な支援を提供されるだけでも助けられる(MND Association UK 1994)。さらに，子どもに親密な大人：親戚，他の大人の友達，青年会のリーダー，そして最も重要な学校，などを含めることで，子どものサポートネットワークを広げることを，両親に励ます必要がある。子どもを巻き込むことに反対な親や友人を，うまく扱う方法に関するサポートも必要とするかもしれない。全員が，子どもの回復力を信頼する必要がある。最終的な目標は常に，両親が彼ら自身で子どもと話しができるように援助されることである。これが不可能で，専門家が子どもに直接働きかけるというまれな場合には，家族の価値観と文化に基づいて行われなければならない。専門家は，家族の中でどれほどの知識が許され，どの言葉がすでに使用されているのかを知っておく必要がある。さらに，子どもとの話し合いの内容の何を，どのように親に伝えるかについて，子ども，親と同意を得ておかなくてはならない。

> Luke は 8 歳。彼は毎週末，祖父母の家に泊まっていた。彼の祖父が ALS と診断され，数ヵ月後には事態が難しくなった。Luke はいつも祖父とサッカーをしていたのに，できなくなってしまった。Luke はこれに関して，祖父がもう自分を愛していないのだと怒り，悲しんだ。Luke の祖父はこの機会を利用し，Luke に子供用の MND 協会の冊子を利用し，自分の病気について詳しく話した。彼はさらに，Luke が聞いた内容について Luke の母に知らせた。ソーシャルワーカーは，Luke が書き，描くことによって，解決することのできない心配事や質問を母と一緒に探検できるワークブックを Luke の母に与えた。

若　者

家族の中の思春期の若者は，親が ALS になることで自立の要求と新しいアイデンティティー獲得のバランスの間で苦しむ。つまりそれは，追加の歓迎しない仕事が増えてしまった家庭生活に彼らを不可避的に引き戻すからである(Fleming and Adolph 1986)。彼らはしばしば，病気について専門家と別個に話す機会を重視する。彼らはさらに友達関係での問題や，重い病気は仲間グループに恥ずかしく，恐ろしいことであると感じていること，そして最も他者と同じでありたいときに彼らを他者と異ならせていることは何かについての心配を話し合いたがる。若者に関するあらゆる研究は，彼らと両親，両者に内密であることの同意を得ることが必要であるとしている。両親は，若者の引きこもりはただの無関心や自分本位ではないということを理解するために援助を必要とするかもしれない。感情に関する情報は，特にそれが文書で，持ち帰り，好きなときに読めるようなものであるならば，よりいっそう若者がコントロール感をもつことを助ける。MND 協会(英国)は，このような冊子を持っている：「親が MND になったとき」(1995)。話すことだけが若者を助ける方法ではないということを覚えておこう：日記をつける，映画を観る，本を読む，気晴らしのために運動をする，またはリラックス法を使用する，などが若者の感情を表現するのに役立つ。若者は可能な限り肯定的評価を必要とする。専門家は，しばしば片親家庭において，患者の介護者として行動する若者や子供の要求に気づかなければならない。Frank (1995) は若い介護者と働くための，有益なガイドラインと原則を提供している。

ALS と働く

多くの専門家やボランティアは，ALS 患者のケアの情緒的にやっかいな特徴について論評している(Ginsberg 1986；McDonald 1994；Meininger 1993)。ALS はさらに専門家を，自分の死ぬべき運命と，死に方に対する恐怖に直面させる(O'Brien 1993)。Carroll-Thomas (1993) は，私たちが専門家として特定の家族に介入する方法は，私たち自身の価値観，精神的構造，そして専門的教養によって決まると語っている。彼女は，「無力感を含む問題にやりがいを持てば持つほど，患者と臨床医との関わりにおいて，文化的価値観が明らかになる」と強く主張している。専門家の態度と価値観は資源の割り当てに影響し，言葉の選択は与えられる情報の質に影響を与える。多専門職種

チームによる仕事は，患者と家族に同等のケアを受ける最高の機会となり，選択の可能性とサービスを広げる。ケアにおけるよりよい結果を達成するためのチームワークの重要性は，研究においても論証されている(Findley 1991；Jones 1993)。チームでの仕事によって，避けられないジレンマや倫理的質問，ALSに冒された人のケアに対するストレスなどを，チームメンバーが分かち合う機会を持つことができる。自分自身だけで働く人も，柔軟に，創造的に考えることによりチームをつくることができる。チームは個人の自律(autonomy)と家族のスタイルを尊重しなければならない。安全についての専門家の見解は，患者と家族の希望を比較考慮して調和をとらねばならないというもので，そこで重要なのは，家族に自分たちの選択した方法であることを許すことである。

> Patriciaは4歳と10歳の二人の子供を連れて結婚した。彼女はALSだった。彼女の10歳の娘は，4歳の息子の世話と自分の仕事に忙しいPatriciaの夫の代わりに，Patriciaの身体的ケアの大部分を引き受けた。娘は，専門家の心配をよそに学校を休み，Patriciaを最後の2週間ケアした。一年後，家族はよく耐え，Patriciaの娘と夫はふたりの共同偉業を誇らしげに語った。

　多専門職種チームには，患者や家族の代弁者となり，そのニーズに応える専門家だけでなく，時には彼らをリードする心理社会的ケアの専門家が必要である：たとえば，適切な個人的打ち明け話や，複雑な仕事の再吟味を促進する人。
　各専門家は，自分自身をケアする義務もある。彼らは自分の感情を理解し，必要な時には自分のサポートを探す必要がある(Monroe 1993b)。Carmack(1997)はケア提供における契約と解約のバランスに役立つ見識を持っている。彼女はケア提供者の関わり合いが長く，懸命であればあるほど，このバランスを学ぶことが重要になってくると言っている。

> 「ケア提供者は，結果をコントロールする要求を諦めると同時に，彼らのできることをどのように提供するかを学ぶ必要がある…ケア提供者は明確な限界と境界を示し，維持するための教育を必要とするだろう。多くのケア提供者は一度も限界の妥当性や，その意味を学んでこなかった」

結　論

　今のところ，ALSは不治の病である。心理社会的ケアは，患者や家族が病気の衝撃にどのように対応するかを決定づける特別に重要な役割を持っている。これは患者や家族が喪失や変化の経験に対処するのを助け，何が可能であるかの認識を広げる。McDonald(1994)は，次のように述べている。

> 「多くの場合，QOLは身体的障害とあまり関連していなかった。多くの患者や家族は，身体的障害や病気のすべての段階において質の高い生活を維持する。その鍵は彼らの心理社会的及びスピリチュアルに良い状態(well-being)であることにある」

　本章に記述された心理社会的ケアは贅沢などとみなされるべきではなく，緩和ケアの必須な構成要素である。効果的に提供されれば患者とその周りの人々を，十分な信頼感とともに変化した未来へ導くものとなる。

第6章

多専門職種ケア

6.1 理学療法

Betty O'Gorman

はじめに

筋萎縮性側索硬化症(ALS)の様式形態は様々ではあるが,多くの場合,筋力低下とともに発症し,病状が進行するにつれて筋力低下も進行する。理学療法によって筋力を強化させることは困難かもしれないが,筋力低下によって生じる問題を軽減させ,患者の快適さと運動能力を維持するという点では有効である。

アセスメント(評価)

患者の評価は大変重要であり,多専門職種チーム(multidisciplinary team)で行うより広い領域の評価の一部分として重視される。評価は患者本人に関するものだけでなく,その家族,友人に関するものまで含む必要がある。これにより,病気の進行程度と今後予測される変化を明確にできる。評価内容は,病期によって変わっていく。

初 期

理学療法士による評価には,次のものがある。

・筋力と関節可動域(ROM)の評価
・呼吸機能の評価
・日常生活機能の評価
・日常生活用具の供給
・介護者と患者本人への訓練内容についての指導
・患者支援団体(例:運動ニューロン疾患(MND)協会など)についての情報
・患者と介護者へのサポート

後 期

理学療法士によるものとして,次のものがある。

・筋力の再評価
・ROMの再評価,他動的ストレッチの導入
・鎮痛のための対策(例:超音波療法,寒冷療法,輻射熱療法,鍼療法)
・呼吸機能の再評価
・日常生活機能の再評価
・日常生活用具の評価と,必要なら適切なものへの変更
・特に必要な訓練内容についての再検討
・自動車への乗り移りのための介助指導
・患者と介護者へのサポート

ターミナル期

理学療法士によるものとして,次のものがある。

・身体機能と日常生活機能に対する全般的な再評価
・訓練方法と全体的な身体運動機能管理における指導
・必要でかつ適応可能な日常生活用具供給の再評価,および不必要な日常生活用具の撤去
・ポジショニング(姿勢管理)に関する患者,介護者および専門職へのアドバイス
・介護者や専門職に対する呼吸管理と機能低下に関するアドバイス
(O'Gorman and Oliver(1998)より引用)

移動機能と訓練の役割

移動機能は,できるだけ長期的に安全な方法で維持する必要がある。移動機能と自立性は自尊心

に密接につながっており，ALS 患者が体験する絶え間ない喪失経験のなかでも移動機能が大変重要なためである。普遍的に行われる方法はなく，病気の進行に合わせて決めていく必要がある。

歩行補助具の範囲にしても，一般的な杖から四点杖，交互式歩行器，L 字型歩行車，手動式車椅子，そして電動車椅子などが考えられる。歩行が移動手段としてよりも訓練としての意味合いが強くなれば，リクライニング機能がついた車椅子の導入が必要となる。詳細は車椅子の項で述べる。

運動療法

運動療法を開始する前に詳細な評価を行う必要がある。これには身体機能的なものと日常生活機能に関するものが含まれる。

初 期

すでに筋力低下を生じた筋を強化することは困難であるが，筋の粘弾性や関節可動域の保持や変形の予防は可能である。筋力は可能な限り長い期間良好な状態で維持できる。ある研究では，疼痛を伴わない関節可動域の維持と，筋長の維持に効果があると証明されている。理学療法や運動療法の指導を受けた介護者の介入により，これらの機能が長く維持されることを示した研究もある（Brooke and Steiner 1989）。

評価内容には，オックスフォードスケールなどの測定ツールを使い，全身の筋力及びすべての関節可動域が含まれる。さらに，四肢の評価に加えて，頭部，頸部，体幹の関節可動域と筋力評価も行われる。同時に，一般的姿勢と支持されていないときの体幹安定性も評価する必要がある。胸郭全体と横隔膜の動きを示す胸郭拡張差を評価することも大切である。時々，メジャーなどを利用して胸郭拡張差を測定することが胸郭の呼吸運動を記録する上で役に立つ。呼吸パターンも評価し，呼吸補助筋の活動状態（常に活動しているか，時々働いているか）や，安静時や会話時の呼吸困難の有無をみておく。効果的な咳嗽ができるか否かも評価しておく。得られた情報は適切な方法で記録しておく。再評価は必要になったときや変化がみられたときにこれに加えていけばよい。

評価ができたら，簡単で自動運動（訳注：自分の筋力でできる運動）でできる運動内容を指導し，簡潔にまとめた内容を書きとめておく。患者は数日ごとに肩関節や足関節などの関節可動域を評価され，日課として定期的に四肢の運動を行うように指導される。患者は定期的に診察を受け，その都度，必要な訓練内容を検討される必要がある。病気が進行するにつれて，生じてくる関節のこわばりや筋の短縮を防止することが重要となる。関節拘縮が生じれば，毎日の生活動作——洗面・髭剃り・更衣動作など——は次第に困難となり，疼痛を生じ，新たな問題となる。

日常生活機能の評価は，日々の更衣動作から全身の快適さに関することや，シャワー浴をするときの安全性に関する具体的な問題まで含む必要がある。

後 期

自動介助的（訳注：患者本人の力に他者の力を添えて行う方法）あるいは他動的（訳注：完全に他者の力によって行う運動方法）ストレッチなどが，この時期では必要となる。主介護者にとってそれが過剰な負担になるようなら，他の人々がその運動補助をする方法について指導される必要がある。結局，自動的あるいは自動介助的運動は，主に他動的運動および他動的ストレッチに変更されていくことになる。すべての運動について注意することが必要であるが，痙性や弛緩性の筋の運動を行う場合には特に注意を要する。

痙性を伴った四肢を急激に動かすと，四肢の筋線維は損傷を受けることがある。そのため，このような場合にはゆっくりとした持続的ストレッチを行う。弛緩性の場合，特に上肢の場合，肩関節では筋や関節による正常な防御反応が失われ，関節の過伸展が認められ，亜脱臼や脱臼が生じやすくなる。ただし，下肢の痙性は患者が起立するときに役に立つことが多いため，筋弛緩剤が処方される場合には慎重な評価が必要となる。痙性を軽減させることによって，"有効"であった下肢の支持性が低下することがあるためである。独りでは歩くことも立つこともできなくなった場合でも，3，4 人のスタッフの介助で立位をとらせることは全身の筋のストレッチに有効である。ALS 患者に

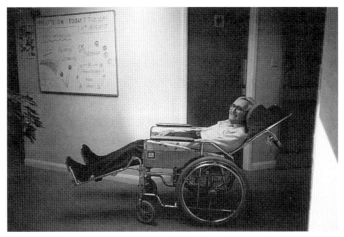
図6.1.1　車椅子内でのポジショニング。

は"運動を行うべきか否か"という選択はない。もしスタッフに余裕があれば，患者によっては同時に運動方法を見せながら行うことができるように，二人の理学療法士によって指導を受けるほうがよい場合もある。

　四肢の固さや関節痛の原因が，筋の粘弾性低下や関節拘縮によるものかを評価するための鑑別診断を要する場合がある。これらは，変形性関節症の前段階の状態のこともある。この診断によって，より適切な薬物療法や理学療法が検討され，処方される。特に肩関節に認められるが，関節痛につながる関節拘縮はゆっくりとした他動的運動と超音波療法や鍼療法を併用することで，緩和される。

　患者によっては発病当初より全身的な疲労感に苦しみ，運動することでそれを増悪させている場合もある。したがって，社会生活のなかで大切な活動が可能なだけの体力を保ち，訓練によって余計に疲労をきたさないようにするために，運動の時間と休息時間のバランスをとることが重要である（Brooke and Steiner 1989）。患者がまったく自分で四肢を動かせなくなる終末期では，ゆっくりとした毎日の他動的運動が快適さを与える。場合によっては，これらを温浴の中で行うとよい。

ポジショニング

　ポジショニングは大変重要であり，すべての時期を通じて考慮されるべきものである。四肢の状態が快適であり，解剖学的にも良好な位置に保つことが大切である。身体を垂直に保とうとする働きの"抗重力筋"が弱くなってくると，頭部や頸部，体幹を垂直に維持することが困難となってくる。体幹の彎曲や，前方に屈曲してしまう頸部を正常に近づけるために，重力とその身体に与える影響を最小限に抑えるようにコントロールしなければならない。

　患者は股関節より後方に垂直線が下りるように後ろにもたれさせる必要がある。これは患者が，ベッド，リクライニングチェア，あるいは車椅子にいるかにかかわらず適応させなければならない。患者がどこでもこのような姿勢にすることによって，重心線は頸部と胸部の前方を通過することになり，身体への悪影響は最小限とすることができる。患者を後方にもたれさせることによるさらなる利点は，腹部への胸部の圧迫力を軽減させることができる点にある。これにより，横隔膜は効果的に動くことができるようになり，呼吸補助に働くためである（次頁の呼吸訓練の項を参照）。

　快適なポジショニングのためには，小型で，しばしば個別対応の枕やクッションを利用することが必要となる。これらはテープやゴムひもによって車椅子や椅子に取り付けられるようにしておく必要がある。ALS患者の感覚機能は正常に保たれているのに対して，筋は萎縮し，坐骨結節や脊椎の棘突起などの骨張った部分はとても目立つようになってくる。除圧クッションは，褥瘡を防止す

るだけでなく快適さを補助するためにも必要である。スプリントや装具を利用することが，しばしば快適さやポジショニングの助けになる。もし患者が背臥位でいるなら，"下垂足"という状態の足は尖足変形を起こしてしまう。痛みを伴った内反尖足は引きずり歩容を生じさせる。装具やスプリントを利用することはこの状態を予防し，他の関節の痛みを軽減させることにも役に立つ。側臥位で眠るときは，股関節において内転増強による伸張痛が軽減するように，上側の脚の下に枕を置くことが必要な場合もしばしばある。

呼吸訓練

　胸郭の柔軟性を維持するために，横隔膜を含む胸郭全体の運動を伴った深呼吸訓練を行わなければならない。咳嗽の力はしばしば低下しているので，腹部に患者本人あるいは介護者が手をおいて腹腔圧を高めるような方法"咳嗽介助"についても指導する必要がある。患者によっては，飲食の際に咳が出たり，むせたり，食物の誤嚥が起こることもある。誤嚥は咳を生じさせ，結果として肺炎につながることもある。唾液や飲物の飲み込みが困難なときでも，有効な咳嗽とならないことがしばしばある。時々行う呼気時の軽いバイブレーション刺激や，腹腔内圧を高め咳嗽介助するための前傾姿勢が，排痰に有効に働く。理学療法士は，しばしば肺の基底部に貯留している分泌物が無症状に存在していることを認識しておかなければならない。もし，これらの分泌物が治療手技によって，より上部の気管支や気道に移動すると，患者は非常に苦しむ。患者本人だけではそれを体外に排出することができないからである。この場合，分泌物の吸引はめったに行われないか，またはほとんど適切ではない。ヒヨスチンや臭化グリコピロニウムといった薬剤は分泌物を乾燥させてしまう（4章3節を参照）。体位ドレナージも，危険であるため適切でない。そのほか，自発的な呼吸運動を促す手技や強制呼気手技（Hough 1991）など，他のテクニックも適切ではない。多くの場合，咳嗽能力は低下し，ハッフィングといった積極的に息を吐く方法もできないからである。

　死亡の原因は肺感染症または呼吸不全であることが多い。しばしば繰り返す肺感染症は次第に悪化することが多く，死に至ることも多い。呼吸不全による死亡は急激に起こりうる。胸郭拡張能力の低下は，症状が悪化しているという徴候の一つである。それに加え，夜間の血中炭酸ガスの増加による朝の頭痛についての訴えもそうした徴候である。また，呼吸補助筋の過活動もみられるようになる。休んでいるときも息切れを感じ，食事や会話をしていても呼吸困難を感じるようになる。呼吸を回復させるために，食事や会話を中断しなければならなくなる。

　家族には，突然死が起こりうることを理解できるように，胸郭拡張能力が低下していることの意味を十分に知らせておくべきである。もし，介護をしている家族や多専門職種チームスタッフがこの低下に気づいていなければ，死は大きな心理的ショックを与えるものになる。理学療法士はこの機能低下を評価し，それらに対処できるように，多専門職種チームスタッフに知らせるべきである。死は突然生じることがある。ホスピス患者についての調査では，40％の患者が呼吸不全が生じて12時間以内に亡くなっていると報告されている（O'Brien et al. 1992）。

　MND協会では，"呼吸援助キット"を用意している。ホスピスの中には"緊急ボックス"を用意しているところもある。これらの器具は手引書が緊急事態に必要な注射液とともに備えられている。患者本人と家族はその器具の使用について，在宅ホスピスの看護師や一般開業医と相談できる。息切れや窒息，痛みなどの症状があれば，そこにある医薬品がすぐに利用することができるようになっている（8章参照）。

日常生活で利用する補助用具（ADLs）

頸椎装具

　歩行は可能だが，頭頸部の支持性に問題がある患者への対処は困難である。歩いていく方向を見るためには，身体を後方に傾けながら頭を持ち上げようとしなければならない。

　Johnson & Johnson社製の"Adams"という，柔らかい材質の頸椎カラーも有効である。もし，これが合わないときでも，顎の部分が支えられる

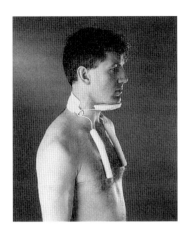

図 6.1.2　MND カラー。(Salt and Sons Ltd.の許可を得て掲載)

ようにカットすれば有効なこともある。また、2種類の特別に開発された硬性の頸椎装具がある。一つは"Headmaster 頸椎装具"であり、他は、"MND 協会 Mary Marlborough Lodge 頸椎装具"である。これらは、前後方向の動揺に対してのみ支持するものであり、また、喉が圧迫されないように正面が開放されている。側方に対して著しい不安定性がある場合は有効ではない。患者がかろうじて起立のみが可能な運動能力である場合、頸椎装具を利用することが患者の全身の姿勢保持をより困難なものにし、有益でないこともある。しかし、患者が動けない状態のときであっても、ポジショニングの際に頸椎装具が利用されることもある（前述のポジショニングおよび身体に対する重力の影響を参照）。頭頸部の不安定性が前後にも側方にも著しい場合は、"頭部保護帽子・型頸椎装具"などが必要である。これは患者の頭部を全体的に覆い、場合によってはベッドまたは車椅子の背もたれに取り付けることもできる。

装　具

強く抑制をしてしまう装具は選択すべきでない。そのような装具は患者本人の機能を補助するというより、制限を与えてしまうからである。最初は単純な機能のものを選択するべきで、これが有効でない場合に、より複雑な機能をもった装具を選んでいくべきである。"下垂足"（訳注：筋力低下により、足首から先が持ち上がらなくなった状態）と呼ばれる症状がみられるようになったとき、安全な歩行のための短下肢装具（AFO）は特に有効である。もしこの症状が進行するようであれば、より安全な移動のために、足関節の支持性を高める下腿の両側支柱が必要となる。

手関節への装具はめったに使われることはない。それは役立つというより、かえって重荷になることが多いからである。しかしながら、筒状ガーゼ（ストッキネット）に入れた"クレープ・バンデージ"という装具は、手掌に装着することで手指を支持し、また手指が曲がって手のひらにくい込むことを防止するのに役に立つ。

上肢近位筋の筋力低下が著しい場合、肩関節が亜脱臼をしていることがある。動くことができる患者において、"ポリスリング"（Polysling）のような装具で上肢固定することで、この問題を軽減できる。しかし、頸椎装具の場合のようにそれを利用することで、逆に患者の運動能力を妨げてしまうこともある。

移乗のための補助具

下肢の痙攣が生じて容易に脚が動かないときは、"移乗用回転盤"で安全な移乗を補助できる。上肢機能が残存し、下肢機能が低下している対麻痺のような場合は、"バナナ"移乗板が役立つ。

ストッキング

筋力の低下あるいは麻痺が、下肢の姿勢性浮腫をもたらすことがある。これを軽減するためには、細目の弾性包帯を利用すべきである。もし、より強い圧迫力が必要ならば、下肢の弾性ストッ

キングを使うべきである。

車椅子

　車椅子が自走式であるか，介助式または電動式であるかどうかにかかわらず，背もたれが後方傾斜することができるリクライニング式であることが必要で，取り外し可能なヘッドレストあるいは頭部サポートも大切である。このような車椅子のなかには，単に背もたれが後方傾斜するだけでなく，椅子部分全体が後方に傾斜するものもある。

多専門職種チーム

　多専門職種チーム（multidisciplinary team）では，専門的ケアによる継続的な支援を行い，早期に問題への対処を行うことが重要である。チームアプローチによって，より多くの必要な支援が提供されることになるが，より良く機能するためには専門職間の境界はしばしば曖昧にならざるをえない。そして，スタッフは互いに尊重しあうことも重要である。各専門職が持つ"縄張り意識"も最小限にしなければならない。

　患者は毎回の訓練時間のなかで，理学療法士から病状についてさらなる知識やアドバイスを得たいと考えている。理学療法士は，どのような情報でもチームスタッフに伝えなければならないし，患者の要求に有効に対処できるスタッフを捜すことも必要である。また理学療法士は，死そのもののみならず，患者や家族が体験する悲しみや喪失体験に気づくことも重要な役割である（McTeer 1990；Oliver 1995）。「理学療法士は教科書的な理学療法士としての役割からさらに一歩踏み出し，患者に対して身体的な治療のみならず，カウンセリング的な人間関係をつくっていくことも求められている」（McTeer 1989）。本人，家族，かかわっている専門職スタッフは，行われているケアと全体的な治療方針についての情報を交換できる話し合いを持つことも必要となる。このような会議を持つことは，誰もが同じ情報を同じ時間に得ることができ，混乱した情報ができるだけなくなるようにする目的がある。

　要するに理学療法士は，多専門職種の支援チームの一員として，患者と家族に多くのものを提供することができる。「運動ニューロン疾患を持つ人々を支援するチームで働くことは，精神的に負担が多く挫折しそうになることも多い。しかしながら，同時にそのような苦しい病気を患う患者にかかわるということで，人間の持つ大いなる意志の力に気づかされることもあるのである」（O'Gorman and O'Brien 1990）。

6.2　作業療法

Chris Kingsnorth

　ALS患者の作業療法が関与する評価は，RennieとThornton（1988）により説明されたような作業能力に関連する様々な領域について考慮する必要がある。作業能力とは，日常生活行為を営む"個人的な"能力で，とりまく環境に影響され，満足できる時間内に行うことができ，年齢に応じたレベルで，人生の役割を果たすものと理解されている。日常生活動作とは，"毎日の生活の中で，身の回りの動作から仕事や趣味にわたるまでの役割を行うために機能するという個人的なニーズの範囲にあるもの"である。作業療法の基本は，個人的なレベルで活動を実行するのに必要なスキルで構成されている。

　ALS患者へのかかわりでは，特に関連がある領域において，患者が必要とする役割能力に大きな影響を与えるものがある。個人個人の能力とニーズは個別に評価されなければならないが，そこには共通した領域と解決策がある。患者の作業能力における問題に対する理想的な解決策の中には，価格的に高価なものもある。安定した症状が短期間しか継続せず状況が急激に変化し，そのうえ比較的患者数も少ないということから，検討されて選択された日常生活用具も，経済的にリサイクルして利用されるべきであるという議論も必要である。

配慮すべき領域（ドメイン）

年　齢

　ALSが発病した年齢は，その後の人生の役割に

影響を及ぼす。たとえば、作業療法の依頼が出された45歳未満の男性患者は、収入を得るための雇用や養育に関する問題、個人的な屋外でのレジャー活動に関する課題を抱えることになる。彼らの多くはその役割を維持し、必要に応じて身辺動作を援助してくれるパートナーをもっている。この人たちより若年の患者の場合、障害を容易に"受け入れる"ことができず、いろいろな考えや治療技術、身体変化を補うための器具の使用などによって病気に"立ち向かおう"とし続けることが多い。これにより、患者と作業療法士間の関係はより前向きで満足すべきものになる。逆に、必要とされる器具が利用できなかったり、または高価すぎるか、またはまだ発明されていない場合には、欲求不満の感情をもたらすものになる。この人々より高齢な患者の場合、自分たちの"運命"として受け入れやすいことが多く、このためか、あるいは要求することに抵抗を感じるためか、介助を受け入れるように勧めるのに、より精神的な援助が必要となる。また、高齢者はその介護者となるパートナーも高齢で、すでに身体障害を抱えていることも多く、全般的に介護の必要度は大きくなる。つまり、患者はそれぞれの人生における役割が異なっているのである。

環　境

　作業療法士による介入のアプローチ方法は、社会的および物理的な環境によって影響を受ける。患者が社会的に隔離されている場合には、コミュニティサービスへの連携のあり方、器具の必要性に対する素早い対応、終末期において在宅療養の継続が困難であることの把握などが求められる。文化/社会的な環境によって、たとえ機能的な自立能力が維持できていても、"病人"意識が働き、患者が毎日の生活のすべての面について介助されることを求める一因になることがある。このような状況下での介入は、効果的な介護ができることを支援することに向けられることになる。

　物理的環境の整備は、能力とニーズの変化に対応しながら定期的に評価される必要がある。患者と介護者が積極的で希望的であり続けることに気をくばりながら援助計画を立てることは、しばしば困難なことがある。患者および家族の新しい病状変化とその対処能力を評価することも重要である。患者自身が思いつく前に新しい器具を紹介をすることが、患者の拒否感を導くこともあるからである。たとえば、歩行能力に障害を受けている場合には、将来的に車椅子の利用を考えなければならないが、まだ歩くことができるうちからスロープの設置について検討しておくことが必要である。在宅で自立生活が可能な状況であっても、下肢の筋力低下が主症状として認められるようになれば、段差や階段の利用に影響が出てくるし、ドアの出入り口や方向転換場所は広くする必要がでてくる。患者が独居の場合、玄関のドアの開閉や、鍵を使う方法が新たな課題となる。

　適当なベッドについて、簡単な方法として、立ち上がりやすくするためや車椅子の高さと同じにするために、現在利用しているベッドの下にブロックを入れて高くしたり、マットレスの間に固めの基材を入れることがある。ベッドの高さおよび姿勢のコントロールの調整を必要とする、より複雑な要求がある場合には、病院用ベッド（すぐには入手可能ではない）を利用するか、または患者自身で電動ベッドを購入する必要がある。患者の母親が主要な介護者であったケースにおいては、彼女は一晩中、患者の姿勢を規則的に調整する必要があり、そのために過労となることがあった。電動ベッドの購入はかなり費用がかかったが、患者自身が自分の姿勢を調整することができ、母親はその分昼間の要求に対処できたので、有効と考えられた。地域の看護婦と介護者は、患者がより介助を必要とするようになっても、継続した援助を続けることで、日常生活における健康と、安全な方法を維持することができた。

時　間

　ALSの進行の速さは、そのニーズも急速に変化していくことを意味している。機器の貸し出しあるいは購入制度の複雑さによって、しばしば、適切な機器や支援サービスがタイミングよく提供されないことがある。他の有効な支援制度で入手可能となるまで必要なニーズを満たすために、たとえば電動車椅子など、限られた機器の供給制度を発展させる必要がある。多くの地域では、自発的

な支援団体〈運動ニューロン疾患（MND）協会などの〉が援助している場合もある。

作業能力のための要素

　作業療法の介入に関連する最も一般的な作業能力の要素は，運動能力と社会性である。運動能力が完全に失われることは，日常生活のすべての面において問題となる。患者が社会的相互活動を継続するために利用可能な環境制御の方法は多く存在するし，それにより，患者はわずかな動きでも環境に対して働きかけができる。

運動機能

1. **筋力および自動的関節可動域**：これが低下することにより，機能障害を伴う関節拘縮が生じることになる。作業療法では，手関節の最適な筋長および機能的良肢位を維持する，個別対応の熱可塑性プラスチック製のスプリントを作成することもある。これらのスプリントは夜間やテレビを観ているときなどに利用することになる。しかしながら，ALS患者では静的スプリントの装着に対して耐用性が低いことが多い。妥協策として，左右交互に装着して，片方を2日に1夜装着する方法も考えられる。

　肩を支持する装具は，歩行時における肩へのストレスを軽減することになる。肩は抗重力作用をもつ筋力が低下することが多いからである。それらは肩の疼痛を軽減するのに有効である。

　作業療法では，残存している筋力を最も有効に使うことができるような補助的手段を提供しなければならない。つまり，手関節や手部といった上肢末梢部に支持的装具を装着した場合には，これによって，すべての努力は肩をコントロールするということに注がれることになる。これはちょうど食事をしたり，キーボードを使うときの状況である。逆に，肩関節と肘関節に重力の影響を軽減させる装具を利用することによって，残りの手首と手指機能を有効に使うことができる。このようなことは，日常生活機能の自立性を高めながら，関節可動域を維持するという意味がある。別の例では，立ち上がるためにより大きな近位筋が利用されることを可能にするために，トイレの便座や居間の椅子は，座面が持ち上がり式のものを利用することもある。

2. **耐久性低下**：患者にとって，どのような活動にエネルギーを使い続けることがよいか，どのような援助を受け入れていくことがよいのかなどについて検討することが必要となる。よくいわれていることに，「日常生活動作（ADL）の自立度と，生活の質（QOL）の間には，相関関係が存在しない」（Cardol et al. 1996）がある。患者は，身辺動作において十分援助を受け入れて，その分もっと時間とエネルギーを家族との時間や余暇活動または仕事につぎ込むことを勧められる。病気の初期においては，作業の単純化原則を適用するのがよい。たとえば，シャワーを浴びたり，食器洗いなどの仕事では座って行うべきである。

3. **手の機能**：具体的な例は日常生活動作の項で述べるが，ここではいくつかの一般的原則について述べる。病気の初期において，把握力とその正確性の低下が手内筋筋力低下によって生じるため，大きめのハンドルや軽い力で操作できるものが有効である。手全体で把持できるような用具がよいため，食器用自助具の"手掌カフ"や，書字用自助具の"ペンホルダー"なども有効である。

4. **移動能力**：車椅子の利用を決めるときに，患者と介護者はともに十分な検討をしなければならない。最初は，手動式の車椅子が適しているかもしれないが，電動車椅子が給付されるのに6週間かかることを考えれば，タイミングよくこの供給を受けるために，前もって計画する必要がある。前述しているように，歩行ができる状態から車椅子に移行する状況変化は特に辛いものであり，そのための準備はチームスタッフ全員で敏感に対応しなければならない。患者が屋内の短い距離なら歩くことができるケースでは，最適な一時的方法はスクーターの供給である。これは一般的車椅子より，より"障害者らしくない"としてより容認しやすく，自動車を運転し続けることができないというショックを和らげることにもなる。

　手動式の車椅子は軽量である必要があり，容易に車輪が取り外せて，力の弱い介護者でもより簡単に移送できるものがよい。取り外し可能で，高さの調整可能なアームレストによって，立位移乗から側方またはスライドボードを利用した移乗方

法まで，体重負担を軽減し，より負担の少ない方法が可能となる．摩擦抵抗をあげたハンドリムを利用することで，把握力が低下してきても長期にわたって車椅子の自力操作が可能となる．座面での圧迫部位はクッションカバーなども考慮し，緩衝対策を講じる必要がある．たとえば，光沢のあるLycra（訳注：ポリウレタン弾性繊維）クッションカバーは，トイレ動作のためのズボンの上げ下げや，スライドボードを利用した移乗がしやすくなる．

　もし，電動車椅子が不適当かまたは利用できなければ，"介護者の手押し車椅子"が有効である．体幹と頭部のコントロールが低下した場合には"ティルティング機能"を選択するとよい．これはリクライニング機能よりも適切で，姿勢の観点からいうと，座面への圧迫点を変化させることができ，体幹や頭部に支持性を与え，骨盤をより安定させた位置に保つことができる．少しの傾きによって，時々使用されている外部からの頭部固定用の前額バンドや頸椎カラーを必要としなくなる．患者が自分で車椅子操作することができない場合は，介護者の手押し車椅子が介護者にとっては操作がより容易といえる．

　下肢の障害を持つほとんどの患者は，最終的に電動車椅子を必要とする．電動車椅子には多くの選択肢がある．選択肢は，利用度，有用性，携帯必要性，姿勢への考慮，追加オプションなどにより検討されることになる．たとえば，軽量の折りたたみ分解式の車椅子，または固定式の電動のティルティング機能とリクライニング機能が装備され，頭部サポート機能もある個別対応の車椅子などがある．車椅子の操作は，利用者の運動能力によって異なり，標準的な手操作のものや，上肢支持機能つき手操作のもの，頭の動きで操作するもの，膝の動きで操作するものなどがあり，これらの操作部位にあった様々なスイッチを利用することができる．もし適した車椅子なら，その人生の長期にわたって操作可能で，自立性をもたらし，姿勢を変えたり，いろいろな場所に行くことができ，コミュニケーション機器も装着して利用することができる．

5. 姿勢：病期全期において姿勢を管理することは，疼痛のコントロールや機器の利用，皮膚への圧迫管理と関連している．骨盤の安定性は機能的な座位姿勢のために最も重要な点である．筋力低下が進行したときに大切なことは，骨盤に安定した位置関係を与え保持させることである．側方からのサポートするような車椅子の選択が必要となる．さらに進行すると，呼吸のしやすさや頭部のコントロールの手段も考えなければいけないため，ティルティング機能が必要である．ただし，この状態では通信機器またはコンピュータ画面を見ることが困難となるため，これらの部分修正が必要となり，食事のための姿勢調整も必要となる．短い期間であれば，簡単な調節式の頭部装具は，食事の際や車椅子での外出の際に役に立つ．前述したように，電動式の姿勢調整機能付き車椅子は，自分で姿勢調節が可能で，呼吸困難による不安を軽減させることができる．

6. ベッド上での移動方法：病初期におけるベッド上での動きにくさは，ベッドボードを利用して堅いベッドベースにしたり，マットレスの下にしまうことができるベッド柵を利用したり，サテンの寝巻きを着るなどによって軽減される．病状が進行すると，日中は人的介助によって体位変換介助が必要であっても，適当なマットレスを使えば夜間は体位変換しなくてもよくなる．他のオプションとして，電動ベッド（上記，環境の項参照）や，背もたれ椅子で寝るのが快適と判断される患者もいる．

7. 移乗：病期のすべての時期において，自立度の高い移乗方法の臨床的なポイントは，移乗面の高さである．下肢筋力低下で発病した場合，座面は高くする必要がでてくる（この運動機能の項の1を参照）．車椅子が使用されている場合，安全な移乗を行うためにそれぞれの配置が重要となる．たとえば，ベッドは椅子が適切に置けるよう動かす必要がある．側方またはスライドボードを利用した移乗方法を導入する場合，立位での移乗を補助するために高くした椅子とベッドは，車椅子の高さに下げる必要がある．スライドマットおよび移乗ベルトは，スライドボードでの移乗を介助するのに有益である．自動車に移乗する際に立位あるいは側方移乗で行うなら，自動車の座面と平行になるような"楔形クッション"の利用で介助が容易になる．Lycra製のカバーを利用すれば，滑

らせながら回旋させることもできる。一部介助での立位移乗を行う場合，回旋ボードや回転盤を利用すると介助者も容易に行うことができる。移乗が全介助の場合，ホイストが有効であるが，電動式か油圧式かは，患者が在宅で生活しているのかあるいは施設の中で生活しているのかによって決められる。ホイストとスリングシートには様々な種類があるが，その選択は本人，家族，そして様々な環境的要素によって決まる。

8．**自動車の運転**：患者の運転能力について指導したり，アセスメントが必要であることを確認しておくことは重要である。病気の進行も比較的ゆっくりで，筋力低下も主に下肢だけに認められ，上肢に関しては運転が続けられそうな場合には，ステアリングのための様々な握り自助具（例：スピナーノブ）が役に立つ。

社会性

これは，コミュニケーションと社会的交流の能力を維持するために必要なスキルを含んでいる。

1. **書字**：上記の手の機能の項を参照。
2. **タイピング**：可動式上肢保持装具（訳注：BFOなど）や吊り下げ式上肢スリング（訳注：スプリングバランサーなど）は，患者がタイピングするときまたは拡大・代替コミュニケーションのためのキーボード使用時の補助に役に立つ。最も有効な例は，熱可塑性プラスチック製の手関節コックアップスプリントと併用した場合である。さらに，手指の装具を加えることが必要な場合もある。上肢保持装具はまた，新聞や雑誌を読むときにも役立つ。
3. **電話の使用**：電話の受話器を保持するために，様々な自助具が用意されている。さらに電話そのものが改良されて利用されている。たとえば，押しやすく拡大されたボタンがそうである。手で保持する必要のない電話もあり，これにより電話でのコミュニケーションを続けられる。「留守番電話機能付き電話」は，言語障害がある人に大変有効であり，呼び出し者や患者に精神的な負担をかけずにメッセージを得ることができる。

日常生活動作
身辺動作

一般的に身辺動作の障害に対する解決法について詳細に書かれたものがある。ここでは，個別的な問題に対するいくつかの対処法に限って述べる。問題となる障害は，ALSの病期と病型によって様々である。球麻痺症状が主だった患者では，コミュニケーション能力は別にして，移動能力はしばらく維持されるが，最初の運動機能の問題は上肢に出現する。このため，食事動作やトイレ動作，更衣動作，キーボードやコミュニケーション用具の利用が困難となってくる。下肢の機能障害から始まった患者の場合は，移乗能力と移動能力に問題が生じてくる。食事動作やキーボード操作に影響が出てくるまで重度になると，患者はすべての身辺動作において介助が必要となる。ここでは，最初に上肢に機能障害を生じた例について，以下に述べる。

1. **トイレ動作**：把持機能が低下した場合，簡単な解決方法としてトイレットペーパーを使う代わりに，ぬれナプキンを利用する方法が有効である。ファスナーやボタンなど留め具の必要のない簡単な服を着用し，腰の部分にループ状のものをとりつけておくと，ズボンの上げ下ろし時に役に立つ。さらに高額ではあるが，温水洗浄および乾燥機能付きトイレの利用という方法もある。

最も一般的な補助器具として，座面が挙上するオーバートイレ・フレームや手すりがあり，さらに進行すると車輪のついたシャワーチェアーがよく使われる。このシャワーチェアーは，患者自身あるいは介護者によってトイレ，浴室まで移動することができ，必要な移乗回数を少なくできる。このときの移乗方法には，立位で行う場合，スライドボードを利用して側方移乗する場合，ホイストを利用して行う場合がある。

2. **入浴動作**：簡単な方法として，ポンプ式の液体石鹸の利用や，サーモスタット，水道蛇口用自助具（タップ・ターナー），レバー式蛇口，バス・ミットなどがある。シャワーや風呂用椅子が利用され，この椅子は高さを固定したり，あるいは患者に合わせて高くしたり，低くしたりすることができる。これにより，入浴動作が安全かつ疲労が少ない状態で行える。シャワーチェアーは，シャ

ワーが利用できるところや，あるいは排水設備のあるバスルームで大変有効である。ティルティング機能とリクライニング機能を兼ね備えたシャワーチェアーは，ホイストを併用することで，姿勢保持が困難で頭部コントロールも全介助を要する患者でも，安全に支えられた方法でシャワーを浴びることができる。

3. **更衣動作**：特にALS患者に特有な更衣動作障害はない。ボタンなどは最小限で，容易に着ることができる簡単な服がよい。ズボンや靴下にはループをつけておくと履きやすいし，ベルクロ式あるいは簡単に履き脱ぎができるものがよい。

4. **食事動作**：可動式上肢保持装具は自立した食事動作を維持するのに有効である。吊り下げ式上肢スリングに個別対応の手装具を合わせて利用すればさらに有効である。最もうまく，柔軟な組み合わせで利用できたケースは，ある患者がキーボードを打ったり，新聞を読んだりするのに可動式上肢保持装具を使用し，その装具のバランスをとるためのスリングを椅子に取りつけ，食事時や歯磨き時に利用していた例である。上肢筋力の補助として働く重りは，運動機能が低下するにつれて加えていくことになる。

仕事

仕事が続けられる期間は，仕事の性質，役職，および患者の作業能力の変化に対する雇用者の順応性に左右される。主としてキーボードを使う座業の場合，その順応はより容易である（上記タイピングの項参照）。たとえば，ある患者は自立移動のために電動車椅子を給付されたので，長い期間銀行員として働くことができた。彼は電動車椅子でも都合のよい出入り口を利用することができた。職場の主要な通路のドアはとても重いものだったので，彼は修正された鍵を使用して会社内を移動した。車椅子の回転スペースや，机の向きと高さは，より使用しやすいように改良された。当初，彼は適当なオフィス用椅子に移乗していたが，のちに車椅子のまま働くようになった。タイピングを補助するためのErgorest（訳注：机固定式の上肢支持装置）やタイピング用装具が供給されていた。

吊り下げ式上肢スリングは片手でタイピングするために使われる。ある若者は理解のある雇用者のもと，全般的な筋力が低下してしまうまで働き続けることができた。彼はコンピュータを使用するために，在宅でもこの装具を使い続け，その後には車椅子にもこれを取り付け，彼の意思伝達装置（Lightwriter）の利用にも役立てることができた。

ALS患者へ作業療法的な介入を行う場合，問題解決能力や，患者の急激な変化や個々のニーズを認識して対処していく能力が求められる。患者へ最適なサービスを提供するためには，必要なサービスと機器について，柔軟かつタイミングよい，それら特殊なニーズについての情報収集認識能力が必要である。

6.3 言語療法

Amanda Scott and
Margaret Foulsum

はじめに

発話という方法でコミュニケーションする能力は，我々の人生経験のすべてにわたって他者と考えを共有することを可能とする根本的な人間活動である。ALS患者においては，発話がまったく困難となり，家族や愛する人，介護者，医療専門職との相互交流を困難なものにしてしまう。ALS患者を介護するこれらの人々は，患者に対して最も効果的なコミュニケーションを行う手段を提供する責任を持っている。

本項では，ALS患者のケアにおける言語療法上の役割について述べ，言語障害の様々な面や病気の進行に伴うコミュニケーションの変化に注目する。球麻痺の初期においては，発声方法に関する直接的なアプローチが一時的に有効であるが，病期の後期においては，コミュニケーションの代替手段を提供することが必要となる。コミュニケーションは常に他者との関わりを伴うものなので，治療的介入は最適なコミュニケーションを目的として，家族，友人，医療専門職，および介護者をも含むものとなる。

ALSのコミュニケーション障害についての特徴

診断時において，ALS患者の約28％は発声器官と嚥下器官の筋に障害を及ぼす球麻痺症状を合併し（Scottish Motor Neurone Disease Research Group 1992），その発生率は病気の進行とともに上昇し，死亡時には約80％にまで達する（O'Brien et al. 1992）。その障害の範囲は，発語のちょっとした不明瞭さなど軽度の構音障害から，構音不能あるいは発声不能にまで及ぶ。

正常な発声には，呼吸器系や喉頭，舌，咽頭，軟口蓋，口唇の正常な働きが不可欠である。ALS患者ではこれらの発声器官で，速度，範囲，強さの面で筋の働きが低下しているため，症状を呈するようになる。この障害は，上位運動ニューロンの障害から生じた場合は筋の痙性を伴い，下位運動ニューロンの障害の場合は筋弛緩性の症状を示すようになるが，多くの場合，両方の運動ニューロンの障害が混在した結果を生じる。発声システムを構成するこれらの器官の障害による特有の症状について，以下に述べる。

呼吸機能

発声の基盤となる呼吸器系の障害によって，呼気量が減少し，コミュニケーションにおける韻律的な部分，すなわち語勢やリズム，抑揚，速さなどが弱くなる。発声量が減少すると，騒がしい場所でのコミュニケーションが困難となる。これは個人の集団における交際能力の低下や他者の会話への介入能力を低下させることになる。発話の韻律的特徴の減少は，ユーモアや興奮といったコミュニケーションの表現要素を制限してしまうことになる。呼吸筋の筋力低下は，脊髄レベルでの上位あるいは下位運動ニューロン障害のいずれにおいても生じる可能性がある。これらの問題は，いつもというわけではないが，球麻痺症状に伴って生じることが多い。

喉頭機能

喉頭は声帯を含み，気管の最上位に位置する器官である。呼吸をする際には声帯は開いている。声を出すときには声帯は中央に寄り，空気の流れによって振動する。この声帯の閉鎖は，強くはっきりとした音声に不可欠である。声調の変化は声帯の柔軟性に依存しており，これが長く伸ばされ，喉頭が引き上げられ，前方に傾斜するに従い高調音の声を発生させ，短縮して引き下げられると低調音の声を発生させる。

下位運動ニューロンが障害を受けると柔らかく，息もれの多い弱い声になる。上位運動ニューロンが障害を受けると，荒く緊張した声になる。発声器官に障害を生じた人々は，騒がしい場所でのコミュニケーションに問題を生じるようになる。発声における疲労感は，会話をさらに制限してしまう。発話における韻律の減少もまた，声帯の障害に起因する。

軟口蓋および咽頭の機能

ほとんどの発声音は，口腔を通過した空気の流れによって生み出される。鼻腔咽頭間の閉鎖は，軟口蓋の挙上および咽頭の収縮によって行われている。"n"，"m"，そして"ng"（songの終わりの部分のような）の音が発音されるとき，空気が鼻から抜けるように，舌後方の挙上に対して軟口蓋は下降する。そして，これらの音は鼻声音として発せられる。

軟口蓋と咽頭間の閉鎖障害は，すべての発声音を鼻声音化し，結果として不明瞭な音となり，聞き取りにくいものとなる。鼻からの空気の漏れは，口腔からの空気の流れを減少させ，空気の非効率的な使用の結果として，単語や語句の終わりが弱められ，語句はより短くならざるを得ず，一息で発声される単語数は少なくなる。

舌の機能

舌は，発声システムの主要な調音器官であると考えられている。微妙な動きが，多くの発声音を生み出すために必要である。"k"，"g"や"ng"の

発音のときには，舌は上昇する．"s"，"z"，"t"，"d"，"l"，"r"や"n"の発音のときには，舌の尖端が挙上しなければならない．"sh"の発音には舌の側方が挙上し，"th"では舌の尖端を歯の間まで前方に出さなければならない．

全体的な舌の機能低下はALSの特徴であるが，発声の聞き取りやすさを低下させる大きな要因となる．軽度の舌機能障害は，言葉の不明瞭さに関連する．舌機能がさらに低下すると，ほとんど正確には発音できなくなり，最終的にはまったく発話が理解できないものになる．ALS患者は，拡大・代替コミュニケーション方法に頼らなければならなくなり，結果としてコミュニケーションの多くの面で質の低下を経験することになる．

口唇の機能

口唇の閉鎖により"m"の発音が可能になり，口唇を丸くすることが"w"の発音では必要となる．"f"や"v"の発音では下唇が上の歯に接近する必要がある．

痙性を伴う口唇は後退し，歯が見えるようになり，口唇の閉鎖が困難となる．弛緩性の口唇では発声が弱くなり，休んでいるとき口唇が垂れるようになる．口唇閉鎖ができないと流涎をきたし，話すことに対する困惑さとためらいを生むことになる．

口唇の機能障害があるときは，通常，頬筋にも障害が存在する．頬筋が痙性のときには，頬の内側が歯に当たるようになり，頬を嚙むといった問題が起こる．患者の咬反射が亢進している場合，これはさらに悪化し，結果として腫脹と疼痛を生じることになる．

コミュニケーションに影響する他の問題

ポジショニングおよび全身の快適さ

コミュニケーションの効率はALS患者の身体的快適さにも依存している．適切なポジショニングは異常な筋緊張を減少させ，座位姿勢を保持するための余分な努力を減少させ，反射亢進やクローヌスを最小限に抑え，コミュニケーション機器の使用しやすさを促し，呼吸機能も最適化させるために重要である．これらの状況について，理学療法士や作業療法士と連携をとることは，座位姿勢や，頭部，頸部，体幹の支持，上肢機能の関わりにおいて有効である．

全身の快適さは，基本的要求がいかに満たされているかにも依存している．ALS患者は，しばしば飲水，用便，鼻をかむことなどにおいて，他者の援助に頼ることになる．これらに対処するための，すばやく的確なコミュニケーション方法を確立しておくことが大切である．

病的な感情失禁

病的な笑いと泣きの感情表出は，ALSにおける偽性球麻痺症状に関連する感情的な傾向と考えられている．この問題は，抑制困難なきっかけによる感情の反応として表出され，反応の形態としては通常適切であっても，程度として過剰に表出されてしまう．一度感情表出が始まると，止めることは困難となる．感情的な問題について話し合うことが病的泣きのきっかけになることが一般的であり，重度の場合，それほど感情的でない話題を話していても病的笑いや泣きを経験することがある．結果として，この問題は言葉によるコミュニケーションと社会的な活動に深刻な影響を与えることになる．

病的笑いと泣きは，感情に関連する運動反応の保続と考えられている．呼吸パターンを変化させることに意識を向け，運動反応を変更することによって，患者は感情のコントロールを取り戻すことができる．特にコントロールできない笑いの場合は吸気に，コントロールできない泣きの場合は呼気に集中することで達成できることがある．軽度の症状の場合，簡単な対策として，過剰にならない範囲で元気づけ，話題を転換させることが病的な感情のパターンを抑える助けになる．なかには抗うつ剤が有効な場合もある（Langton Hewer 1995）．

認知機能障害

あまり一般的ではないと考えられてきたが，最近の研究によって，認知機能障害は以前の報告より高い割合で認められるようになってきている。明白な認知症は ALS 患者では珍しいと考えられてきた(Martin and Swash 1995)が，最近の研究では，認知機能障害が，より穏やかな場合も含めて，35.6％の割合で合併している(Massman et al. 1996)としている。病理解剖による研究(Hudson 1981)および神経心理学的テスト(Massman et al. 1996)の両方の研究で，前頭葉型認知症の合併が報告されている。認知機能障害は，問題解決の困難さや精神状況の転換の困難さの原因となる。

認知機能は，最も適切な拡大・代替コミュニケーション手段の選択において考慮される必要がある。認知機能が低下している場合，コミュニケーションの相手は，その相互作用の中でより多くの責任を引き受けなければならない。不正確な反応，簡潔なメッセージを記述する能力の低下，あるいは，コミュニケーション効率を高めるためにメッセージのキーワードを記述する能力の低下は，認知機能障害を合併する患者に認められている。

環境への配慮

構音障害を伴った言葉は，雑音の多い場所や集団で会話をする場面では理解することがより困難となる。簡単な対策は，テレビやラジオを切ったり，ドアをしめたり，より話しやすく聞き取りやすい静かな場所に移るなどである。会話時，顔と顔を合わせたり，明かりを適切にするといった対話のあり方も効果的なコミュニケーションを促す。電灯や窓といった明かりを患者の背面におくことは避けるべきである。会話の理解を補足する表情を見ることが困難になるからである。

口腔咽頭の分泌物の問題

健常人の場合，毎日 1.5 リットルの唾液が生み出されて，嚥下されている(Bray et al. 1994)。これはほとんど無意識に行われる活動である。ALS 患者の場合，この口腔咽頭からの分泌物の問題が発語障害とともに存在し，通常嚥下障害と関連している。一般に，咽頭の濃い粘着性の分泌物貯留と口腔内の乾燥で一日が始まることが多い。

この濃い粘着性の分泌物の問題には，室内空気を加湿し，粘膜を保湿することが有効である。これは蒸気吸入器，あるいは，朝，シャワーを浴びるときの湯気でも簡単に目的を果たせる。粘液溶解酵素を含む果実ジュース，たとえば濃いブドウジュースやパイナップルジュース，パパイヤジュースが有効なこともある。パパイヤ酵素の錠剤は健康食品店でも入手可能である。ブドウ種子油(grape seed oil)などの軽油も，口腔咽頭部を滑らかにするのに有益であり，発声のための動きを円滑にしてくれる。

日が経つにつれて，ALS 患者は唾液を嚥下することが次第に困難となり，口腔内に貯留したり，涎として認められるようになる。この問題はしばしば食後(経管栄養であっても)や夕方に増悪し，疲労時にも唾液コントロールが不良となる。このようなときは，患者は涎を気にしながらしぶしぶコミュニケーションを行っていると考えられる。

少しの過剰唾液なら，規則的で，意識的な飲み込み方法を導入することによってコントロールできる。たとえば，溜まった唾液を飲み込む間に飲み物を少しすることや，話をする前に慎重に空嚥下をすることなどである。流涎がどうしても問題となる場合は，薬物療法によって唾液分泌を軽減させる方法が必要になる。通常，アミトリプチリン，アトロピン，スコポラミンといった抗コリン剤が使われるが，時間が経つにつれてその有効性が減少してくるので，抗コリン剤の定期的な使用には注意しなければならない(Mathers et al. 1993)。これらの医薬品の最も効果的な使用方法は，短時間に限られた状況，たとえば社会的なイベントの前などにおいて利用することである。

治療的介入

ALS患者に対する直接的言語療法の役割

　発語は，符号化された言語的メッセージよりさらに多くのものを含んでいる。発語はコミュニケーションの一部として，ユーモアや会話の主題に対する我々の感情など，我々の個性の要素をも伝達する。発語の障害が進行するにつれて，会話する能力に関連した問題が生じる。ALS患者にとって，環境をコントロールするという潜在能力の喪失，アイデンティティの喪失，セルフイメージと自尊心の変化，および目的意識の喪失までも含んでいる。これは，家族およびより広いコミュニティ内での人間関係にまで影響を与える。コミュニケーションのより広い意義と対比して，治療の焦点を発語機能だけにおいたばかりに，これらの問題を見過ごすようなことがあってはならない。

　本章において議論される発語障害の多くは，伝統的な言語障害治療テクニック，たとえば呼吸努力を減らす延長発声法や，発語開始障害が存在するときの援助方法 (Ingham 1984)，また，声の緊張を減少させるための，修正された"あくび/深呼吸"訓練 (Boone and McFarlane 1994) などと対応している。しかし，治療のタイミングとこのような治療的介入の期間に関連した，病気の進行の速さを注意深く考慮することが重要である。発語障害を改善したいという要望のために，発声を反復したり筋肉訓練を含むプログラムを設定することは，患者が自分自身の機能低下を認知してしまい，消極的な意味合いをもたらしてしまう。

促通手技

　バイブレーション，ブラッシング，アイシングなどの促通手技は，異常な筋緊張を減らし，短期間，言語の明瞭さを改善するために用いる (Scott and Staios 1993)。これらの手技は，訪問者が到着する前や，食事の前に行えば，役に立つ。

拡大・代替コミュニケーション (AAC)

　ALS患者は，発声能力が突然なくなるということはなく，たいてい言葉の明瞭さは徐々に低下してくる。発声能力が低下してくると，ALS患者はコミュニケーション能力を維持するように調整するようになる。その変化は，発語に対する呼吸機能の低下を補うというかたちで語句が短くなるということや，言葉が遅くなり，発声に関する筋力が弱くなるに従い，意図的な発音の強調を試みたりすることである。最終的に発語内容は，ペンと紙，文字ボード，語句ボード，意思伝達装置などの方法を使って補われる。発語内容がわかりにくくなったときには，ALS患者は完全にコミュニケーションの代替手段に依存するようになる。

　コミュニケーションは，身振り，言葉，書字，コミュニケーション支援用具のどの手段であろうと，様々なレベルで情報を伝える。ALS患者における拡大・代替コミュニケーション (AAC：augmentative and alternative communication) の使用についての研究では，MathyおよびYorkston (印刷中) がコミュニケーション活動について記述している (表6.3.1を参照)。

　これらは，ALS患者がAAC機器を使ってのコミュニケーションの内容の範囲を概念化するための，価値ある枠組みを提供している。

拡大・代替コミュニケーション機器の導入

　拡大・代替コミュニケーション (AAC) 機器導入の適切さとタイミングには，患者と介護者の受容が重要な役割をもっている。ALS患者が本当に必要とする前に十分な時間を使って練習をしてもらうという理由で，病気の初期にAAC導入を試みることがあるが，これは心理学的・感情的な意味では適切ではないことが多い。ALS患者への働きかけにおいて，個人の生きるスタイルが尊重される必要がある。万が一のためにあらかじめ計画したり，AACの早い導入によって安心が得られる人もいるし，その状況が来たときに導入を試みる

表 6.3.1 コミュニケーション活動

直接向かい合っての会話：迅速で，気楽な，考えていることや感情の交換，2人以上の人との世間話。
急な基本的要求：要求/希望のためのすばやいコミュニケーション。たとえば，姿勢の変換，チャンネルを変えること，口を拭くこと。
やや詳細な要求：対話者が理解できたことを確認するための要求を，短い文章を使って意思伝達すること。たとえば，外出して何をしたいかなどを示す。
詳細な情報：より多くの情報の伝達。たとえば，彼/彼女についてどのように感じるかを他者に伝える。話題またはトピックに対して自分の意見を言うなど。
個人的な物語：要点を示し，経験を交換して，冗談などを言うなどの目的のために，コミュニケーションの中で，個人的な物語または逸話を話すこと。
電話：電話ごしで，音声出力機器または通訳機器を使用しての利用。
文章によるコミュニケーション：手紙や仕事，執筆など，プリントアウトすること。

ほうがよい人もいる。このような人にはAACの早い導入は妨げになることが多く，彼らの病気との付き合い方に矛盾を生じてしまう。

ALS患者には，発話困難になることが重要な不利であると理解せず，それほどAACを前向きに受け入れようとしない人もいる。

コミュニケーション対話者の協力

コミュニケーションは1人で成立するものではなく，なんらかの関与がコミュニケーション対話者には求められる。構音障害を伴った発話やAACに対する適応は，ALS患者がかかわりあうすべての人に影響を与える。このため，家族，友人，介護者，および医療専門職の人々は，可能なかぎり，治療的介入を心がけるべきである。

多くの人々は，理解することが困難であったり，精神的に負担の多いコミュニケーション機器を利用している人とは，かかわり合うことを避けたがる。かかわる人々はコミュニケーション方法に関する方策について指導を受けておく必要があり，それははっきりと話題を決めて質問をしたり，系統立てて「はい」「いいえ」の二者択一方式の質問様式にしたりして会話の流れを援助する方針などであり，基本的欲求のコミュニケーションと自由な形での会話の違いや，論点の取り上げ方についても理解しておかなければならない。会話を促すことを全面的に他者に委ねている場合，ALS患者の会話の主導権は失われやすくなるので，より深い議論ができるように十分な時間をとる必要がある。

AAC機器を使用する場合，効率的にコミュニケーションを行うためには対話者の積極的な関与が重要である。機器を保守管理する役割，具体的には機器の適切な設定方法，電源の管理などであるが，これを行う人を確保することは容易ではない。それは，多くの人々がこのような電子機器を見慣れないことや，それに対する自信がないからである。このような機器の導入は，介護者にとっては毎日の作業の追加となり，かなりの負担になる。このため，AAC機器が使われるときには，患者および家族と介護者に援助が必要である。

正常な話し方では，1分間に約150～250単語を伝えることができる（Goldman-Eisler 1986）。優れた電子コミュニケーション機器の使用者では，15～20単語を1分間に伝えることができる（Foulds 1987）。したがって，コミュニケーションのために必要な時間の量は，種々のコミュニケーション活動の範囲を考慮して調整されねばならない。

AACの種類

ALS患者に利用可能な，様々なAAC機器がある。身体障害，認識機能の状態，病気の進行状況はすべて，推奨されるAAC機器の種類を決定する際に考慮されるべきである。最も適切で機能的な機器システムが導入されるときに考慮すべき点として，携帯性，耐久性，機器のメンテナンスもあげられる。拡声装置や，ペンと紙，磁気の記述ボードなどの簡単な手段はすぐに手に入り，携帯性に優れ，練習をほとんど必要としない。多くの人々の場合これで十分であることが多い。病状がさらに進んだ患者や，全身衰弱があり，認知障害

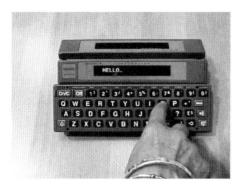

図6.3.1　ライトライターコミュニケーションエイド(Lightwriter communication aid)。(Toby Churchill Ltd. による)

も問題となっている場合，事前に録画したメッセージ・ボード，アルファベットボード，および絵カードは有益である。さらに技術的に高度なシステムには，文章読み上げソフトウェアやLightwriterのようなコミュニケーション機器がある。これらのシステムは音声出力が可能という利点があり，電話を通してや，子どもたちやグループともコミュニケーションが可能である。先読み機能があるため，キーボードがうまく使えない人や，手指の巧緻性に障害がある人にも有効である。スキャン機能もあり，上肢機能が悪化しても，この機能を取り付ければ十分利用し続けることができる。スキャン機能をセットアップするときは，スイッチを利用する最も適切な方法を見つけるため，作業療法士と連携をとることが大切である。

目の動きだけを必要とするEtranボード(訳注：透明文字板の一種)は，とくに有益である。これらのボードの使用には，ALS患者と対話者の両方に適切な訓練と実践を必要とするので，かかわる人々のすべてに，効果的にコミュニケーションを行うための集中的なトレーニングが必要である。

理解することが困難な話し方をする人や，コミュニケーション機器を使っている人とコミュニケーションをすることは，集中と忍耐を必要とする。家族，友人，介護者，および医療専門職は，構音障害を伴った発話よりも電子機器のほうがより効率的であると考えているため，このようなコミュニケーション機器の遅さを実感するときにはがっかりするかもしれない。実際に選択する前に，このような機器をいくつか試しておくことはよい考えである。そうすると，一見したところ目を引く機器も高く評価されすぎており，軽度から中等度の構音障害の場合，発話のほうが相対的に効率的だということがわかる。

コミュニケーション機器が，その種類を問わず，コミュニケーションの障壁にならないようにすることが重要である。ALS患者の家族，介護者，および友人は，機器の使用を受け入れるよう促されるべきで，普通のコミュニケーション領域のすべての範囲でかかわれるよう勧められねばならない。これは，基本的欲求と同様に，家族や社会の中での普通の活動への参加機会を提供することも含んでいる。

ターミナル期のコミュニケーション

発話障害は，前述したように，次第にALS患者のコミュニケーションに強く影響を与えるようになり，球麻痺症状は悪化し，最終的には完全に発語によるコミュニケーションを失ってしまう。明らかに，病気のターミナル(終末)期には，重大なコミュニケーション障害を生じることが予想される。

この前の段階では，ALS患者は情報を伝えることができないことをまだ恐れてはいないかもしれない。もし可能ならば，ターミナル期になる前にALS患者のための日常生活の普通の欲求を伝達する効率的な方法も確立しておくべきである。病気が進行するにつれて，新たな欲求も生じてくる。これらは他の人々でも認識できるように明確に文章化しておく必要がある。このようにすれば，コミュニケーション・ボードや電子機器も最

新の内容にしておくことが可能である。そして，適切な「はい」「いいえ」で答えることができる質問をすることもできる。これによって，ALS患者が変更した要求を満たすために，指示を繰り返さねばならないときに起こりうる，心配やいらだちを防ぐことができる。

ケアを受ける環境，病院や老人ホーム，またはホスピスなどでは，患者に精通したスタッフの配置は，議論の争点になるかもしれない。コミュニケーションが困難なとき，発語が理解しづらいためか，代替コミュニケーションに対話者のかなりの協力を必要とするために，しばしば患者が，最もその人とコミュニケーションがとりやすいという理由で，特定のスタッフについての好みを表現するようになる。この状況は，ALS患者にかかわるすべての人々に，AACの使用についてのトレーニングを行うという言語療法士の役割の重要性を示している。

理想的には，ALS患者のコミュニケーション問題の管理について言語療法士は，病気の全期にわたってかかわり続けなければならない。治療的介入は，ALS患者の希望や欲求だけでなく，病気の進行の速さや重篤さに対応して決定されるべきである。

6.4 ALSチームにおける臨床心理士の役割

Jos Kerkvliet

ALS患者とその家族に対する良質な心理社会的ケアは，ALSチームの成功に欠かせない要素である。チームの全員は，患者とその家族がALS発症から患者と家族が経験する適応過程についてよく理解していなければならない。

心理社会的ケアは，社会科学についての教育を受けた専門職種のみがかかわる領域ではない。しかし一方では，彼らのケア技術は限られた特定の状況下でしか求められないという事実がある。臨床心理士が従事することを求められる仕事は，複雑な症例についての評価，スーパービジョン，コンサルテーション，そして教育である（MAS Report 1989）。臨床心理士こそが現場での仕事の中で最もその能力を発揮できる主たる強みは，その幅広い経験と，人間の行動を説明する様々な心理学的理論についての知識にある。

ALSケアの文脈において次のような心理学的影響を考慮しなければならない。まずALSが患者自身に及ぼす影響，患者の神経心理学的症状，患者が自分の症状・診断内容・慢性の経過・死に直面することから受ける心理的反応，その家族個々人のコーピング（対処）戦略，そしてそのコーピング戦略の間に生じる相互作用である。また，さらに重要な点は，社会的支援ネットワーク，すなわち友人たちや地域の人々の反応である。ALSチーム自体もALS患者やその家族，さらに彼らのコーピングに影響を与える。チームが有効に活動できるか否かは，メンバーが建設的に自分の反応を表現する能力があるかによる。

ALSの神経心理学

ALSは病理学的に運動神経系のみを侵すのではなく，その病理は感覚系（視覚，嗅覚，触覚，痛覚）にも及ぶことがエビデンスとなりつつある（Worthington 1996）。Talbotら（1985）は前頭葉型認知症患者，ALS患者，前頭葉型認知症とALSの両方を併せ持つ患者，健常者について，脳血流シンチグラフィー（SPECT）と様々な神経心理学的テストを用いて，比較検討している。脳血流シンチグラフィーでは健常者に比べて，上記のすべての患者群で脳血流の減少が示された。しかし前頭葉型認知症のないALSのみの患者群では，その減少は最も軽度であった。すべての患者群において，脳血流の減少は前頭葉と側頭葉前部にみられた。同様の結果はAbeら（1993）も報告している。

Chariら（1996）は，潜在性の認知障害をもつALS患者が存在すると考えている。しかし，その認知障害は神経心理学的スクリーニングが可能な研究環境でしか発見できないとしている。彼らは50人のALS患者のうち25％の症例で，前頭葉の神経障害による非言語的視覚的注意障害を発見している。これらの患者は認知症を伴わないと診断されている。Abrahamsら（1997）は，これらの所

見を言語の流暢性に関する神経心理学的テストで確認したが，これらの障害について患者自身もその介護者も気付いていないと述べている。

ALS患者では言語と意思伝達の障害があるとみられており，これは言語療法士の特別な関心事となっている。言語による意思伝達の障害（構音障害）に加えて，さらに神経心理学的機能も障害されていると考えられている。RakowiczとHodges（1988）は，18人のALS患者のうち2人が認知症を伴わない喚語障害と失語を呈した，と報告している。3人の患者は認知症を伴っており，（驚くにはあたらないが）また言語機能も障害されていた。彼らは，構音障害のために失語症が気付かれないでいる，と報告している。

認知機能障害をきたす原因となる確かな病理学的所見は，いまだに明らかではない。"皮質型"認知症を示唆するような，潜行する病理学的変化（たとえばピック病が封入体の存在により確定診断されるように）を推定している者もいる（Neary and Snowdon 1996）。また皮質下に原因があると考える者もいる（Andreadon et al. 1998）。

大きなALSセンターであれば，認知障害はより発見されやすい。少人数のALS患者しか診療しない多くの地域施設では，神経心理学の専門部門と連携することが少ないため，このような症状が見逃されてしまう。しかしながら，認知障害や認知症が存在する可能性を示す数々の調査結果からは，すべての施設にとって患者の療養管理上重要な示唆が得られている。

Worthington（1996）は，患者に神経心理学的問題が生じる可能性について，これを無視しても大袈裟に捉えてもいけない，と強調している。彼は文献に報告されている認知症を伴うALS患者のほとんどが，身体的症状が認められる以前に，すでに人格や心理的機能の崩壊をきたしている，と指摘している。言い換えれば，患者はALSの症状が進行する前に，すでに認知症となってしまっているのである。

患者とその家族に，認知障害が生じる可能性についてあらかじめ伝えるかどうかについては，そのことが彼らに与えるかもしれない影響についても考慮しなければならない。Silversteinら（1991）は，記銘障害を生じる可能性を有する患者は，ALSのみの患者より，もしものときに蘇生術を受けないことを選択する傾向があることを見出している。認知機能を失うことや，それを予期することは非常に辛いことである。

一方ALS患者の多くが，病期を通じて全く認知障害を生じないということは心に留めておくべきである。しかしながら，かつてよいと考えられてきたこと，すなわちALSは心を蝕まないという保証を与えることは，今や明らかに間違っている。この問題については，高齢者ケアの分野で興味深い議論が続けられている（Drickamer and Lachs 1992）。

多専門職種チームは，認知障害が出現してくる場合の特徴について知っていなければならない。

・人格の変化（頑固，攻撃性向）
・決断を下す，質問に答える，記憶するなどの心理的機能の低下
・情動（制御できない泣き笑いや怒り）
・集中力低下による情報獲得能力の低下
・問題解決能力や，旧知の方法が通用しない場合に新しいアイデアを生み出す能力の低下
・分割的注意能力の低下（歩きながら話す，といった同時に二つのことを遂行できない）

チームのメンバーがこれらの障害を疑ったときには，他のメンバーも同様の所見を得ているかどうかを確認するために，そのことをすべてのメンバーに伝えなければならない。さらに患者およびその家族との面談を考慮する必要がある。患者自身は，前頭葉障害のために自らの認知障害について洞察することが不可能であり，それらを症状として認識するのは困難であることを知っていてもらうためである。

患者やその家族が，疾病に関連した行動や心理状態の変化について質問した場合には，教育的なアプローチが推奨される。臨床心理士はこの質問に答えるとともに，その環境を整える方法について，また最良の介護の方法について助言することができる。

認知や行動の変化を最も適切に評価できるのは臨床心理士である。神経心理学的所見を確立し，また行動の変化が，疾患に対する適応表現なのか

精神病理学的初発症状なのか，について評価できるからである。

ALS患者が受ける心理学的影響

心理学的影響に関する初期の調査研究は，質的に疑わしいものであるにもかかわらず，その結果は現在も広く引用されている。このために，サービス提供者が心理社会的介入の必要性を過小評価している可能性がある。

BrownとMueller(1970)はわずか10人のALS患者の観察に基づいて，ALS患者は禁欲的な人格，独立心，自制心，意識から不快な感情を排除できる能力，を表していると結論している。その当時は，人格的な特徴を特定の疾病の発症に関与する可能性がある原因として見つけ出そうとする風潮があった。Gouldら(1977)はこの研究の再験を試みたが，人格とALSの間に何の関連も見出せなかった。実際彼らは，研究した40人の対象者のうち22%にうつ症状がみられたと報告している。

一方で，神経疾患がうつ病を引き起こす原因となる可能性に焦点をあてた調査も行われた。SchifferとBabigian(1984)は，ALSとMS(多発性硬化症)の患者の精神科記録をレビューしている。彼らは，365人のMS患者の19%がうつ病であったのに対し，124人のALS患者では5%であったとしている。症例数は多いが，サンプリングの方法に重大なバイアスがかかっているため，その結論は疑わしい。

ALSが患者とその家族に与える影響について，今日もなお色褪せていない初期の研究報告がある。Bregman(1983)は，ALS患者の6家族とともに生活した経験を報告している。彼女は，疾患の進行が患者の社会的役割に与える影響や，地位や友人を失うことへの影響，また不愉快な個人的経験や感情的負担への影響に，特に注目している。大規模な調査は，これらの側面を捉えていないばかりか，疾患の体験的な面を記述していない。

定量的調査の実質的な最初の研究は，MontgomeryとErikson(1987)によってなされた。彼らは38人のALS患者について研究し，その50%が高い不安・抑うつスコアを示すことを発見した。しかし彼らは，高い不安・抑うつスコアと疾患の重症度との関連は見出していない。

疾患の重症度と心理学的状態との相関は複雑なものである。一般の人々(医療福祉従事者を含む)は，身体的障害をもつ人は情緒的障害も受けていると考えている。調査研究の焦点は，しばしば心理学的苦痛が高いスコアを示す人に向けられがちである。どのような要因が心理学的に良好な状態に寄与しているかを探求することは，翻って心理学的苦痛を増加させることにつながる要因について，より多くの知見を得ることに他ならない。

MontgomeryとErikson(1987)の研究は，身体的機能障害は心理的苦痛と相関している，との結論に達している。しかしながら，重度のうつ病は疾患の重症度とは相関していない。対照的にBockerら(1990)は，日常生活機能の障害と気分障害の重症度とは重大な相関がある，と結論づけている。この研究は21人の患者を対象にしているが，これらすべての患者は疾患の進行した段階にあったため，その結論は疾患の終末期に限られるべきである。

方法論的にみて正しい研究は，ALS患者の国内登録制度を利用した，181人のALS患者についてのコホート研究(Hunter et al. 1993)で行われた。彼らは，すべての患者の広く75%に本質的な心理学的苦痛が生じることを見出している。彼らは，患者の16%が重度の心理学的問題を抱えている，とも評価している。彼らは，身体機能的障害または機能的独立性と心理的苦痛との間に強い相関は見出していない。しかしながら，彼らは二つの尺度，すなわちGHQ(一般健康質問表)とバーセル指数(Barthel Index)を使用しているが，この両方ともが批判の対象となり得る。GHQは健康状態の最近の変化については感度があるが，慢性的な体調についてはそうではない。またバーセル指数は，疼痛や会話上の問題については感度がない。よって彼らは，心理学的状態とALSの病型との関連性は見出してはいない。

心理的苦痛と疾患の重症度との関係の複雑さについての研究は，ここで紹介されている研究報告のサンプリング方法によって，さらにその難しさ

を増している。Hoggら(1994)は，彼らの施設で59人のALS患者の症例について研究している。患者群は，比較的低いコミュニケーション障害の発生率(12%)を示している。大多数の患者(52%)は発症後1年から2年と診断されており，17%が発症後4年以上と診断されている。この研究では，身体的障害と心理的苦痛の関係が見出されている。すなわち，身体的障害が増加するに従ってうつ病の増加がみられ，また重度のコミュニケーション障害を伴う患者群では，不安の増強が報告されている。また，高いうつ病スコアと適応手段としての拒絶の高頻度の行使との相関も報告されている。これは臨床的に重要な所見であり，拒絶の行使の減少を目的とする効果的な手段についての研究が必要とされている。

慢性的な疾病に対する心理的適応の分野での最近の調査研究では，患者自身がその診断について，すなわち因果関係や重症度，進行の見通しなどについて理解していく過程や，その理解が適応方法に影響していく過程に焦点が置かれている。したがって，患者の適応方法がその疾患の表現型に影響する可能性がある。Earlら(1993)は，医療福祉従事者が，患者自身の自らの状態に対する見方を予想できる，または患者自身の疾患についての今後の見通しは医学的なものである，と仮定することについて強く警告されねばならない，と指摘している。患者個々人の疾患の表現型は様々であり，客観的な重症度(または会話や嚥下の障害)とは関係しない。苦痛の程度や治療を続けたいという希望は，疾患の表現型と関係がある。そしてこれこそある意味で，なぜ新たな調査研究が重要であるか，という理由である。適応手段と情動変化の結果との相関は，いまだ明らかではない。

疾病表現型の調査研究が有用である，と証明されるであろうもう一つの方向は，心理学的所見が生存に及ぼす影響である。McDonaldとCarpenter(1994)は，低調な心理的状態にある患者は，その生存期間がより短いことを示した。彼らは144人の患者を診察し，その後2～3年間追跡している。心理学的所見は，七つの尺度を用いて構成されている。それらの尺度は，次の七つの異なる側面を測定している，すなわち，失望，抑うつ，自覚的ストレス，怒り，人生の目的，健全な自制心，そして生活の満足度である。この研究は罹病期間，疾患の重症度，患者の年齢について，対照をとっている。McDonaldとCarpenterが使用したサンプルは，より長期間生存した患者らの過剰な表現を取り入れたことで，バイアスがかかっている。

Johnstonら(1999)は，前述したバイアスを除外し，38人の患者のコホート研究で，診断のための入院前，その6週間後，および6ヵ月後に調査をしている。彼らは，彼らの研究はMcDonaldとCarpenterの示した所見を支持するものである，と結論している。Johnstonらは，より積極的気分を持つ患者は，消極的気分を持つ患者より長期に生存する，と述べている。この研究では，延長した生存期間は，疾患についての個々人の体験そのもの自体とは相関しない，と主張されている(患者はすべて，診断された時点で登録されており，診断時の症状の性質や身体機能障害の程度は，生存と相関しない)。Johnstonらは，低調な気分を持つ患者の生存期間短縮の原因について，三つの可能性を提示している；患者が異なる生活習慣を持つ(食事，運動，症状の自覚)，患者が医療福祉従事者に異なる行動をとる(さらなる治療を要求しない，またそのような治療を受けるための支援を求めない)，疾患の進行に関係する生理学的メカニズム(たとえば神経内分泌免疫機能)が存在している。これらのすべてに，さらなる調査が必要である。

臨床的には，統一した適応手段を援助し，疾患表現型を改善する行動プログラムを実践するための，十分なエビデンスは得られていない。しかし調査研究は，着実にこの方向に動きつつある。さらに，他の神経疾患でのうつ病の治療の有効性には十分なエビデンスがあり，うつ病のために確立された評価方法と治療は正当なものである(Mohr and Goodkin 1999)。

ALSにおけるチーム医療：臨床心理士の役割

多専門職種チームにおける臨床心理士の役割は，評価者として(個々人の適応方法に関連した認知機能の変化について)，調査研究者として(心

理学的アプローチの有効性を評価する），家族関係に対処する心理社会的セラピストとして（5章 心理社会的ケアを参照），そしてチームリーダーとして（患者と家族がチームに与える影響に対処する）の役割を含んでいる。本項では，チームリーダーとしての役割について詳述する。

医療専門職のストレスについての調査研究は，膨大な数にのぼる（たとえば Hardy *et al*. 1998）。各個人のストレスの受けとめ方は，仕事量や身体的負担，責任，仕事上の様々な関係，仕事と家庭の両立，役割の曖昧さ，そして役割葛藤などに影響される。役割の曖昧さは，特に多専門職種チームの全員がかかわる心理社会的ケアによく表れる。家族は，往々にして彼らの苦悩を，その資格のある心理社会的ワーカー（ソーシャルワーカー，カウンセラー，臨床心理士）ではなく，自分自身で対処するには十分準備できていないと感じているその他のチームメンバーに伝えることが多い。

死に直面した患者に対処するのがストレスのかかる仕事であることは，長年にわたって確立されてきた（たとえば Vachon *et al*. 1978；Tyler and Cushway 1992）。医療専門職として働くことはストレスが大きい，と Menzies（1959）はみている。彼女は，職員の適応能力を次第に損なう業務に固有のストレスに対抗し，困難にうまく対処させ，仕事によって掻き立てられた不安を直視させる，社会防御システムを利用した教育病院についてまとめている。仕事のストレスが認識される中で，数多くのアプローチが生み出されつつある。

ストレス管理事業（Carson and Kuipers 1998），またはストレスに対する"治療的な"組織的取り組み（Stapley *et al*. 1995, 1996；Huffington and Brunning 1994）は，多専門職種チームの職業生活に有益な貢献を果たす，と思われる。この事業では臨床心理士は，多専門職種チームの業務で現在生じている問題を調査検討する目的で雇用される。チーム内で無意識に働いている防御機能が見つけ出され，これを検討して，組織全体の構成や業務手続きの改善へとつなぐことができる。臨床心理士は，この組織全体のコンサルタントとしての役割をもって，チームの構成や業務内容の改善を促進させる。この役割と，臨床評価者や調査研究者または心理社会的セラピストとしての仕事との両立は困難である。

多専門職種チームに参加している一員として，臨床心理士にとって重要なことは，チーム組織内の社会的な力を意識し，業務によってもたらされる焦燥感や不安について忌憚のない議論を促し，チームの自信と相互の連帯を強めることである（後述のジョーンズ夫人のケースを参照）。ALS患者に対処している職員が経験し感じるストレスに関して，Carterら（1998）の研究が興味深い。彼らは，MS患者とALS患者双方に対処している，195人の医療福祉従事者の反応を比較している。医療福祉従事者は，自分たちがどの程度のケアを患者に提供できたか，また患者に希望を伝える能力や自信があったか，という点での自らの評価が，MS患者よりもALS患者において，低い傾向を示した。彼らは，一般的に自分たちの希望を伝える能力は，患者の適応能力によって左右されたと述べている。やがて意思伝達困難となり，死へと続く避け難い病像と同じく，症状の急速な進行は，希望をいだくことをより難しくした。MS患者の方がよりストレスを感じさせたのは，認知機能や気分・人格の変化，予後が予測できない疾患としての性質，そして患者が気難しく要求が厳しい傾向によるものであった。

McDonaldとCarpenter（1994）やJohnstonら（1999）の研究は，より積極的な気分を持つ患者はより長期間生存することが示されているが，この点においても，多専門職種チームとALSに対処しようとする患者の能力との相互関係が重要である可能性がある。チームは，不注意に希望を失わせる状況を促進させてしまうことがある。これは医療福祉従事者が，希望を疾患の有無やその進行の状況と関連させる傾向を持つ時にそうなる。Carterら（1998）は，「医療福祉従事者が常に新しい考え方や概念に率直に向きあえるように，その業務環境の中で，自分達の実際の業務について熟考する機会を与えられることが重要である」と示唆している。

同研究（Carter *et al*. 1998）の興味深いもう一つの結論は，医療福祉従事者が患者に対処していく上で，最も有用なことは，連携のとれた非常に協調的なチームワークだという点である。焦燥感を生む原因の一つは，チームのメンバー同士が互い

の仕事の現況を把握していないことである。すべての医療福祉従事者を含めた定期的な連絡会議を持てば，ケアの内容を協調させ，家族が対処していく方法やチームが患者に上手に対処していく方法について，熟考する機会が得られる。

臨床心理士は，チームのミーティングの中で重要な役割を果たし，チームが特に，疾患に対して複雑な反応を示す家族に対処する過程について，十分に考えさせることができる。この点でシステム理論は非常に参考になる（たとえばAltschuler 1997）。家族やチームのメンバーが経験した，様々な感情の深さや強さが，ジョーンズ夫人のケースの中に描かれている（次頁）。

ジョーンズ夫人に対処する中で，チームは最初，焦燥感を感じていた。家族が異なる信念（いつか必ず治るという）を持っていたため，メンバーは支援する立場に入っていけず，また批判されていたからである（ポイントA）。チームのメンバーが，自分たちが感じている焦燥感や怒り，無力感について議論することは重要であった。チームは，自分たちの焦燥感や無力感は家族の焦燥感や無力感を反映したものであり，その怒りは疾患（あるいは神）に対する怒りが代わりにチームに向けられたものだ，との結論に達した。その後（ポイントB），ジョーンズ夫人がライトライター（意思伝達装置）でチームの多くのメンバーに彼女の自殺念慮を告げたとき，彼らの多くは自分たちのもどかしさや恐れの感情について話し合った。彼らは無力感を感じていた。ジョーンズ夫人が彼らに何ひとつ望まず，もう自身が語ることも望まず，また彼らに抗うつ剤を処方してもらうことも望まなかったからである。安楽死は，ジョーンズ夫人自らの選択肢にはなり得なかった。彼女の宗教的信念（ただし，彼女がライトライターに「神様，救い主は今どこにおられるのですか？」と記したときには一瞬の精神的危機が垣間見られた）と，我々の医療制度では安楽死が違法であるためである。チームは，自分たちが感じている絶望感やもどかしさは，ジョーンズ夫人が自分の病気の残酷さや自暴自棄さについて感じているものと同じものであり，また彼らが彼女の苦痛を鎮めることができないことに対する罪悪感にもつながっている，と結論した。

夫婦の葛藤解決（conflict resolution）が常にこの夫婦の関係性における問題であったと気がついたことでチームは救われた。この救いは，家族から離れることへの罪悪感からの解放と認識された。これはいつも，自分たちのスキル不足と援助できないことでの罪悪感について語っていたチームメンバーの結論だった。離れることはその夫婦が病気から子どもを守ることでもあった。子どもたちは自分たちのニーズをスタッフに求めることができなかったので，再びスタッフに罪悪感を引き起こした。個々のチームメンバーが夫婦間の葛藤にかかわるよう要請されたとき（ポイントC），それはまずメッセンジャーの役割をすることであった。ジョーンズ氏はメッセンジャーに激怒し，そのメッセージを無視するであろうと思われた。チームの議論は，ジョーンズ夫人が直接夫と話し合うか，ソーシャルワーカーと夫婦一緒に話し合うように夫の同意を得るよう促す，という手段に導かれた。この手段がジョーンズ夫人に説明された後，不満の訴えは止み，またジョーンズ氏はチームのいく人かのメンバーに会い，彼の妻の世話について明確な支援を要請した。

ジョーンズ夫人はその人生の終末期に向かう中，何度か入浴中に悲嘆の叫び声をあげることがあった（ポイントD）。それはデイホスピスの職員や他の患者にとって辛いものであった。我々はこのことについて徹底的に話し合い，ジョーンズ夫人が十分安心して自分の感情を溢れ出すことができる唯一の場所がホスピスで，彼女が1人居られる浴槽の中だったのだ，と結論した。彼女に自分自身の表現を許してくれたデイホスピスの信頼の証として，このことはわずかだがより前向きな光の中で絶望を表すことができたということである。

結　論

チームの構成に応じて，臨床心理士は様々な役割を果たすことができる。すなわち診断者，調査研究者，外部コンサルタント，心理社会的セラピスト，そしてチームリーダーである。ALSチームは利用し得るあらゆる資源の中で，チームにとって何が最も重要であるか決定しなければならな

い．とはいえ最も重要な結論は，まずすべてのチームメンバーが心理社会的支援を提供すること，次に ALS 患者の家族間の複雑な相互関係に直面したとき，互いに助け合って協調してケアを行えるよう，チームが定期的にミーティングを持つ必要があることである．

ジョーンズ夫人のケースのまとめ

ジョーンズ夫人は彼女が 47 歳のときに ALS と診断された．大学病院受診前の検査を受けたとき，彼女には夫と 10 代の子供が 2 人いた．彼女の夫は看護師であり，看護師の職業的責務を果たして妻の世話をすることを望んだ．

最初，家族はあまり多専門職種チームとかかわりをもちたがらなかった．ジョーンズ夫人の身体的衰えは実際さらなる障害をもたらさず，彼女は比較的元気であった．夫妻は治癒への希望に満ちていた．二人は非常に信心深く，ある教会の信者であって，そこでは祈りを通じて，治癒の望みへの霊感が与えられていた．

けれども治癒は叶わず病状が進んだとき，ジョーンズ氏がチーム職員と話すことを拒んだため，家族と会うことは難しくなった．彼が話すといえば，それはしばしばケアの細かい面での看護職員への批判であった．

A

ジョーンズ夫人はライトライターの使い方を習い，デイケアに来るようになった．彼女は彼女が用意した文章を読んだり聴いたりしてくれる職員を見つけた．ジョーンズ夫人は時々うつ状態になった．文章にはしばしば自殺願望や死にたいとの思いが表現されていた．その文章が読まれている間，ジョーンズ夫人はその場にそぐわない雰囲気を漂わせて職員に微笑みかけていた．

B

ジョーンズ夫人の長期に及んだ闘病生活の終末期になって，夫妻は ALS の発症やその診断を受ける以前から，感情的なもつれを解決できないでいたことが明らかとなった．夫婦間の争いは，ジョーンズ夫人が自分自身を傷つけること（たとえば窓ガラスを割って切り傷を負う）でいったん収まったかにみえた．しかしこの争いの解決は，夫婦の問題として存在し続けていた．

ジョーンズ夫人は，彼女の夫が彼女の世話をするある方法について苦痛を訴えるようになり，その苦痛を知ってもらうために職員を招き入れた．ただ同時に，彼女はどのチームメンバーも，それらの訴えを皆で話し合わないように願っていた．

C

病気が進行し，ジョーンズ夫人がいっそうの介護を要する状態になるにつれ，2 人の関係は改善したように思われた．しかしながらジョーンズ夫人は，デイケア病院では彼女の悲嘆を表現した．彼女は浴槽に入っている間，1 時間余りも大声で泣き喚くことが幾度かあった．

D

最後にはジョーンズ夫人は自宅で穏やかに亡くなった．ジョーンズ氏は死別サービス（breavement service）を利用しなかった．家族はある資金集めのためのイベントに参加した．

6.5 リハビリテーション

Ita Molloy

はじめに

筋萎縮性側索硬化症（ALS）の原因が発見され，予防あるいは治療方法が確立されるまで，我々は病気の避けられない進行の全過程を通じて，患者と介護者を援助していく最善の方法を追及していかなければならない。ALSの管理において，専門技術を提供し，かかわっていくべき多くの専門分野がある。リハビリテーション医学は，これらの専門分野の一つである。

リハビリテーション・チーム医療のあり方を定義しようとする多くの試みがなされてきた。下に，四つの広く使われる定義を挙げてみる。

「能力低下や社会的不利の状況を軽減させ，障害を持った人々が最適な社会的参加を達するためのすべての方法」（WHO 1981）

「リハビリテーションは，社会の中で人々が役割を獲得し，維持することを援助するものである。それはまた，患者，介護者，社会事業，および公共医療サービスへの依存状態の負担も減らすものでもある」（Chamberlain 1997）

「なんらかの機能障害に苦しむ人々の，心理的well-being（良い状態）や機能的な能力，および社会的参加を最大限にすることを援助するプロセス」（Wade et al. 1992）

「[リハビリテーションとは] 患者，サービス利用者，家族介護者に関わる日常生活の場面で，個人的な自律性（オートノミー）を復活させることを目指したプロセス」（Dickinson and Sinclair 1998）

これらの定義は，リハビリテーション・サービスが，患者や介護者からの要求に基づいた，臨床的，治療的，社会的ケアを促すことによって行われる全体的アプローチであることを示唆している。身体障害を持つ人々のリハビリテーションでは，それぞれのケアの相互依存性のため，それらがよく調整されていることが必須となる。患者と介護者に対して，自分自身のリハビリテーションへの理解と，どのようにすればQOLを改善させることができるのかについての理解を促すために，それぞれ個々のケア内容を伝えることも重要である。

最終的に，身体障害を持つ人々のためのリハビリテーションの目的は，身体障害を負った人々が最も良いQOLを得ながら希望する環境の中で生活していくことを可能にする，調整されたアプローチを提供することである。

この実際的なアプローチは，ALS患者のために，病気の様々な段階における多専門職種チームの活動に採用されるべきである。それは緩和ケア・チームがもつ役割を補完するものであり，その緩和ケアは次のように定義されている。

「治療が可能ではない病気の患者に対する積極的なすべてのケアである。疼痛や，他の症状，心理的，社会的，および精神的な問題のコントロールが最重要課題である。目標は，患者およびその家族のQOLを最高のものにすることである」（WHO 1990）

ALSのリハビリテーションの目的

ALS患者のリハビリテーション・サービスの目的はコーディネートされたケアアプローチを提供することであり，これにより人々が最も良いQOLで希望する環境で生活することを可能にするものである。それは，しばしば突然変化する患者のニーズに敏感であることを必要とし，機器の必要となるタイミングを予測し，より多くのケアが必要となったときにも，患者と介護者に希望があるという自信を与え，患者の独立性とQOLをサポートすることを可能にし，援助できることは多くあるということを伝えることである。

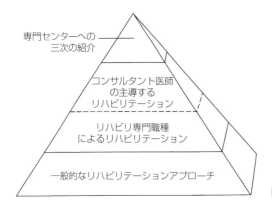

図6.5.1 リハビリテーション・ピラミッド。

専門的サービス

専門的なサービスが提供されるべきだが，ALS患者のような重度の障害を持つ人々をマネジメントするためには信頼性のある専門的技術を提供すべきで，地域環境を使って，家から離れねばならないという状況を少なくする必要性がある。これには多くの専門職によるチームアプローチが必要であり，リハビリテーション医学のコンサルタント医師や作業療法士，言語療法士，理学療法士，栄養士，リハビリテーション助手，カウンセラー，臨床心理士などが連携する。

サービスは常に評価を更新し，監査や調査を積極的に行うものでなければならない。またチームは，緩和ケアサービスや車椅子供給制度，装具援助制度，介護工学技術（臨床工学士），神経再生技術者，および排尿コントロールアドバイザーと密接に連携をとっておくべきである。

コンサルタント医師主導型のサービス体制

その目的はアセスメントの継続や，計画的介入および人生設計を通じて長期の管理を促進するコンサルタント医師主導型のサービスを提供し，合併症や，入院および介護支援体制の崩壊のような危機を防止することにある。

リハビリテーション・ピラミッド（図6.5.1）内では，コンサルタント医師とチームは，まず，プライマリ・ケアの中で支援できるように道筋をつける。さらに，たとえばPEG（胃ろう）のために，一般病院に入院しなければならないようなときには，専門的な二次援助が行われ，続いて，研究と治験を行うための神経疾患専門センターなどの三次のサービスによって継続連携されるようにする。患者を診察する一般開業医は，その臨床経験のなかではほとんどALS患者を診ることがないが，支援を行なううえで，プライマリ・ケアチームは不可欠である。

ALS患者は，病気のすべての時期を通じて，専門的なサービスを必要としている（図6.5.2）。

サービスの提携

このサービスは，他の部門，特に社会的サービスと調整しながら行われる。保健および社会的な支援が調整されたアプローチの重要な要素であるためである。調査の結果は，患者およびその家族に，同じ情報が伝えられるべきである。リハビリテーション医療チームは，多くの機関と密接につながっている。これらの機関のスタッフは直接的に特定の患者にかかわっており，患者や介護者を中心とした臨床検討会議に参加するのに適している。

ケアパス(pathway of care)

定められたケアの流れにそって，各スタッフは

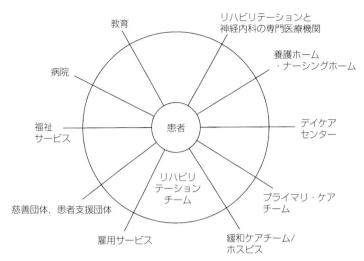

図 6.5.2　患者を取り巻く状況。

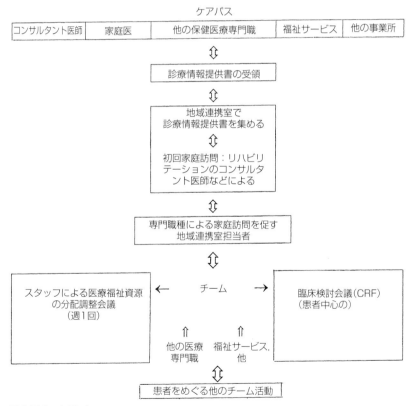

図 6.5.3　ケアパス。

調整されたアプローチを進めていく（図 6.5.3）。あるケアの流れのモデルでは，リハビリテーション・チームの相談員が最初に家庭訪問を行なって，アセスメントを行っている。

相談員とセラピスト（療法士）による家庭訪問とアセスメントにより，適切なサービスや器具の提供や連携についての確認が行われる。ケアの流れにおける多くの活動が，ALS 患者にとって必要で

ある。

家庭訪問とアセスメント

コンサルタント医師と他のチームスタッフによる家庭訪問では，次のような事柄が評価される。それは，移動能力，移乗能力，座位能力と姿勢，運動能力，感覚障害，知覚能力，更衣動作，洗顔動作，入浴動作，トイレ動作，食べる・飲む・飲み込む能力，言語能力，趣味，ダイエット，安全な環境維持，家庭内の役割，仕事，呼吸機能，体温調節機能，性的能力，睡眠，死(生命状態)，コミュニケーション／交流技能，気分，意欲，行動，認知機能，嗜好，その他などである。

最初の家庭訪問では，患者はまず，チームスタッフの名前と，受けられるサービスの簡単な説明が書かれた冊子を受け取る。この内容は，度々更新される。

家庭訪問の報告書は家庭医(GP)に送られ，参考資料としてチームスタッフやその他の関係者にも送付される。訪問時に行った指導内容は，そのつど患者に文書として送られる。

病状の進行段階によって，異なった問題点が生じる。最初の訪問では，自立生活を維持するためにできることはたくさんあるという希望を与えなければいけない。その後の段階では，PEGの必要性などの問題や，環境制御のような専門的な器具の紹介が重要になる。患者にとってのキーパーソンを確定することが最も助けになる。

患者と介護者のレビュー

患者と介護者を主体とした検討(レビュー)は，患者と介護者の要求の変化に対応するシステムとして，ALS患者へのホリスティック(全体的)サービスの重要な鍵となる。このような検討のあり方の1つとして，臨床検討会議(CRF：clinical review forum)について述べる。

CRFは多専門職種，多数の事業所の参加によるレビュー(検討)であり，患者と介護者が主導するものである(図6.5.4)。そこには，現在動いているスタッフだけでなく，今後患者・介護者のために必要なサービスを提供するスタッフも参加すべきである。患者がいればその地域で開催されるし，患者が求めれば開催される。

CRFは，患者と介護者と，患者の要求を提供するすべてのサービス職種との連携からなる。ALSという病気は，患者と家族から機能的自由を奪い去るため，ケアの中で中心的役割を患者に与えることが，生と死を決定づける能力を復活させる意義をもつ。

CRFの理論的根拠は，患者と介護者が自分たちの変わりゆく要求に関して，自分たちのケアに関わっているすべての職種のスタッフと話し合える点である。このため，現在サービスを提供している，あるいはサービスを提供すべきスタッフ全員が，CRFに参加するか，あるいはその議事録を送付されることが望ましい。しかし，最終的な決定は，この会議の開催を誰が通知したかにかかわらず患者と介護者に委ねられる。

CRFはすべての患者に共通する，特定の機能を持つ。それには，以下のものが含まれる。

・ケアの優先順位の同意
・ケアの調整
・職種間の情報共有
・患者と介護者のエンパクメント

さらに，CRFは個別の患者の状況に関連する特別な役割を果たす。たとえば，CRFは，ALS患者のQOLを維持させるために重要な役割を担っている，福祉機器の適切な供給を促すことになる。CRFは，ALS患者では多く開催されるが，病気の後期ではさらに多くなる。それは患者の要求が次々と変わるからである。CRFは，PEGの後，病院から自宅に退院するときの調整でも重要な役目を担う。CRFは，作業療法，言語療法，理学療法などを含む様々なリハビリテーションプログラムに対する患者の反応をモニターする手段でもある。

CRFの議事録は患者に送られる。また，会議に出席するスタッフや，患者のケアに直接かかわるスタッフ全員にも送付される。これにより，希望されているサービス内容や，誰がそれを行うかに

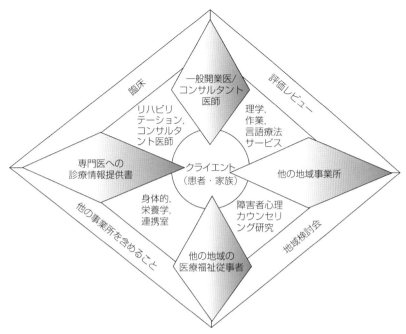

図 6.5.4 臨床検討会議(CRF)。患者への調整されたケアを検討する場。

ついて，すべての人が周知できる。

CRFの開催頻度は，患者の要求や，患者とチームスタッフとの相談で決められる。最初の家庭訪問時，リハビリテーション医療チームのコンサルタント医師は，患者にCRFについて説明し，最初の開催をいつにするかについて助言する。この助言は，その時点の患者自身の要求の現実的重要度に基づいて行われる。最初のCRFは，最初の家庭訪問から2週間（ALS患者）から，6ヵ月（初期のALS）の間に行われることが多い。最初のCRFで，今後のCRF開催頻度についてスタッフと患者と介護者で話し合いが行われる。最初の家庭訪問でリハビリテーション・チームスタッフから伝えられるサービス情報として，患者・介護者は必要なときはいつでも電話なり手紙で連絡することを勧められる。患者と介護者はいつでもCRFを要望することができる。

ALS患者のためのCRFについての監査では，6ヵ月間で，90％以上の患者と介護者が会議に参加し，行動している（Molloy 1996）ことがわかった。

臨床検討会議に一般的に参加する職種

- リハビリテーション医療チームのコンサルタント医師
- 言語療法士
- 作業療法士
- 理学療法士
- 地区看護師
- 一般開業医
- 臨床心理士
- 地域の運動ニューロン疾患協会支部
- デイケアセンターや資源センターのスタッフ
- 病院からのスタッフ
- 地域外の障害者団体スタッフ
- 緩和ケア看護師
- 公的サービスのケア・マネージャー
- 教育関係者
- 雇用者，介護者
- 養護ホーム，ナーシングホームのスタッフ

共に働く

リハビリテーション・サービスは，ALS患者の

避け難い病気の進行に対処し，積極的で適切な介入により，その機能と自立性が最大になることを保障する。

　ケアモデルに基づいて，リハビリテーション医療チームは重要な役割を担い，患者と介護者に調整されたサービスを提供する中心となる。病気のすべての段階において，リハビリテーション・チームは緩和ケア・チームと協力し合わねばならない。また，リハビリテーション医療チームは，相談的，支持的，積極的なリハビリテーションの支援によって最良の内容として提供されてきたサービスも不必要になるときがくることを認識しておく必要がある。それは，もはや何かをすることは求められていないが，患者と単に共にいるという時期である。ALSの進行は避けられないが，チームメンバーも，チームが患者をサポートしているのと同じようにサポートされるべきである。上手にコーディネートされたサービスは患者だけでなく，スタッフもサポートするので，長続きする。

第7章

ケアモデル

　ALS患者に提供されるケアは国によって異なるが，その国内においても様々である．ここに挙げられたケアモデルの詳細な記録が，その異なった文化間の多様性を示している．

7.1 イングランド，ウェールズ，北アイルランドにおけるMND協会

Tricia Holmes

　筋萎縮性側索硬化症（ALS：運動ニューロン疾患）は，容赦なく早く進行するので，患者のケア調整において，介護者や家族のエスカレートする負担と，保健医療福祉従事者（health and social care professional）に可能で，効果的で責任のあるケアの提供という大きな現実的課題を投げかける．

ALS患者・家族のニーズ

　今日，ALS患者・家族がアクセスできるサービスを決定づけているのは，ニーズよりも機会（運・偶然：chance）である．この理由には，疾患の症状の多様さ，保健医療福祉従事者の疾患に対する知識不足，多機関の枠を越えた複雑なケアを調整することの困難さなど，数多くの付加的な要因が混合されている．

　イングランド，ウェールズと北アイルランド運動ニューロン疾患協会（MND協会）は1979年に創設された．この疾患に対する情報の欠如や世間一般の関心の低さによって起こる患者の孤立が問題になったことが，患者への適切なケアやサポートを発展させることを重要視する起点となった．後に，ケア資源が供給されるようになるにつれ，MND協会自身が，重要なサービス提供者として，ケアサービスの提供における公的サービスのパートナーとして以下を提供している：

・情報，指導とサポートは，週7日連日の全国電話相談や書面形式で，ALS患者，その介護者および保健医療福祉従事者に提供される
・貸し出し用の装具・機器を提供し，ヘルスケアサービスやコミュニティケアサービスで利用可能な装具・機器の補充を行う
・ALS患者と共に住むことで生じる追加的なコスト，たとえば家庭内でのレスパイトケアサービス（訳注：家族介護者が一時的に休める様に自宅に介護者を派遣する）や，さらに借し出しができない補装具や商品への資金拠出に対して経済的なサポートを提供する
・教育やトレーニングの機会を，国際的に，または国内的・地域的レベルで提供する

　実践的サポートや精神的サポートに関しては既に確立された地域ケアアドバイザー（regional care adviser：RCA）のネットワークも存在している．RCAおよび保健医療福祉従事者は独自にALS患者・家族への極めて重要なサポートとなっているとともに，保健医療福祉従事者間の重要な連携である協会を通じて利用可能となる実際のケアやサービスとのアクセスを行う重要な働きをしている．これは，疾患の全過程を通じ，訪問プログラムや支所での会議などによりコンタクトを維持し，電話によって家族をサポートすることが可能な地域ネットワークと訪問ボランティアを含んでいる．

表 7.1.1　ALS 患者の QOL を達成するためのケア基準

ALS 患者のニーズ

診断前：
正しい診断を迅速に行うために：
- 診断を示唆する症状を早く認識する
- 可能な限り早く神経内科医による診察をうける

診断時：
慎重なコミュニケーションを行い，以下のことを確認（保証）する：
- 適切な精神的・心理的サポート
- 以下についての適切な情報が得られること：
 —症状とその症状が意味するものについて
 —援助およびサポート資源
 —MND 協会
- 包括的情報が家庭医へ送られる
- 診断後 2 週間以内の受診予約がなされる

診断後：
以下のことを保証するために 1 回の診察で直ちに確認すべきこと：
—情報とサービス提供へのアクセス
—支援とケアの計画と調整

ニーズは個人により多様であるが，以下の要素は必須である：
- 情報，サービス提供へのアクセスと ALS に関する目下の要望に合わせた援助
- 全人的なアプローチでの評価
- 柔軟性およびサービス提供のスピードを保証するための優先順位
- 以下の適切な専門技術と適切な時期のサービスへのアクセス：
 —専門緩和ケア，レスパイトケア
 —理学療法
 —作業療法
 —栄養学
 —福祉サービス（social care）
 —家庭医 / プライマリ・ケアチーム
 —神経内科と神経リハビリテーション
- 薬剤とその他の治療に対するアクセス
- 定期的なモニターと再評価

　サービス利用者の体験に基づいてサービスの進歩がえられ，RCA とボランティアの特別な知識を利用してケアが工夫されていく機会がふえている。これらの機会には，RCA が保健医療福祉従事者に対する教育的イベントをおこなったりすることが含まれ，そして，MND 協会の標準ケアが推進されることで，医療サービスと福祉サービスの範囲で，政策とサービスの発展に貢献している。

　1995 年と 1998 年に MND 協会による ALS 患者と，現在または過去の介護者の調査が行われ，人々が直面している共通の問題について明らかになった（MND 協会 1998a；Birch et al. 1995）。協会は，繰り返し問題とされるテーマについて 3 つに要約した。まず適切なサービスにアクセスするまでに費やされる時間，次に ALS 患者や介護者を取り巻く人々の知識（利用できるサポートについての）の欠如，そしてより定期的なコンタクトと評価（MND 協会 1998a）である。これらについての ALS 患者との協議によって，MND 協会内での知識と専門性は向上し，今日まで行われてきた様々なケアのモデルを学ぶことでケアの標準を定義することができるように（MND 協会 1998b），現在それらの標準は患者が利用できるようになっている（表 7.1.1）。

　MND 協会は，現在公的・制度の範囲内で行われているサービスを補完し，広い範囲のサービスを行うことで，標準的なサポートを達成することができる。さらに，MND 協会は，教育プログラムを通して臨床実践的サポートを支える。教育プログラムにより，疾患だけでなくその影響について理解が深まり，サービス管理官とサービス提供者が必要なケアを増やすなどの影響を及ぼせる。

いくつかのケアモデル

　保健医療サービス（health care）と福祉サービス（social care）の提供は，国際間で明らかに相違がある。しかしながら，地理や資源における相違とそれらがケアマネジメントに与える影響が，英国におけるケアモデルの発展において貴重な経験となった。英国において良い診療を構築するため，1993 年に MND 協会にケアと研究センタープログラムが発足し，米国やフランスなどの世界各国から学んだ。

　ALS 患者に対するケアの質向上という唯一の

目標のもと，イングランドとウェールズに6ヵ所のセンターからなるネットワークが，ケアと研究をまとめるために設立された。診断確定前であっても疾患の進行する全過程を通して，以下の点についての首尾一貫したケアプログラムが作られた。
・患者とその介護者を中心とするケアマネジメントアプローチ
・ALS患者とその介護者を，ヘルス・コミュニティケアサービスと効果的につなぐための調整，統合されたケア
・疾患の臨床管理（呼吸，栄養，心理的ケアなど）における専門性の向上
・教育の機会と，保健医療福祉従事者が専門領域としていない臨床管理に関する情報
・薬剤の治験やケアに関連した，生物医学的研究に参加する機会。Russellは評価レポート上で，MND協会と研究センターが，実際に良いケアモデルを提供する多くの方法を強調した（Russell 1999）

キングスケアと研究センター

ロンドンにあるキングスケアと研究センター（King's Care and Research Centre）における一つのモデルとしては，調和された多専門職種チーム（multidisciplinary team）が設立され，病院と施設の枠を越えて地域社会のケアチームやプライマリ・ケア，ボランティア機関，ホスピスなどが，センターコーディネーターによってキーワーカーアプローチ（keyworker approach）と共に提供される。このケアモデルは以下のことを可能とした。
・ALS患者とその介護者の日々の要望の変化に対応する
・地域に住む患者に，包括的で調整されたケアを提供し，その地域内での他のチームとの連携を深める
・新しいケアを率先して確立する（例：呼吸器ケア対策へのアプローチの調整）
・地域，地方のケアチームに対する教育と情報源の開発
・地域ケアアドバイザー（regional care advisor）を通したMND協会との協力関係

キングスケアと研究センタープログラム以外では，他の様々な良い実践例が確立されてきた。たとえ異なる病院やコミュニティであっても下記の中心要素を共有してきた。
・多専門職種による評価
・機関間の働き
・患者/介護者中心の目標設定
・症状による社会的影響に配慮する

他の多くの者がイニシアチブを取ることにより，多専門職種チーム活動を基にしたケアモデルがALS患者に多大な恩恵を与えることがわかってきた。しかしながら，Russellが強調したように，どのチームもその構成の仕方やリーダーシップ，また仕事のスタイルによって，異なるケアモデルを複雑に混合しがちになる（Russell 1999）。そこで，チームの効果をあげるためには明瞭なガイドラインと原則を定めると共に，目的や方針とプロトコールを明示することが必要である。

ケアマネジメントの原則

調整・統合されたケア管理について多くのことが語られてきたが，その他の必需品（commodity）についての問題は残っている。そのためすべての保健医療福祉従事者が緩和ケアアプローチのエトス（ethos）を取り入れることが不可欠である。
・ALS患者・家族の感情的・身体的要望を予測する
・連絡を取り，維持する
・適切な情報を提供する
・慎重に考慮して情報を与える
・治療の選択をしたりする際のサポートを提供する

ALSと共に生きることに関する問題点はかなり洞察されてきている。ALSの病状は変化に富むので，関係するすべての者，家族や保健医療福祉従事者だけでなく，ALS患者本人にも要求が多くなるのは明らかである。質の高いケアには，何らかのケアモデルによって裏打ちされたいくつかの主要な原則があるはずである。
・疾患の管理はALS患者と家族，介護者のニーズ

や希望によって，自律(オートノミー)の尊重の下で決定される
・紹介状への応答は柔軟かつ迅速に
・疾患の進行を通してケアを継続すること
・サービス提供者間での調整と協力
・定期的なモニタリングと評価(review)

時宜を得た適切な情報が提供されることによって上記のことがサポートされるなら，ALS患者・家族は十分な説明の上で，ニーズの変化に応じて選択することができ，彼らの個人的なニーズにあわせた良いQOLを達成するために，どのような介入が適切かを決定することができる。

効果的なケアモデルの確立は今までより重要とはされてこなかった。もしその恩恵がALS患者や介護者に実感されるものであるとすれば，費用対効果は，人口統計上の変化や財政的制約による期間において，極めて重要である。包括的なサービス提供では，公的機関とそこに共存しているボランティア部門との協力関係が生じる。計画された前向きな緩和ケアアプローチを達成することが，ALS患者・家族が個々の目標を実現し，質の高いQOLを確実に享受するための手助けとなる。

MND Association, PO Box 246, Northampton, NN1 2PR.
Website www.mndassociation.org
Helpline number 08457 626262
Email：care@mndassociation.org

7.2 アメリカALS協会

Andrea Versenyi

全世界において，任意団体である健康協同組合(voluntary health association)は，疾患に苦しむ人々に提供されるケアの質を改善するために活動している。そのやり方は組合の機能によって違い，また契約する(満足する)サービスは各国特有の問題やヘルスケア提供システムによって異なる。米国では，共通のヘルスケアシステムはない。全国レベルでヘルスケアのネットワークが構築されているが，難病に罹患した患者・家族をカバーする包括的ヘルスケアシステムは存在しない。ケアは公共または民間部門によって提供される。この環境下では，任意の健康協同組合の役割は，すべての人にヘルスケア，医療，教育，精神的サポートへのアクセスを保証するもので，これはとりわけ重要なものになる。任意の健康協同組合はケアの国レベルの基準を設定し，公共と民間のヘルスケアネットワークの両者が健康関連のリサーチを増やすことを奨励しなければならない。

米国では，2万人以上の人々(10万人あたり6〜8人という罹患率に基づいた場合)がALSであり，さらに毎年5,300人が新たにALSと診断を受けている。ALS協会(以下ALSAと略す)はALSと闘うという目的に専心する米国内で唯一の非営利任意健康協同組合である*。ALSAは国レベルのオフィスと，それぞれの地域で直接サービスを提供する35の地域支部，国全体で37の独立した支援団体から構成されている。ALSAの使命は，ALSの治療を発見することと，ALS患者の生活を改善させることである。ALSAは，その使命を達成するため，以下のような目標を掲げている：

研究：世界中で，ALSの原因や可能な治療，予防手段の解明というALSに直接関連した研究を奨励し，特定し，資金拠出する。国も地域支部も共に，研究目的のためだけの資金を調達する。資金が最高に価値のある研究に用いられるように，すべての資金はNational Scientific Review Committeeによって承認されたプロジェクトにのみ用いられる。ALSAは，治療へのさらなる模索のため最先端の技術使用へ援助するのと同様，伝統的基礎科学研究へも資金援助する。

患者サービス：疾患について，医師の推薦，病気の管理指導，情緒面でのカウンセリング，ALS患者や家族，介護者への地域レベルでの具体

---

*原注：米国の筋ジストロフィー協会は，ALSを含む40種類の神経・筋疾患をサポートしていて，米国ALS協会(ALSA)と同様に，ALSに罹患した患者・家族に優れたの支援リソースを提供している。ALSA地域支部にアクセスできない患者さんにとってこれは重要である。しかし，本章の目的から，ALSケアモデルとしてはALSAのサービスに焦点をあて論じる。

なサービスに関する情報を提供し，ALS患者とALS団体のケアニーズに対応する。ALSAは，ALSのケアモデルと効果的な実践指標を開発するため，全国の介護提供者との協力関係を構築する。

アドボカシー活動（advocacy）：ALSに直接関連する研究やALS関連のヘルスケア問題をあらゆる政府レベルにおいてサポートする公共政策を主張し，政府による研究支援の拡大とALS患者にとってアクセス可能で経済的に無理のない治療やケア実施への計画推進を追求する。さらに，ヘルスケアと保健医療費の拡大のため政府に働きかけるとともに，ALSAは治療法の入手を促進できるように産業との関係強化を推進する。

啓発活動（awareness）：ALSについて，ALSAの役割や仕事に対する理解を広め，ALSと闘うために必須となるボランティア，科学的なヘルスケアコミュニティ活動，公的支援を促進する。それは一般の市民がALSについて認識したときはじめて，病気との闘いに加わることができるからである。ALSAは，ALSとALS団体のニーズについてヘルスケアコミュニティを教育することにより，診断に至る時間短縮とALSと生きるすべての人々に提供されるケアの質の改善を望んでいる。

ALS治療は未だ発見されておらず，我々はALSと関わっている患者本人やその家族に対して，日常的に思いやりある知識豊富なケアを提供せねばならない。ALSという診断を受けることは衝撃的で人生を一変するような出来事であり，感情安定のレベルを回復し，ALSが引き起こす途切れのない難題に適応するために，家族は情報や医療，心理的サポートへのアクセスを必要とする。ALSAナショナルオフィスと地域支部は，それぞれ，この支援提供を重要な任務としている。

ナショナルオフィス患者サービス部門は患者とその家族に緊急電話（telephone hotline）を通じて接触し，このフリーダイヤルで患者は全国から疾患の管理に関する情報や，書面による情報の提供と共に，地域ケア供給者へ紹介し，彼らが孤立していないかどうかを再確認している。

地域レベルでは，支部は地域のクリニックの援助を通じ，設備機器へのローン計画や患者の移送時の資金，患者と介護者グループへの支援，一般または専門団体への教育セミナー，訪問とレスパイトケアプログラム（一時療養計画）を直接患者に提供する。新しい支部にとってナショナルオフィスは重要な情報提供源であり，支部が開始することになるであろう様々なプログラムや，プログラム開発に関する基本的なノウハウを教示してくれる。

ALSAはALSAセンタープログラムによって，患者の日常的なケアへ直接影響を与えている。ALSAセンタープログラムは，ALSマネジメントに関する国のケア基準を定義しサポートしている。ALSAセンターとして認可されるために，クリニックは神経学的診断と画像診断が可能であり，診療日には多くの専門分野にわたる現地スタッフをそろえなければならない。さらに神経内科医師に加え，理学療法士や作業療法士，言語病理学，栄養学，ソーシャルワークサービス，看護，呼吸ケアと呼吸機能評価，心理カウンセリングが含まれるべきである。サービスは支払い能力に関係せず提供されねばならず，患者はいかなる理由によっても差別されてはならない。センターは国の認可を受けることでこれらの基準を達成し，ALSAはセンターに対して高レベルのサービスを奨励する。現在，全国で14の認可センターがあり，さらに多くが申請中である。

この多専門職種（multidisciplinary）モデルは米国の多くの地域で利用不可能であり，現在の発展レベルではいくつかの施設は経済的に無理がある。そこで，多専門職種チームの目的が，家族の介護者への支援と同様に，ALSによってその人が生活上，機能上影響を受けたすべての面に対して調整された総合的なケアを提供することであると理解することが重要である。このチームアプローチでは，患者のケアに従事する専門分野すべてがお互いにコミュニケーションすることが約束される。このチームリーダーは各メンバーによって与えられた情報をまとめ，メンバーがそれぞれの問題点に見合うプランを作成し，フォローアップ（追跡調査）するよう義務付ける。ケア提供者が明確な情報伝達をせず，また行われるケアすべてに

ついて，誰もフォローアッププラン（追跡調査計画）に責任を持たない場合，問題点は浮かび上がりにくい。多くの場合，日常のALSケアで疲れ切った患者と家族は，ケア提供者ら個別に効果的な追跡調査を依頼する時間もエネルギーも持ち合わせていない。

国のケア基準作成の副産物として，ナショナルオフィスは最近ALS患者の権利宣言を作成した。権利宣言はもう一つのガイドライン，鋳型（template）であり，患者と家族が受ける権利のあるケアの質を定義している。権利宣言は，患者と家族が彼らのケアにおいて積極的な共同作業者となり，彼らの価値観，優先順位（priority），文化に一致した治療を選ぶ権利を与えている（右段囲み参照）。アメリカ神経学会の質基準小委員会（The Quality Standards Subcommittee of the American Academy of Neurology）もまた，病気について充分な情報が得られるよう配慮された方法で，患者と家族に反映するALS管理の原則について定義している（次頁の囲み参照）。

ここ最近の数十年で，米国は患者の自己決定と自主性の方向へと力強く動いてきた。専門家は，選択肢について患者を教育し，ケアに関してアドバイスするとともに，選ばれたケアを熟練し配慮されたやり方で提供する責任を負っている。しかしながら，患者の意志なくしては，医師はケアを決定する法的な権限を有さない。この権限は患者本人もしくは患者のヘルスケア代理人に属する。

50州すべてにおいて，何らかの合法的に認められた事前指示（advance directive）の仕組みがある。正確な文書の方式は州によって違うが，根本的な原則は等しい。患者は事前に，どのようなタイプの処置を受けることを望むか，また患者が直接肉声で話せなくなった時に法的権限をもつ人を指名するかどうか（ヘルスケア代理人）の要望を提示する権利を有する。事前指示は，会話やコミュニケーションが容易にできなくなるかもしれないALSの患者においては特に重要である。患者自身のケアを方向付けるこの権利はとても重要であるので，政府払いの病院では，事前指示を行う権利について患者を教育するよう委任されており，次の入院か外来受診時までの所定の期間内に事前指示を行う機会を提供しなければならない。

事前指示と権利宣言の両者は，一つの治療や医学的決定がすべての人々にとって正しいとは限らないということを強調している。一方，積極的な治療と延命への介入が最適な患者もいれば，緩和ケアとゆったりとした死への準備が必要な患者もいる。自殺の補助は多くの国で合法となっていないが，治療拒否—ひいては治療中止の権利がある。そこで，ケア提供者は患者を彼らの選択肢の最大範囲で教育することが義務付けられており，我々もまた意志決定の困難な過程で，医学的な面におけるものと同様，心理学的，経済的，スピリチュアル（spiritual）面においても，便益と費用（benefit and cost）を検討しながら患者を援助する義務がある。

米国におけるALS患者の集団は，ますます自律した積極的なグループとなっている。患者はもはや，主治医や治療チームの情報のみに頼っておらず，急成長したインターネットへのアクセスによって，家族は他の施設やボランティア協会，業者と連絡をとっており，これは最も重要なことであるが，選択肢や副作用，研究審査について他患者と連絡を取り合っている。患者の自己決定と自己学習は保健医療提供者の役割や責任を制限するものではない。むしろ，医師は協力する他の医療従事者と共にケア提供の様々な領域において，診断から死まで，ボランティア機関，営利施設や政府機関のすべてに至るまで，参加せねばならない。我々は喜んでさらに多くの時間を費やし，家族がこの情報という財産を理解できるよう援助し，彼らに有用な情報を選択し，必要とするサービスを配置せねばならない。このように，医療従事者は患者や家族らが，真に彼らのQOLを高める選択にたどり着けるよう援助するパートナーとなるであろう。

ALSと共に生きる患者のための権利宣言法案（2000年）

ALSと生きる一人の個人として，あなたは以下の権利を有します：

ALSに関する包括的な情報として，治療の選択肢や必要とするヘルスケア（保健医療）の供給源を含めた情報を享受する権利を有しま

す．これは FDA（Food and Drug Administration），NIH（National Institutes of Health），DHHS（Department of Health and Human Services）と他の ALS に影響を与える機関の政策と実施に関して政府代表者と連絡をとる権利を含みます．

あなたのヘルスケアに関する意志決定では，治療や療法に関して，「受け入れる」，「継続しない」，「拒否する」かどうかの意志決定に参加する権利を有します．

ALS 専門のケアを時宜にあった方法で受ける権利を有します．

あなたのために調整されたヘルスケアを，在宅，ホスピス，病院，ナーシングホーム（高齢者介護施設），外来，職場のすべての範囲で，ALS のすべての病期において受ける権利を有します．

ALS という診断やその障害による差別なく，医療保険給付（healthcare benefit coverage）や生命保険給付を受ける権利を有します．

あなたの医療保険の給付（benefit），除外または制限（exclusion），審査請求手続き（appeal procedure）に関する明確で時宜に合った情報を得る権利を有します．

あなたの医療記録を閲覧し，その記録からあなたに行われた説明に関する情報を得る権利を有します．

緊急時と終末期の治療，選択に関してあなたの意志を述べる事前指示（advance directive）を準備する権利を有します．

あなたの尊厳，文化，心理的，スピリチュアル（spiritual）な価値観とプライバシーを尊重し配慮したケアを受ける権利を有します．あなたがいかなる治療や療法を選択しようと，ALS に関連した障害がいかなるものであろうと，いかなる経済状況であろうと，あなたはこの権利を有します．

あなた自身に関する，またあなたの医学的状況に関する情報の秘密は遵守されます．（訳注：2003 年に改訂された最新版は http//www.alsa.org を参照）

ALS マネジメントの原則（アメリカ神経学会の質基準小委員会より）

治療における基本的な条件として，患者自身の自己決定と自主性が最優先されるべきである．情報とケアの提供は，患者と家族の文化的，心理的背景を考慮に入れなければならない．

患者と家族は，意志決定に適切な時期での情報を必要としており，事前に重大な決定を下す時期，特に呼吸ケアの主な管理についてよく情報が伝わっていることが必要である．さらに，意志決定は疾患が進行する過程で変化しやすい．

医師は，他の医療福祉従事者と協力して ALS 患者のケアの徹底した継続に取り組み（対応し），診断から終末期の緩和ケアに至るまで治療的な関係をはぐくむべきである．

事前指示（advance directives）に関する議論は医師によって導入すべきで，少なくとも 6 ヵ月の期間内に再評価されるべきである．

The ALS Association, 27001 Agoura Road, Suite 150, Calabasas, California 91301-5104.
Website：www.alsa.org
Hotline number 800-782-4747

7.3 日本での ALS 医療ケア

林　秀明

日本では患者や家族は，依然として，医師など医療の専門家の意見に従う習慣が残っている．ALS 医療ケアでも，医師は患者家族に，「No Cause, No Cure, No Hope」で 3～4 年以内に呼吸筋麻痺で死亡する病気という姿勢（「今までの ALS 観」（the previous view of ALS））で対応し，ALS 患者には，直接に病気を知らせないという考えが根強く残っている．

1980 年に，主として神経難病・筋疾患患者を専門に扱う病院として，東京都立神経病院（神経病院）が開設され，そこで ALS 患者の呼吸筋麻痺時とその後の長期的な対応の積極的な取り組みを行

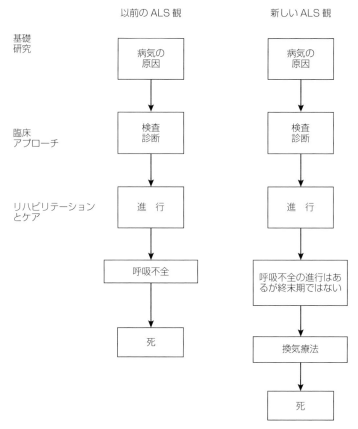

図 7.3.1 新しい ALS 観。

うことができるようになり，今までの ALS 患者に対する対応を変えていく契機になった。開設から 1985 年までは，病気を知らせないで呼吸不全の緊急時に呼吸器を装着していたが，医療福祉従事者による呼吸器装着患者の療養生活の長期経過観察と 1985 年時点での患者からのアンケート結果から，1985 年以降は，原則的に，病気を知らせてから呼吸器を装着するようになった。この呼吸筋麻痺後を含めた長期的な ALS 患者の臨床病理学的な事実に基づく結果から，ALS の呼吸筋麻痺は ALS の終末ではなく，ALS の病気としての一つの過程に過ぎないという「新しい ALS 観」(the new view of ALS)が提案された(Hayashi *et al.* 1991；Hayashi 1994, 1997：図 7.3.1)。つまり，これからの ALS の臨床病理学的検討と医療ケアは，呼吸筋麻痺を ALS の終末としていた「今までの ALS 観」ではなく，「新しい ALS 観」で考えていくということである。1996 年にまとめられた日本全国の実態調査で，ALS の生命予後は，呼吸器装着で入院でも在宅でも延長されることが確かめられた(Yanagisawa *et al.* 1996)。このような全国調査が行われた 1996 年では，日本でも，今までの ALS 患者に病気を知らせないというパターナリズムの強い姿勢から，病気を知らせて患者が医療処置に自分で判断していくという姿勢が少しずつ理解され，その傾向は現在でも広がりつつある。

病気として ALS を知らせることは，知らせる医師にとっては悩み多いことである。しかし，ALS では，医師は，いずれ進行して「呼吸筋麻痺で呼吸器を装着するか」，患者との呼吸筋麻痺とその時の対応の話は避けては通れない。そのために，当初から，患者と家族と，ALS のその時々の症状に合わせて，互いに話し合って一緒にその後の対応を考えていくようにして，実際に呼吸不全の症状が自覚されるようになった時でも，患者と家族が円滑に具体的な対応がとれるような関係を築いておかなければならない。ところで，病気と

してALSを知らせる時の医療福祉従事者の基本的な姿勢としては，次のKAP（キャップ）での対応が適切である．

・Knowledge（病気としてのALSの知識の理解）：「新しいALS観」に立ってALSを話すこと
・Attitude（前向きの姿勢）：ALSとともに前向きに積極的に生きていく姿勢で話すこと
・Practice（一緒に実践すること）：進行して生じる障害に対して，患者と家族と一緒に考えて，一緒にその後の実践に関わっていくこと
＊KAPとは，上記のKnowledge，Attitude，Practiceの頭文字をとった略語

日本では少しずつALS患者に病気を知らせる方向になってきているが，ある施設では，病気を知らせるようになってから，むしろ呼吸器を装着する患者が減少していると報告している．しかし，病気を知らせるようになってきたといっても，一般的には未だ呼吸筋麻痺後のALS呼吸療養をKAPで「新しいALS観」として，ポジティブに患者と家族に対応するのではなく，依然として「今までのALS観」で病気を知らせることが少なくない現状に留意する必要がある．つまり，呼吸筋麻痺時に，患者と家族に呼吸器を装着するか否かを話し合う時に，ALSの呼吸筋麻痺をALSの終末として，その呼吸筋麻痺で3～4年以内に死亡するとALSをネガティブに考える姿勢で病気を知らせていることが少なくない．実際に，「呼吸器をつけてもALSは治癒せず，さらに病気は容赦なく進行し自分自身でできないことが増え，介護者には経済的にも身体的にも負荷が加重され，ついには，眼球運動を含めてすべての随意運動が麻痺（totally locked-in state = TLS）（Hayashi and Kato 1989）することになり，周囲とのコミュニケーションが困難になっていくのが呼吸筋麻痺後のALSである」と患者と家族に話せば，呼吸器を装着するという患者・家族はむしろ，減少するであろう．

ALSを呼吸筋麻痺後の呼吸療養を含めて考えてこなかった「今までのALS観」に立っていた今までの多くの医師は，「新しいALS観」に対し，呼吸器装着後の長期の経過では，いずれすべてのALS患者は全随意筋麻痺（TLS）となって周囲とのコミュニケーションが極めてとりにくくなることをあげ，呼吸器の装着にはネガティブに対応している．しかし，まず医師は，TLSには長期のALS呼吸療養のすべての患者がなるわけではなく，その約10％程度であることは知っておく必要がある（Oppenhiemer 1997）．確かに，ALS呼吸療養患者には頻度は高くはないが，TLSになりうることはTLSになる前に話しておくことが大切である．同時に，「TLSの病態とどのようなALS患者がTLSになるのか」などの研究を進め，理解と対応を深めることは，今後の緊急課題であるといえる．ALS患者のケアは，「今までのALS観」で「No Cause，No Cure，No Hope」の病気で運動機能を次々に失っていくというネガティブな進行性の身体障害を持った患者のケアではなく，運動障害を持ってはいるが残っている身体機能をポジティブに生かして毎日の生活の幅を広げ，その生命（いのち）を十分に生き切っていけるように手助けしていくという「新しいALS観」のケアである．つまり，ALS患者は，もはや，「悲惨で，打ちひしがれた病人」ではなく，運動の障害は加わってくるが「運動障害を持った普通の人」として対応していくことが大切となる（Sivak et al. 1992）．ALS患者のケアは，今まで通りに呼吸筋麻痺で亡くなる病気であるということで，そのまま放置して全く関わらない（allow to die）というケアではなく，呼吸筋麻痺後の呼吸療養の患者の生命（いのち）を含めて，ギリギリまで患者自身生命（いのち）を生ききっていけるように，手を差し伸べていくケアへと変わってきている．つまり，ALS患者のケアの基本的原則に，人間の生命の尊厳（sanctity of life），「人間の生命（いのち）を大切にする」，という考えを置いて患者・家族に対応していかなければならない．

ところで，ALSで長期の呼吸療養ができるようになって，頻度は少ないとはいえ，コミュニケーション手段がとれないTLSがALSで生じうることから，そのような状態で生きていくことの問題とともに，それを否定的に考える呼吸器離脱（withdrawal of ventilation）を巡る問題が，日本でも充分に検討されなければならない課題として取り上げられるようになってきている．TLS患者の

呼吸器離脱の問題を考えるためには，まずは，TLSを含めたALSの全病態像の臨床的，生理的，病理的な研究と医療ケア，特に，現実に今，その状態で生きているALSの一部であるTLS患者の病態を明確に位置づけていくことから始められなければならない．さて，TLS患者からの呼吸器離脱の問題が生じてくる背景には，次のことが含まれているように思われる．すなわち，「日本では一度，呼吸器を装着すると呼吸器を離脱することができない．そこで，ALS患者と家族には，呼吸器を装着すると，いずれすべてがTLSになり，TLSになったら呼吸器を離脱できないという厳しい現実を説明して，呼吸筋麻痺の時には暗黙裡に，呼吸器を装着しないこと（withholding ventilation）を勧めている」ことが，少なからずあるからと思われる．しかし，これは，コミュニケーションの極めてとれにくいTLS患者の悲惨さと呼吸器離脱が不可能な日本の現実をネガティブな要素としてALSの呼吸筋麻痺をターミナルとする「今までのALS観」の枠に新しく加えて補強しているといえる．このことは，同時に，呼吸器を装着して長期に療養しているTLSでないALS呼吸療養患者からの呼吸器離脱につながることと，現実に生じている長期の呼吸療養患者と家族への厳しい負荷への具体的な取り組みの放棄になることに注意しなければならない．そもそも，TLSのみに焦点をあてて，呼吸筋麻痺後のALSを判断することは適切ではない．なぜなら，TLSそのものが，ALSの連続した一つの病態であって，TLSだけをALSから切り離せないこと，およびTLSは呼吸器を装着した100％のALS患者がなるのではなく，その約10％程度でしかないからである．呼吸筋麻痺後にTLSになる可能性があるという理由で，ALS呼吸筋麻痺時に呼吸器を装着しないことを正当化することはできない．さらに，生命倫理学的には，withholding ventilationは，呼吸器装着したTLSに限らないALS患者からのwithdrawal of ventilationと同時に，ALS患者を直接に，死に導く行為なので，TLS患者からのwithdrawal of ventilationはTLSでないALS呼吸療養患者からのwithdrawal of ventilation，そして，withholding ventilationと同じレベルでALS患者の生命（いのち）を考えていかなければならない行為であることを確認して考えていく必要がある．ここで提起されたTLS患者からの呼吸器離脱の問題は，「ALS患者の生命（いのち）を如何に考えるか」，「『人の死』を如何に考えるか」の問題を提示することになる．生命倫理学的には，日本ではすでに心臓死以外の「人の死」については，臨床的に脳死（brain death）が認められているが，まずは，それに準じてALS患者の生命（いのち）を考えていくことになる．しかし，ALSのTLSは臨床的に大脳死でも脳幹死でもなく，脳死とは同列には扱えないことはいうまでもない．また，欧米では，脳死から持続植物状態（persistent vegetative state）や高位脳死（higher brain death）なども「人の死」に準じて考えていく方向も検討されているが，日本では未だそのような論議はなされてはいない．このような「人の死」の定義が充分には定義されていない日本の状況の中で，TLSの状態のALS患者からのwithdrawal of ventilationを考えるのには時期尚早と考えられる．しかし，このことは，「TLS患者の生きている生命（いのち）の意義とともに，TLS患者の生命（いのち）は生きるに値しない生命（いのち）か」の検討を深め，TLS患者の呼吸器離脱問題を通して，最も重度の障害をもつ神経内科領域での患者の生命（いのち）の問題の議論を深める契機になったといえる．さらに，この議論は，TLS患者からのwithdrawal of ventilationは，即，「人の死」を意味することから，生命倫理学的に同じレベルにあるALS患者の呼吸筋麻痺時でのwithholding ventilationを同じレベルで議論されるべきであることが要請されている．ところで，今後，withholding ventilationやwithdrawal of ventilationの検討を深めていくと同時に，患者と家族への「新しいALS観」のKAP対応で病気を知らせ情報を共有する中で，呼吸筋麻痺後のALS患者でTLSの可能性が予知できるようになった時には，患者の生きる上での権利としてadvance directive（事前指示書）やdurable power of attorney（医療に関する永続的代理委任）の理解を深め，それらが自由に使用できるようにしていくことも重要な課題である．TLSになる前にTLS患者と家族に，少ない頻度であるがALSの連続した病態としてTLSが生じうることを含めて，現時点でのTLSへの対応を説明しておく必要がある（Olick et *al*. 1996)。

　社会全体で ALS 患者を如何にしてケアしていくか，呼吸器装着患者の療養生活を維持していくためには様々な問題が提起されている。経済的な問題や介護者負荷軽減化など多くの問題点が解決されなければならない。日本では，患者のケアには家族など親密圏の人々が関わり，呼吸療養を含め在宅療養での負荷が厳しく，入院療養が主であった。しかし，入院療養を継続して希望しても，ALS 患者の入院療養期間の制限や長期病床数が少ないことなどから，長期入院療養が限定され，現在は呼吸療養を含めて在宅でのケアが考えられるようになってきている。呼吸療養を含め在宅での ALS 患者のケアは，一般の人々の眼には見えにくいが，家族などの介護者への負荷が厳しい。在宅呼吸療養での吸引等の医療的看護負荷への規制緩和や 24 時間の主たる介護者の福祉的介護負荷へのレスパイト入院など早急に解決されなければならない課題は山積している。このような現状を厚生労働省でも憂慮し，ALS を特定疾患「神経難病」に認定して，呼吸器装着患者への医療費への配慮や訪問看護へのサポートや介助者へのレスパイトなどのサービスを実施するようになってきているが，充分とはいえないのが現状である。社会が ALS 患者は障害を持っているが，一般の人と同じ人だと考えるようになって，ALS 患者が在宅呼吸療養をするのに必要な療養資源や医療的対応が充足できるようになれば，患者と家族は地域社会の中で，一緒により良い療養生活をしていけるようになるであろう。

7.4 オランダにおける ALS 患者のケア

Zbigniew Zylicz

　ALS はオランダでは稀な疾患である。1,550 万人の人口で患者は 1,000 人以下である。多くの患者は若く（30〜60 歳）介護してくれる家族を持っており，時に死に至るまで家にとどまっている傾向にある。彼らは恐らく一般開業医とホームケアナース（home care nurse：訪問看護師）によって支援されている。これが充分でない場合は，いくつかの神経リハビリテーションセンターが全国で利用可能となっている。

　病院での専門医による初期評価の後，調整プログラムが計画されるようである。多くの患者は，たとえ家においてでさえも大変高価な設備装具を得ることが可能になっている。多くのオランダの家が 2 階建てで 2 階にベッドルームとバスルームがあるため，よく使われる装備器具は階段リフトと車椅子である。すべての患者は改造されたコンピューターを含む近代的コミュニケーション装置にアクセスできる。

　オランダには 7,000 人の一般開業医がいる。これは，各開業医がそれぞれ約 10 年間に 1 人の ALS 患者を診ることになり，彼らはごく時折しか進行した病気や終末期の問題に対応しないということになる。

　病気の後期には多くの患者が ALS 患者ケアの分野で経験のあるナーシングホームを選ぶ。オランダにはナーシングホームに 5 万以上の病床があり，それらの病床は障害のある患者や老年精神病の患者らのためにすべて利用されている。これらのホームで働いている医師は高齢者のケアと終末医療（末期症状）を専門としている。順番待ちリストは 2〜3 ヵ月待ちであり，これは高度なサービスを要する ALS 患者にはさらに長くなるかもしれない。たいていのナーシングホームの患者が 80 歳以上であるため，それよりずっと若い ALS 患者は補助呼吸のため専門化された設備を設けた特別棟で看護を受ける。ナーシングホームの医師は施設で頻繁に末期症状の死にゆく患者たちと対面している。彼らはたいてい患者のことを長く知っており，それゆえ部外者には不可能に見えても，容易にコミュニケーションできる。医師も看護師も症状のコントロールと緩和ケアの訓練を受けている。

　ホスピスは死にゆく ALS 患者の治療には重要な役割をもたない。国には数ヵ所のホスピスがある。90 床に満たない緩和ケア専用病床（そのうち半数以上がナーシングホームにある）が利用されている。ホスピスはナーシングホームを補うように計画されており，予後の長い ALS 患者は入院させないが，危機的な状況の際にはどんな患者でも入院できる。ホスピスのうちいくつかは，時折

在宅患者の支援を行っている。このグループでは患者や介護者の深刻な燃え尽き症候群（精神的疲労）がしばしばみられる。そのような場合には，患者はしばしばレスパイトケアのために入院するか，もしくは後日ナーシングホームへ送られる。ホスピスの医師はしばしばナーシングホームや一般開業医から，万一に備えて，痛みのコントロールや不安，呼吸困難などについて相談を受ける。しかしながら，緩和ケアに対するコンサルタントは全国で利用できるわけではない。患者と家族はオランダ筋ジストロフィー協会から多くの援助を受けている。この患者組織は国内でも最も活動的な組織であり，疾患についてや，症状のコントロール，新しい治療などの多くの情報と資料を提供している。依頼に応じて，一般開業医やナーシングホームの医師らにアドバイスも行っている。

多くのALS患者は安楽死の問題に直面している。オランダでは，安楽死は未だ非合法であるが，王立オランダ医師会（Royal Dutch Medical Association）によるガイドラインに従っていれば刑事訴追されることは考えにくい。多くの患者が病気の初期に安楽死を検討しているが，彼らはこのことについて介護者や医師と議論し，後になって自分で尊厳死を選ぶことができなくなり，自律性のある個人として認められずに不必要に苦しむのではないかと恐れ，リビングウィル（living will）に署名する。実際，リビングウィルに署名した後，多くの患者はもはや安楽死の要求をしなくなる。彼らは，直面する進行性の損失に適応していくという，とてつもない能力を示すことで，彼らの限界を定期的に再設定しているのである。

安楽死を実行したALS患者の数は正確には分からないが，著者の推測では約25％のALS患者が安楽死によって死に至っている。安楽死が医師や患者の間でさらに認められるようになればなるほど，無治療の決定がより難しくなる。宗教上の理由から安楽死を拒否する患者は，時に抗生剤による治療を際限なく続け，適切な治療を受けないことによる激しい痛みや呼吸困難で苦しむことになる。

1993年に，オランダテレビは，"依頼による死"という，自宅で一般開業医による治療を受けたALS患者の映像を放送した。この患者は主治医に安楽死を依頼し，この映像はその手続きがどれほど慎重であるか伝えることを意図したものであった。しかしながら，それはまた安楽死が一般開業医にとってその状況に対処するのがどれほど難しいかを示すものともなった。患者は落ち込み，しかし痛みの中でも症状に対して治療は受けず，主介護者である彼の妻からもほとんどサポートを受けなかった。病院の専門家は，「我々が彼のためにしてあげられることは，もう何もない」と言い，これが安楽死を検討し準備することへとつながった。映像は，安楽死というものが，苦しみの中にあり，しかし専門家による緩和ケアの提供を受けていない患者にとって，どのように検討されるものなのかを示していた。

オランダにおけるALS患者のケアは非常に複雑である。多くの患者は適切で専門的なケアを受けることができる。家で息を引き取る患者はほとんどいない。彼らは時に，一度施設に入れば彼らの自律性を失い，望みもしない安楽死の対象になるだろうと恐れる。このようなことは起こったとしても稀ではあるが，このような恐れは非現実的ではないのかもしれない。家にいる患者は，彼らの主治医が緩和ケアの専門家でないために，終末期には症状のコントロールという問題に直面するだろう。数年後には，これらの患者が受けるケアにより多くの選択ができるように，緩和ケアの専門家のさらなる養生が望まれる。

7.5 南アフリカ共和国におけるケア

Diane Heron

南アフリカは広大で複雑な国である。アフリカ大陸の最南端に位置し，英国の5倍の面積を持ち，9つの州からなる。11の公用語があり，人口は約4,000万人である。3,000万人は黒人で，200万人は混血，300万人はアジア・インド系で，500万人は白人である。英語がほぼどこででも通用する。

アパルトヘイト時代の終結から，1994年に新政府の権力が確立し，基本的な問題が表面化し，いくつかは緊急に取り組む必要があった。失業，

教育，住居，犯罪と健康が，5つの最も重要な課題である。9つの州すべての平均では，30%を越える人々が失業中であり，このことは多くの家庭がほとんど，もしくは全く収入を得ておらず，稼いだものは食べ物や衣服に使われているということを表している。多くの家庭は非公式の住居――貧民街――に住んでおり，水や電気もごく最近付けられた。政府は全南アフリカに低コスト住宅の建設プログラムを後押ししたが，住居のないものに提供するまでには多くの年月がかかるであろう。犯罪が横行しているが，住居が粗末で，働き口がほとんどないことも原因である。時を経て，より良い教育，安定した住居，仕事の増加，ポケットの金銭，などがきっとこの問題を減少させてくれるに違いない。中央政府は，支払いのできない者に対してはわずかの料金で，教育とヘルスケアサービスを提供している。ヘルスケアの支払いをする余裕のある者に対しては，有力なメディカルエイド（医療補助）の仕組みが利用でき，主要な都市や町には個人のクリニックや病院もある。農村地域では，医療ケアが基本であり，新卒の医師などがこのような地域の改善，場所によってはゼロから医療施設を立ち上げるべく，一年の赴任を依頼される。

ALS に罹患した患者は，白人であろうと，非白人であろうと，同じような経緯をたどって診断を受ける。サービスを受けられる余裕のある者に対しては，一般開業医が訪問し，診断のために神経内科医に紹介する。これはプライベート（個人で）で行われるため，メンバーの場合は，メディカルエイドに申請し支払ってもらう。患者が個人的に支払う能力がなければ，地域政府が経営する病院の医師を受診してから神経内科医の診察を受けるが，支払う料金はわずかである。この点から，多少の差異はあるかもしれないが，多くの個人開業神経内科医は ALS 協会を知っており，多くの政府系病院と同様，我々に患者を紹介してくる。ある患者は口伝えに，またインターネットを通じて我々を見つけるが，すべての患者が我々と会いたいというわけではない。多くの非白人患者は地方の故郷に戻り，二度と会うことがないが，それは多くの人がこれを"白人の医療"と信じており，Sangoma という祈祷師を好むからである。

患者がいったん我々とコンタクトを取れば，我々は彼らの家への訪問日程を決める。もし患者が市内や周辺，大きな町の貧民街や黒人居住区，または農村地区に住んでいると，非常に多くの問題が生じる。ある場所は，強盗，盗み，車の乗っ取りなどが日常的に起こっており，我々にとって立ち入れないエリアである。もしこのような地域へ行く必要があるのであれば，ホスピスや医師の車など，それと分かる車で入る方が安全である。

患者は通常我々に会うと非常に喜び，貧しくはあっても，いつも飲み物のもてなしをしてくれる。この場合には，我々の仕事は，ALS と共に生きるアドバイスを与えることで，彼らの生活状況や設備のローンなども考慮に入れた上で助言することである。患者は定期的に地域の病院の様々なドクターによって診療を受け，医療はわずかのコストで利用できる。未だ "ALS 薬" というものはないため，症状を軽減する治療の処方を受ける。自宅から病院がかなり遠く，病院までの費用があまりにかかる場合には，患者はしばしばわざわざ病院へは行かず，むしろ家にいて家族の介護を受けている。

他の例では，どの形の装具が直ちに必要か，数ヵ月先には何が必要になるかを確認するアセスメントがなされる。これは，MND 協会より無料で提供され，それらの必要な期間中は，最大の利益を得られるようにチェックが継続される。我々は患者と家族にパンフレットを配り，最新の研究や病気のある面についてのアドバイス，患者による寄稿などが載っている年4回のニュースレターを発行している。我々は，患者と家族の両者に対して援助とカウンセリングを提供している。ALS が南アフリカではよく知られていないため，診断後に，患者は「ALS とは何だろう。どのように私を冒し，私はどれくらい生きれるんだろう？」などという疑問を残す。怒り，落ち込み，フラストレーション，"なぜ私が" 症候群，すべてが起こり，大きなブラックホールが彼らを覆ってしまう。我々のカウンセラーすべてが ALS 患者を看護したときに直ちに経験したように，我々は心配，恐れに共感することができ，ALS の多くのステージを通じて彼らを導く手助けができる。

我々は理学療法士，言語療法士，作業療法士，

一般開業医，ホスピスの牧師からなるサポートチームをつくっており，患者が安心し，孤独を感じないようにしている。我々は協会として無償であるが，上記の専門家は予約に料金が要る。再度，支払いが不可能な人に対しては，この援助はすべての主要な政府系病院で利用可能である。我々は，その専門性とボランティアの助けが非常に有用であると認めるが故に，ごく早い段階から患者と家族にホスピスを紹介する。私立のナーシング協会が一定のコストでケアを提供しているが，多くの家族には高すぎるということで，すべての医療補助制度がそのコストを援助してくれるものではない。

いったん患者と家族が専門家によってよく診てもらえるようになると，我々は電話や，定期的な訪問を，できれば月毎に，彼らのニーズに合わせて行っている。多くの一般開業医はALS患者を今まで一度も診たことがないため，我々はいつでもアドバイスし，彼らや他の専門家にパンフレットによる情報を提供している。

南アフリカにおける我々の仕事の詳細は，一般の意識を高めることであり，これは他の多くの国々と同様である。我々がこの病気についてもっと話し，もっと記述することによって，今日苦しんでいる患者にとってますます良い状況になる。

第8章

ALSの終末（ターミナル）期のケア

Nigel Sykes

ターミナル期を識別すること

　筋萎縮性側索硬化症：ALS患者の大多数は呼吸不全で死亡する（Leigh and Ray-Chaudhuri 1994）。したがって，呼吸機能低下の経過が病気の最終段階を予測するための鍵となる。しかしながら，この段階は生じ始めると急速に進行することが多く，突然死の原因となる。死亡までケアできた124例のALS患者で，40%が突然悪化して12時間以内に，さらに18%は異変に気づかれてから24時間以内に死亡している（O'Brien et al. 1992）。このように進行が速いために，ケアチームは，症状変化に迅速に対処できるように心の準備をするとともに，特に，患者の家族に悲劇的な突然の死が訪れうることの覚悟ができるように十分説明をしておくべきである。

　その代わり，胃ろうからの栄養補給のもとで換気補助を行う場合，ターミナル期ALSケアの様相は全く異なってくる。非侵襲換気療法（NIV）は明らかに延命効果があるし（Aboussouan et al. 1997），気管切開下人工換気（TIV）の場合は，機能低下は進行し続けるが，ある期間を経てlocked-inの状態に至りうることが明らかになってきた。したがって，その場合の死の時期と性質は，いつどのようにベンチレーターをつけるかつけないかにおける医師の行為の結果に依存する。

　ALS患者の突然の死亡は夜間に最も多く起きるように思われ，これは夜間の低換気のためと考えられる。ターミナル期の前触れとしての症状変化はあって，通常，たとえNIVを着けベンチレーターの設定が適切であっても，呼吸困難感の増強というかたちをとるか，あるいはまた呼吸筋力の減弱に伴って意識レベルが低下するかである。薬物治療によって呼吸困難感に伴う苦痛を和らげることができるが，呼吸状態の悪化に伴い意識が混濁し，そして最終的には意識のない状態に陥る。この時点では，患者の状態は癌や他の疾患のターミナル期にみられる状況とあまり異なることはない。しかし，ALSでは，この期間が他の疾患でみられるよりも短い傾向がある。

　NIVはターミナル期の始まりを遅らせるが，大多数の患者ではその状況や期間を大きく変えることはないように思われる。他方，患者のなかには少数ながら実際に意識のない状態が数日間続くことがある。この状況が，死にゆく過程を長引かせ，心配している人の尊厳を傷つけるように感じる場合，家族と医療福祉従事者双方にとって大きな苦しみの原因となりうる。関係者の間での注意深い議論により，最も適切な対応が，人工呼吸を中止し短時間のうちに死に至るという合意になることがある。

患者を支援すること

　QOLは，希望や期待と，それらが現実にどの程度達成されたかの一致の程度の反映と考えられる（Calman 1984）。人は，満足の源泉となる活動と，それらの活動を実際に行う能力との間に重大な乖離があると，結果として挫折を味わい無意味だという感覚をいだく。患者が限界に合わせ，活動できなくても楽しみや価値観を見出すように患者を助けることが，介護者の役割である。これは，新しい考え方で，以前には低くみられていたかもし

訳注：terminal phase（ターミナル期）の本書での意味はお看取り時期に対応する。

れないが，その様な能力はあるのだ。このような援助にはホスピスのデイケアが大きく貢献するであろう。当然，このような活動範囲は時間を経るごとにますます減少するが，介護のこの側面は病気のターミナル期の始まりにいたるまで重要である。それは，個々人の心理的欲求だけでなく，社会的さらにスピリチュアルな欲求に応えるからであろう。

　"スピリチュアル"の意味は，今存在しているという中に，意味の感覚を発見しようとする欲求である。その定義は何かということは個々人の問題である。それは，宗教という枠やそれに伴う神概念に関連しているかもしれないが，そうでないこともしばしばある。もし宗教が重要な要素ならば，聖職者の関与が適切であろう。しかし，介護者もまた，正式の宗教者ではなくまた答えをすべて持っているわけではない者ではあるが，患者が話したいと望むときには十分であるに違いない。神が存在するかしないかは，死にゆく人にとっては明らかに最小レベルの不安のように思える（Hinton 1963）。患者たちの間にいる者として，このようなひどい状況についての創造主に対する怒りの感情，あるいは最終審判が長引くことについての懸念について，患者と話し合う必要があるかもしれない。

　もし宗教が，意味のための文脈を提示しないならば，それは代わりに，個人の他者との関係性の意味，個人の好む活動から得られる達成感，個人の自律性と自己管理の意識，から生じるであろう。これら三つの事柄はALSでは大きく障害され，病気の進行につれて介護者——医療福祉従事者であろうと家族や友人であっても——にとっては特別な課題となる。すなわち，患者がなお社会的存在として価値ある地位を保持していることを示し，患者に最大限の個人コントロールをさせることで，満足できるようにそれらを調整できるようにする。慢性的に衰弱していく状態と共存するために必要なこのような順応や妥協の能力を，誰もが同じように持っているわけではない。どのような疾患の終末期においても避けられない苦悩は，このような和解の欠如，解決できない個人的問題，機能と関係性の両方の喪失に気づくことから生じる。

この苦悩の解消を成し遂げることができるのはその個々人のみである。医学的治療や看護的介入の余地はない。それにもかかわらず，ケア環境は個人の苦悩の解消への過程を加速したり減速したりすることができる。患者と家族へのケア体制が多専門職種チームによるものであるべきだというのは，このためである。あらゆる要望に対して適切な一つの規範というものはないが，お互いに尊重し合い意思疎通を図る専門家同士の関わりは，ALS患者が尊厳と静穏に満ちた最期に近づけることができるようにするために，最良の方策を提供するであろう。

　ALSは，この病気がもたらす容赦のない障害の進行により，患者と介護者にとてつもない重荷をもたらす。呼吸筋以外の障害の進展は，特に若年者において，必ずしも信頼できる予後の指標になるとは限らない。身体的な補助と適応は5割程度決定づけるが——胃ろう増設による栄養補給は約8割，換気補助は約8〜9割——であることは注意すべきである（Bromberg *et al*. 1998）。ALS患者が重大な障害に対し非常によく適応していく能力は，彼らの近くにいる人々を感嘆させるし，身体の崩壊を自覚することや，身体制御やかつては人生を価値あるものとした多くの生きがいを失うことは，病気の最終段階で，患者にとって，必ずしも死が歓迎されないものとして受けとられるのではないことを意味する。

　呼吸機能は悪化しつつあるが，その状態はそれほど長くは続かないであろうと告げられることは，重症のALS患者にとって慰めとなりうる。しかしながら，正確な予後を判断することは困難であり，たとえ尋ねられてもかなり不正確な答えになるであろう。最期の時が迫っていることを簡潔に告げるだけでは不十分であり，引き続き希望をもたせるためにも，援助を継続することと症状コントロールの保証が必要である。

　一部の専門家は，患者に予後がどのくらいかを尋ねられても答えることが非常に難しいことがわかっている。なぜなら，いくら正確を期そうとも間違うであろうというためだけでなく，その答えが患者を諦めさせることになるのを恐れるからである。近親者は，よりこの見方を支持するであろう。病気の進行につれて希望の拠り所は変化する

という証拠がある（Herth 1990）。厳しい疾患の性質ゆえに，この変化の過程について，ALSでは緩和ケアにおいて他の疾患ほどには検討がなされていない。しかし，病気の進行が遅くなったり停止するかもしれない，あるいは治療的介入によって遅らせるかもしれないという希望は，不快感の軽減や平安な生の終わりへの願望へと変化するかもしれない。

いかなる病人でも最大限の快適さを得る権利があり，そのためには，介護者から尊重され理解されていると感じることができ，関わる専門家たちが情報や身体ケアに関する患者の要望に適切に応えてくれると確信できなければならない。この尊重は，ケアスタッフ個人の思いやりや信頼性によるものであり，それは単なる専門家的態度でもないし不適切な同情的態度でもない。ALSにおいて患者の状況を真に理解することは，著しい能力障害，特にコミュニケーション障害のためにとりわけ困難である。介護者がもつ共感と忍耐という技術すべてとともに，意思伝達装置を最大限に活用することが必要である。共感というのは，他者の立場に想像を馳せ思いを寄せることであり，「私はあなたがどのように感じているかわかります」といった短絡的で表面的な同情ではない。これはむしろ共感とは隔たったもので，信頼とは対極をなすものである。進行期のALSでは，コミュニケーションの際に，患者個々人の人格，表情や会話の仕方についての知識が大きく影響するため，専門の介護者の継続的介護（重荷にならず信頼できる"お気に入り"の一人の人）がコミュニケーションを円滑にするためにしばしば重要である。

死が近づきつつあるという自覚は，長く続いたであろう著しい個人的葛藤を解消し，また身辺を整理しようという欲求を引き起こしうる。言語障害のない人にとってもこのような話題を切り出し助けを求めることは難しい。落ち着きのない様子や不安そうな態度，"未完の事業"を穏やかに迎えようとする心の準備の背後には，このような問題がひそんでいるという可能性に，ケアの担い手は敏感でなければならない。適切な援助は患者の人生の終わりの数日または数週を根源的に変えうる。逆に，誰でもがこのような問題を見極め，分かち合い，解決することができるわけではないし，時には，生じた不安を薬物療法だけで和らげることもできる。

いかなる不快感でも持続するとまた別の不快感を悪化させ，患者を精神的に疲弊させるということを心に留めておくべきである。したがって，ターミナル期のケアが始まるまでに十分に症状をコントロールするよう手がつくされかつ維持されるように，症状コントロールに細心の注意を払うことが重要である。ALSにおいて十分に苦痛を軽減することはできないことも多いが，医師が傍らにいて努力し続ける責任を負う限り，患者とその家族は医療がなしうることには限界があることを通常は受け入れるものである。問題が早く起きようとも，最終的には苦痛はコントロールでき，死は痛みや恐怖を伴わないということを保証することはできよう。適切な薬物を選択し適正な量を組み合わせて投与すれば，その保証は十分に果たすことができる。

それにもかかわらず，一部のALS患者は未だに，著しい苦痛が増すなかで窒息死に至るであろうという情報を与えられている。これは事実に基づかない恐るべき見方である。コントロールできない激痛は非常にまれである。呼吸困難感は実際，球麻痺型のALSではよくみられるが，窒息は死の原因や背景とはならない。O'Brienの報告では，窒息が死因と考えられたのはただ一人で，しかも解剖により気道はきれいであることが確認された（O'Brien *et al.* 1992）。不幸なことに，英国では，窒息とALSの相関は，メディアの度々の誤った報道によって確立されているため，医師・看護師・理学療法士による症状緩和のための積極的アプローチと，恐れを和らげるための継続的努力が必要である。適切な時期に正確な情報を提供することは，たとえ終末期であろうと病気の進行と闘う患者への大きな力となりうる。

家族を支援すること

家族とは，親類であるか友人であるかを問わず，患者にとって最も近しく最も大切な者たちのことである。その家族となるべき者が誰なのかを見極めることは重要であるが，必ずしも簡単なこ

とではない。ただ近親者のことを事細かに調べればすむというものではないからである。非常に有効な手段の一つとしては，家族の構成員が誰で，彼らがどこに住んでいて，他にどのような問題を抱えているのかということを専門家チームが少しでもわかるようにするため，ジェノグラム（genogram）つまり家系図を作ることが挙げられる（McGoldrick and Gerson 1985）。そのジェノグラムには，特定の友人たちや時にはペットすら含んだ"意義ある他者"まで含まれていなければならない。理想的なことをいえば，このような見極めは，病状がターミナル期に入る前になされているべきである。

ALSの患者と近しい間柄にあるということは，その人にとって多大な精神的負担となる。家族にかかる絶望感と社会的孤立の危険性は，患者自身のものよりも大きなものとなるに違いない（Kaub-Wittemer et al. 1998）。進行する機能低下は誰の目にも明らかであるけれども，それがどのように予後の短縮につながるのかを家族の人たちは理解していないかもしれない。特に，ALSによる死が突発的なものであるということは知らないであろう。生命が終焉を迎える際のことを考えると，頭の中は窒息や息苦しさ，苦痛といった症状についてのいわれのない懸念でいっぱいになるのは当然である。それ故，家族も患者自身と同じくらいに正確な情報を必要とする。

ALSによって麻痺が始まり言語能力が失われていくと，ALS患者を世話をする人は皆，無力感に襲われる。この経験によって，見識のある専門家でさえ不快な感覚に苛まれ，非専門の介護者に至っては，自信を喪失し極度の苦悩を来すのである。食物を飲み込んだり呼吸をしたりする機能が低下したとき何をしなければならないのかということと，患者が危険な状態に陥ったときどのような応急処置ができるのかということについての指導がなければ，一連の窒息や呼吸困難は患者にとってだけではなく家族にとっても恐ろしいものとなり得る。米国や日本，ドイツにおいては，患者を病院の救急治療室に連れて行かなければならないような危機的呼吸困難の只中で話し合いが行われるために，本来ならば，手続き上先にしておくべき話し合いがなされないまま，ALS患者の多くが気管切開下人工呼吸を受けていることは，注目すべきである（Oppenheimer 1993）。これと同じような事は時折英国でも起きている。非常に多くの重大な意味を含むその様な侵襲的な方法を始める際のやり方ではない。もしかすると，適切に用意された文書による事前指示を行うことができるように，24時間バックアップ体制のできる多専門職種の専門家チームの参加によって，緊急事態が起こる前に十分な説明と選択をし，緊急時に助言や現実的な手助けを受けられるようになるかもしれない（3章の補遺を参照）。

また，そういったチームは，もっとも末期の患者が希望する在宅ケアの継続を容易にすることができる（Dunlop et al. 1989）。病状が悪化するにつれて，家で過ごしたいと願う患者の割合は減ってくるが，それでもまだ患者の約半数は残っている（Hinton 1994）。地域の看護サービスからの援助があるにもかかわらず，家族は自宅介護の苦労を敢えて受け入れる。ホスピスや病院，ナーシングホームへレスパイト入院することで，介護する家族たちは気を休め，再び自分たちの仕事に取り掛かることができるし，限られた時間のために何度もレスパイトケアを利用するかもしれない。しかし，家族の大多数がそれ以上在宅介護をできないと思う時期がくるであろう。この時点で，患者は同意するかもしれないし，一致できないかもしれない。

たとえ皆が入院の必要性に同意したとしても，家族は自分の親族たる患者を失望させてしまったという挫折感と罪悪感に苛まれる。この感情は，もしALS患者が入院を許可された直後に死に，その事実によって「もう少しだけ私たちが介護を続けていれば，あの人の最期まで看取ることができたのに」と思ったとしたら，特に顕著に表れるであろう。入院に先立つ介護の努力や，更に入院中の患者の介護を積極的に買って出ることなどによって家族が元気づけられることは，死別の際の家族の反応として重要である。そして，家族にとって助けになるのなら，死が近づきつつある患者とともに過ごすことを可能にする施設や励ましがあるということもまた重要である。

家族によっては，将来まで記憶が残るからという理由で，「自分達の身内が自宅で死なない」とい

うことが重要だと考えることもある．末期状態の患者を家で介護するためのサービスは，どんなものであっても，患者や家族と，もし死に場所を選べるのならそれをどこにするかということについて話す必要がある．そして，患者と家族の意見が違った場合に備えて，いつも合意に達するとは限らなくても議論し相互理解を深め，また，身内の終末期ケアについて関心を明確にすることができない家族の苦悩への対応で，緊急入院する事態にならないように計画を立てることが必要である．死がホスピスや他の入院施設で訪れたときでさえ，普通，患者の最後の1年間の80％は家庭で過ごしており，のちに家族は，本当に患者自身の介護をしてきたということを認知するものである（Hinton 1994）．

大多数の遺族は死別後特別なケアを必要としない．遺族は，家族や友人たちなど自身の仲間の支援を得るであろうし，ある時期は彼ら自身の個人的体験の一部として喪失感をかかえながら進んでいくであろう．少数，おそらく25％程度は，死別後の順応に専門家による支援が必要となろう．これは，ますます広く利用できるようになるだろうが，英国では，CRUSE（訳注：死別ケアを提供する団体．http://www.cruse.org.uk）といい，地元のホスピスまたは社会福祉部を通してアクセスすることができる．

専門職種を支えることについて

緩和ケアに関わる複数の専門職種にとっても，ALSはおそらく無力感や敗北感を抱かせることがありうる．コミュニケーションの困難さがその要因のかなりを占め，そして，患者の精神力が続くのと対照的に不可逆性の機能低下が目立っていく．心は"元気"なようであるが，身体の方は専門職種がほとんど手をつくせないまま容赦なくおとろえていく．このことはケアする人々に挫折感や技術が未熟だという感情をもたせ，結果として患者を避けることになる．

終末が見え，癌や他の疾患で亡くなる人々と非常によく似た状況が近づくにつれ，これらの緊張感は終末期に向かってある程度まで和らげられる．しかしながら，後になって，スタッフのケアの思い出はケアの初期段階から続いていた感情にとらわれるようになりがちである．ケアする人々が，緩和ケアとしてケアされる患者全体の平均的な関わりよりも長い間ALS患者と関わっていることは大いにありうることである．そのため，個人の喪失感はより強くなるだろう．これらは，将来ALS患者に関わる専門家に苦悩を残し，彼らの能力を損なうかもしれない．ALSが比較的まれな疾患であるため状況はより悪化する．それは，このような状態の人々をケアする場合に，経験から自信を得て，それを維持することが困難だということに，スタッフが気付くということを意味する．

そのためには，ALS管理のあらゆる局面を網羅したスタッフの教育課程が必要であると共に，ある特別な状況下にある患者をどのように介護していくかの見解を共有するために，多専門職種の専門家からなるスタッフ会議をもつことが役に立つ．この会合は，将来ケアが改善されうる方策をうまく見出すことができるかもしれないし，さらに順調にいっている場合はお互いに褒めあう機会になるだろう．介護していくなかで体験した特別の問題点を熟知してスタッフそれぞれが管理責任を確認し，そして無力感を感じることなく，重要な問題について病棟であれ，また個別の相談相手とであれ，心置きなく話し合えるようにすべきであろう．

症状のコントロール

終末期における症状コントロールで重要なことは準備しておくことである．苦痛症状が始まったとき，もし医師の指示や必要な薬物を薬剤師が調達するまで待ち続けねばならないとしたら，まったく不適切な対応となろう．呼吸機能が次第に低下する兆しがみえたときに，すぐ使用できるように病棟や家庭に適切な薬物を用意すべきである．以下の薬物を用意すべきである：

・オピオイド

表8.1 経口オピオイドからモルヒネ・ジアモルヒネ皮下注射への転換比率

経口オピオイドの種類	皮下注射で等量投与量を得るためのモルヒネ量：	皮下注射で等量投与量を得るためのジアモルヒネ量
モルヒネ	1/2	1/3
トラマドール	1/8	1/12
コデイン	1/16	1/24
オキシコドン	1	1/1.5
ヒドロモルフォン	4倍	3倍

*訳注：ジアモルヒネとは，モルヒネをアセチル化したものでヘロインとよばれる。末梢性の副作用より中枢神経作用が大きい有利な点があるが，社会問題となったため，英国以外では医療用として使える国はほとんどない。

・鎮静薬
・抗コリン薬

　家庭で薬物を使用する場合は，経腸的（座薬）に，または胃ろうルートが利用できるならば，緊急時に家族が投与することが時には可能である。家族がこの責任を進んで引き受けるかどうかは，適切な指導にかかっており，必要時に地域看護師が薬物を与えることができるように，その地域で承認された文書を作成しておかなければならない。

オピオイド

　モルヒネは，ターミナル期になるかなり前からALSの疼痛，呼吸困難感，夜間の不快感に有効である（O'Brien et al. 1992）。投与量は非常に幅があり，通常は量は多くなく中央値60 mg/日との報告がある（Oliver 1998）。呼吸困難にさえも上手に使えばモルヒネが生命を短縮するという証拠はない。Oliverの研究では平均使用期間は51日で，最長は970日である。維持量のままで年余に及ぶこともあり，ターミナル期に増量が必要になるとは限らない。しかしながら，新たな症状が出現したり以前からの症状が悪化したら，特に呼吸困難感が悪化した場合は，モルヒネの量を増やさねばならないに違いない。このような場合，通常の方法で増量，すなわち，過度の眠気が来ない程度に，明らかな治療効果が出るまで前回投与量の20〜30％ずつ増量する。もしそれまでにモルヒネを使用していなかったなら，経口または胃ろう部から，疼痛には一回量5〜10 mgを4時間毎から，また呼吸困難感には4時間毎に2.5 mgから開始するのが適当である。

　もし胃ろうが設置されていれば薬物投与は以前通りに継続できるが，そうでなければ多くの患者は経口から非経口投与への変更が必要であろう。それには，皮下注射（注射針を繰り返し刺すのを避けるためにプラスチックカニューレを留置すれば不快感を少なくできる）で可能であり，予後の長さを考慮すれば携帯用シリンジ・ドライバー（訳注：持続皮下注射用携帯型シリンジポンプ）による皮下注射がより望ましいこともある。あるいは，モルヒネやオキシコドンは経直腸的に，モルヒネ，フェナゾシン，ブプレノルフィン（弱オピオイド）は舌下で，フェンタニルは経皮膚パッチ剤で使用できる。

　オピオイド投与中に投与方法を変更する場合には，等量変換を適切に行うことが重要である。モルヒネの経口（または経胃ろう）から皮下注射への変更をする場合は，一日量をそれまでの1/2量とし，ジアモルヒネは1/3量とする。このような変換の比率は個々人によって異なり，そのために反応をみながら投与量を増やしたり減らしたりする必要がある。同じオピオイドを舌下や経直腸的に変更する場合は，オキシコドンを除いて増減は不要である。オキシコドンは経口から経直腸投与に替えるときは量を2倍にする。経口モルヒネからフェンタニルのパッチ剤への変更は，モルヒネ150 mgを分割投与までしていることが必要である。オピオイドの必要量が安定していない場合は，フェンタニルは，投与方法が簡便ではあるが，非経口投与の選択肢としては満足のいくものではない。その理由は，フェンタニルはパッチ剤の大きさの間での投与量の段階的調節が比較的難しく，また安定した血中レベルに達するまで，また元に戻るまでに長時間（23時間まで）（Portenoy et *al.* 1993)を要するからである。

　非ステロイド系抗炎症薬(NSAID)で鎮痛効果が得られている患者は，座薬(たとえばナプロキソンやケトプロフェン)やシリンジ・ドライバーでそれを続行すればよい。ケトロラック(訳注：日本では未発売のNSAID)はジアモルヒネと一つのシリンジで混注可能であるが，他の薬物を使用する際には，通常の例のように，NSAIDを経直腸的に単独投与するほうがより信頼できる。

　がんでもALSでも，以前から適切にコントロールされていれば，終末期に苦痛はあまり問題とはならない。自己の感情を言葉で表現することができない患者では，介護者は不快感を表す非言語的合図――たとえば，うなること，顔をしかめること，動きなど――を察知しなければならない。また，薬物を増量する前には治療可能な不快，たとえば排尿・排便感，があるかどうかを調べるべきである。

セデーション(鎮静)のための薬

　全身の落ち着きのなさは，これは苦痛によるかもしれないし不安からかもしれないが，特にフェノチアジンを使用中には，オピオイドによる部分的ミオクロニー発作が起きているかどうかを鑑別しなければならない。落ち着きのなさに対してオピオイドの投与を続けるよりも，抗不安と筋弛緩作用の両方からベンゾジアゼピンに変更または追加してもよく，これを使用するほうがより適切である。座薬あるいは胃ろうから液体の形で，ジアゼパムを必要に応じて，または一日に2〜3回投与する。ミダゾラムの皮下注でもよい。ミダゾラムはジアモルヒネや抗コリン薬と一緒にシリンジ・ドライバーに混ぜて投与可能である。ミダゾラムの開始量は一回2.5 mg，または10 mg/24 hrである。

　ALSにおいてベンゾジアゼピンの役割は呼吸困難感のコントロールであり，その作用はオピオイドと相補的である。呼吸不全を伴う急速な呼吸障害では，モルヒネ/ジアモルヒネとジアゼパム/ミダゾラムを初めから併用するのが適切であり，そのあと各々の量を調節していく。ベンゾジアゼピンの代わりにフェノチアジン系薬剤，たとえばクロルプロマジンまたはさらに鎮静作用の強いメトトリメプラジン(訳注：日本ではレボメプロマジン)などを使用することができる。いずれも制吐作用があることが重要であるとしても，クロルプロマジンは呼吸困難感を緩和するという根拠は少ない(Ventafridda *et al.* 1990)。ミオクロニー発作に注意を払うべきであるが，これら薬物が発作閾値を低下させることはALSの終末期ケアでは問題とはならない。メトトリメプラジンは皮下注射できるが，クロルプロマジンは皮下注射では過剰な皮膚反応を起こす。

　一般的な印象とは逆に，良好な症状コントロールが命を短縮することはまれである。例外は，著しい不安に対していかなる緩和方法を用いても，その結果不適切な呼吸努力を招くような重症の呼吸障害の患者に対して，著明な呼吸困難感の改善を得ようとする場合である。たとえその行為が既に非常に短い予後をさらに多少短縮する結果になるとしても(そうなるとは限らないが)，そのような患者を前にすれば誰でも，その苦悶を和らげるような処置をすることは明白であろう。この態度が倫理的に誠実であることは，英国，米国およびローマカトリック教会により支持されている。薬物の使用量は，患者のそのときの状態に合っていなければならないのはもちろんである。

　ミダゾラムはまた，補助換気によって生命が今や耐えられないほどになり，患者(まだ意識があり決定する能力があるならば)，家族，専門家が使用に同意したときに選択しうる薬物である。一回投与量2.5〜5 mg，もし患者が鎮静目的で既に投与されていたらもっと多い量のミダゾラムの皮下注射を行い，分泌物の貯留の問題があれば次項の抗コリン薬を追加するのがよい。薬物の十分な効果は15〜30分で現れ，その後ならベンチレーターの設定を下げることができる(Shekleton *et al.* 1994；Weatherill 1995)。モルヒネやジアモルヒネを追加してもよい。もしベンチレーターの離脱(訳注：英国の内容であることに注意)の段階なら，ベンチレーターの調整後に出現するかもしれないあらゆる不快症状に対し，同じ薬物をさらに増量し，迅速にコントロールすることが許される。ここでは，肺炎治療後や術後の様に時々行われている呼吸器から徐々に離脱するということを

いっているのではない（Gilligan and Raffin 1996）。

分泌抑制薬

ALSでは，球麻痺による上気道への分泌物の貯留はターミナル期になる前からしばしば問題となる。しかしながら，咳の力が低下した重症患者では疾患によらず上気道に分泌物が貯留する。それは，患者自身にとって常に不快でなくとも，呼吸時の雑音で関係者は容易に気づく。これは終末期に最も予想される問題の一つであり，既に溜まっている分泌物を取り除くことは容易ではない。もし気道感染の治療がうまくいかず呼吸不全があるなら膿性痰があるのは避けられず，そして呼吸の速拍をとめることはまったくできない。したがって，管理の第一段階は，患者の家族に呼吸時の雑音の生ずる機序について，これに対し何ができ，その限界は何かを説明し，病気のその段階では，死にゆく人々は自身ではその音に気付くことはほとんどないと安心させることである。

もし抗コリン薬が胃ろう部から既に投与されているならそれを継続し，もし分泌物の貯留が悪化するようなら増量する。アトロピンは覚醒傾向にさせるので，漸減が必要かもしれない。この段階では，スコポラミンブチルブロマイド（ブスコパン）やグリコピロニウムブロマイド（シーブリ）のようなもっと中間の薬物に変更するほうが適切で，前者は通常の鎮静作用がある。これら薬物はいずれも，ジアモルヒネ，ミダゾラム，メトトリメプラジン（レボメブロマジン）と一緒にシリンジ・ドライバーで皮下注射が可能である。

英国では次のリストの初めの2剤が3番目のものより安価である。

用量の範囲：

- スコポラミンブチルブロマイド（ブスコパン）：一回20mg 皮下注射；60〜240mg/24時間で持続皮下注射*
- グリコピロニウムブロマイド（シーブリ）：一回0.2〜0.4mg 皮下注射；0.6〜1.2mg/24時間で持続皮下注射（訳注：日本では注射薬は未承認）
- スコポラミンハイドロブロマイド（ハイスコ）：一回0.4〜0.8mg 皮下注射；1.2〜2.4mg/24時間で持続皮下注射

結　論

終末時点での看取りケアは，あとに残される人々に最も印象深い思い出の一つとして残るがゆえに，緩和ケアの重要な部分である。将来患者の家族や友人たちが重大な病気に立ち向かう，また死自体に向かい合うときの彼ら自身の態度は，看取りケアの経験によって形づくられるだろう。先進国ではその経験は中高年以下の世代にとっては誰でも稀である。良好な症状コントロールとできる限り長く患者と家族とが良好なコミュニケーションがとれるようにすることは，死に頻しているALS患者への直接的恩恵になるだけでなく，彼らに近しい残される人々すべてにとっての地域全体の保健対策としても重要である。

---

*原注：スコポラミンブチルブロマイド（ブスコパン）は，きわめて消化管より吸収されにくい。他の薬は，胃ろう（PEG）より注射薬を投与できるかもしれないが，この方法が許可されていないからだけでなく，緩和ケアにおいて使う場合は通常，シリンジ・ドライバーによる持続皮下注射で使用する。

第9章

死別（ビリーブメント）

Ann McMurray

死別（bereavement）とは死による密接な関係の喪失として定義されてきた．ほとんどの人にとって他に類をみない悲劇である（Stroebe *et al.* 1993）．ALSに関連する死別は，遺族に対しての概念ではなく，診断時から始まる．そして終末期まで進行していくもので，死後も継続する．ALSで最終的に亡くなる人に行う医療は，ケアを行う者にとって情緒的に耐え難い経験に直面することを意味する．この疾患は身体的，社会的，情緒的・心理的困難を引き起こしていく．それは個々人の活力を相互にからめとって消耗させる．ケアを行う者は，この疾患は不治であり，通常予後不良であることを承知しながら際限なく延長された終末期に直面せざるを得ないことが少なくない（Leach and Delfiner 1989）．

ALSの診断および発症，複雑な症状の容赦ない進行，および最終的に死に対処する中で，患者と家族は様々な喪失（loss）に直面せざるを得ない．ALSの特性上，喪失の範囲は広く，社会支援の喪失をも含み，身体機能の低下，目に見える変化としての筋萎縮，認識能力の変化，疾患の闘病期間とあいまって，死別の経過および結果に影響する．

それぞれの遺族は，個別にあるいは集団的に，喪失およびそれを原因とする死別体験を経験した家族および友人のネットワークによって支えられ生き抜いている．ALSの心理社会的な衝撃は強いという認識がある一方で，死別経験の特有な性質，衝撃の強さや遺族が体験する喪失の長期的影響に関する知見は未だ乏しい．

本章の目的は専門家に，以下の事柄を理解するためのポイントを提供することである．すなわち，悲嘆の理論，ALSに関連する死別の個別の変数，各個人および家族が受ける悲嘆の衝撃，および専門のケアスタッフがALSに関連する死別への介入効果を見極める能力である．

悲嘆の理論

悲嘆（grief）のプロセスについて説明し，死別経験の理解を助ける理論的な視点は多種多様である．様々なモデルは，喪失に対する人間の反応の特殊性を理解する方法を提示する．さらに，それらは，親しい人に死別した人々に生じる特有の症状への介入方法を深めることに役立つ．

大切な関係を共有した人を失ったことで，人は悲しむのである．Bowlby（1980）の喪失を理解するためのモデルは，愛着関係に関する彼自身の理論に基づいている．別れは様々な振る舞いを生み出す．その行動の一つ一つが，大切な関係が壊れて深いレベルの苦痛が生じていることを示唆する．愛着理論（attachment theory）は，別れ，喪失および死別を理解するための枠組の発展のための基盤を提示する．悲嘆の経験は以下の4つの段階に分類される．

1. **無感覚**：遺族が喪失を理解しようと努力する状況．
2. **思慕あるいは探索**：遺族が亡くなった人に接点を求める状況．
3. **混乱あるいは絶望**：うつ，深い心の痛み，無気力および疲労しきっている状態が特徴である場合．
4. **再組織化**：個々人が，自分自身および社会的関係について，体験の意味を見いだすことに心をくだいている状況．

Kübler-Ross（1969）の質的研究，それは不治の病にかかっている人々との一連の周到な面接に基づいたものであるが，死別の理解のための段階モデルの深化に寄与した．心理学的プロセスは，死

が近づいた時に，個人において支配的なものとして同定され，否認，怒り，取引，うつ，受容の5ステージとして記載された。

このステージモデルは，人間の経験のうちこの死別という実相についての理解を助ける点で特に影響力が大きかったが，多くの限界も指摘されている(Bugen 1979)。このモデルでは，死別の反応は，規範的に考えられるべきだとされた。死別に特有の特徴が認められるという普遍的な考え方が受け容れられた。しかしながらALSに罹患した配偶者の死を看取った人は，突然の死や暴力的な死に直面した体験をもつ遺族とは全く異なった死別体験をする可能性がある。

そこでWorden(1982/1991)は，個人の回復に結びつく課題に焦点を当てることで，達成できる悲嘆解決の概念を推進した。その課題は以下のように記載された。

・課題1：喪失が現実のものであると受け入れること
・課題2：悲嘆の苦痛を通して作業すること
・課題3：故人がいなくなっている環境に適応すること
・課題4：感情的に故人を新たなところへ移し，前向きに生きること

遺族は，死別の期間を通じて，異なるレベルの様々な課題を行う(Leick and Davidsen-Neilsen 1996)。このモデルの焦点は，感情面と心理面の課題を完成させることにある。また，それは，Freud(1917)およびBowlby(1969)の過去の仕事によく一致している。

Klassら(1996)は，個々人が回復するとき，一連の過程で作用しやがて終息する心理状態として，死別概念に疑問を投げかけた。Klassは，調整(adjustment)が継続的な適応(adaptation)および変化のプロセスに関連していることを示唆した。新しい関係性を構築することおよび再構築するということは，目的の決定から，時間を超えて喪失そのものの意味を再調整する課題に移行することを強調する作業に焦点を合わせることである。このモデルの前提となる暗黙の了解は，死は永久に不変であるが，適応のプロセスは現在進行形であることである。

通常の悲嘆

死別は様々であり，多次元の側面をもつものであると理解する必要がある(Shuchter and Zisook 1993)。死別とは個々人の強烈な混乱に関連した，もともとあるごくありふれた日常のストレスであるが，心理的，医学的病的状態につながる場合もある。通常の悲嘆に関連した症状は以下のように理解することができる。

悲嘆の身体的表現

Lindemann(1944)は，遺族が急性の悲嘆反応に関連して身体的な混乱を体験するということを最初に指摘した。頭痛，光や音への過剰反応あるいは脱力，疲労，腹痛，呼吸困難などが症状に含まれる。死別に関連するストレスの範囲と神経内分泌系のシステムでの変化の範囲内で新たな関係が作られる(Kim and Jacobs 1993)。BrownとHarris(1978)は，身体の免疫系へのインパクトを介して，死別が身体的・精神的な疾患の進展を促す重要な要素であることを示した。

死別，そして重大な喪失結果としての悲嘆は，身体的・心の苦痛がその極みに達すると，疾患や死に至るに違いない。Tatlebaum(1981)は，身体的・精神的な状態において，死別がその原因となるとみなすことが妥当な人もいるだろうと示唆した。Parkes(1964)は，公式記録によって悲嘆が死因として公式に認定されたと報告した。表現された行動は，病気の時に患者の身体面の経験を反映しているに違いない。ALSと関連する死別には，症状として，食欲低下，虚脱感および無気力，何もしないのに発生する筋肉の痛み，集中困難，記憶力の低下および不眠が含まれる。

身体の免疫機能が低下するとともに，元々あった状態が増悪するに違いない。喪失後に，自分自身を癒すことは困難かもしれない。また，支援がなければ個人は実践的なレベルで対処行動をとることができないかもしれない。ALSに関連する死別では，自己を犠牲にして患者のケアを行ったと

いう経験のある人がいるに違いない。

すでに心が脆弱だったり，心の病気の既往がある人の場合，死別に関連する感情的な苦悩はメンタルヘルスに衝撃を与える可能性がある。たとえば内部の葛藤によって生みだされた過度の罪の意識および後悔は，自殺，薬物あるいはアルコール依存症，重度の不安あるいはうつに結びつく可能性がある。

情緒的・心理的反応

情緒的・心理的反応の代表は，悲嘆，怒り，罪の意識，後悔，不安，疲労感，絶望，無気力，衝撃，無感覚と孤独がある。記憶内容は異常に鮮明で，驚くほどに詳細かもしれない。このような悲嘆の急性期は，数ヵ月続くこともある。Bronsteinら（1973）は，死を看取った13ヵ月後に，研究対象のすべての未亡人のうち17％が泣いてばかりいる期間および体重減少を含む，急性悲嘆を経験していたという事実がある。

日常行動に現れる症状

急性悲嘆に関連した共通の行動異常は，睡眠障害，記憶障害，怒りの爆発および社会的引きこもりである。嚥下困難が闘病上の問題であった場合，遺族自身が食欲に関する異常や，また食物を受けつけられない困難を経験する可能性もある。支援が得られない，あるいは他人に依存せざるをえないという感情が，目立ってくることもある。社会的役割の喪失，あるいは自尊心が保たれずみじめな感情があると，意思決定および日常生活の正常な役割を行う上で，がんばることが困難になるかもしれない。

悲嘆がもたらす，精神面，感情面，身体面，行動面での様々な症状の相互作用は，多くのエネルギーを消耗させる。しかし，徐々に，悪影響の強さは薄れ，再編成と再統合への道が開かれる。個々人が情緒的に重要な人との関係を保持するために，その人に期待される社会的役割をしっかり担うことができる場合，それは死別の悲しみからの回復の証である（Weiss 1993）。

予期による悲嘆

ALSのような進行性の疾患によって，愛する人と死別した後に起こる悲嘆は，急死による死別の悲嘆とは異なる。ALS遺族の死別体験に対象を限定した調査研究はほとんどないが，他の予後不良な疾患（たとえばハンチントン病，ある種の癌）とそれが多くの特性を共有するということがわかっている。

予期による悲嘆（anticipatory grief）は，疾患が末期的であることに必然的に絡むあらゆることから，死が差し迫っていることに関する告知への先回り反応である点で，死後の悲嘆とは基本的に異なる。予期による悲嘆は，悲嘆に関する従来の精神分析のモデルに当てはまらない可能性があると，Evans（1994）は指摘している。ALSの最初の診断時点から，死に直面する患者，家族および介護者は悲しみ始める。診断に関する告知が重要な出来事として扱われ，これが死別の心理学的調査に影響する可能性が高いので，注意深く扱うことが大切である（Ackerman and Oliver 1997）。

人生の変化に関して予期された喪失および，将来死が生じる場合に起こるかもしれないというイメージにとらわれて極度の情緒的苦痛が生じる場合があるかもしれない。ALSの場合には，迅速かつ延々と続く喪失体験がある。また，愛する人の症状が悪化していく悲しみもあるかもしれない。このような予期の時期はある種の，グリーフワークを達成する機会となる（Lundin 1984；Sanders 1988）。やがて訪れる死別において新しい役割に向けて社会化していく期間である（Gerber et al. 1975）。死が訪れたとき，死への準備の時間をすでに持っていた場合には，悲嘆の経験の強さを小さくしたり，期間を短くするかもしれない。最期の別れをあらかじめ考慮することができるならば，時間のゆとりをもたらす。予期できる期間は，別れを効果的に告げるために，懸念を述べたり，未来への準備を行うために使うことができるに違いない。この準備は，死に続いて起こる罪の意識，後悔および自責の念の減少に寄与し，よって，死別の結果に肯定的な影響を与えうるかもしれない。実際の死という出来事によって引き起こされ

る悲嘆の経験は予期されたほどひどいものではないかもしれない。そして突然死した人の遺族の場合に起こる急性悲嘆と比較すれば，時間的にはより短い可能性がある。

　死の前から患者を精神的に無視してしまうことは，後悔と罪の意識を増大させて，死別ケアの結果に悪い影響を与えるに違いない。延長された期間，患者をケアすることは，個々の人がすべてもつ死すべき運命についての，大きな不安をもたらす可能性がある。死の準備のために延々と続く期間があった場合，Sanders(1983)は短期の慢性病患者の遺族に比較して，遺族がより大きな孤独感，フラッシュバック，活力の喪失および感情コントロールの喪失を示すと指摘した。ALS患者のケアに関与する時間およびエネルギーは，死に先立って介護者の身体面・精神面の資源を消耗させるに違いない。社会のサポート体制は患者へのケアに伴う介護負担を縮小させる可能性がある。親しい人に死別した遺族は，人間関係，社会的役割および社会ネットワークにおいて，複数の喪失体験を経験する。これは，悲嘆反応を複雑にする可能性を持っている。

　患者への予後が6ヵ月以上に及ぶような場合，遺族の死別に対してネガティブな影響を遺族に与えるということについて，具体的な証拠がある（Schwab et al. 1975）。介護者または患者は，不快でなじめない人間関係においては，不均衡をさらに強めることを情緒的に中止してしまうに違いないからである。前向きな人生計画は，持続的な疾患のせいでおのずと制限を受けることもあるであろう。延々と続く介護負担が，あまりにも過酷な場合，病んでいる親族が早く死んでほしいという願いを意識する経験を持つことは，介護者にとって決して珍しいことではない（Middleton et al. 1993）。

　適切な心理社会的な医療が提供される場合，死を予期する期間は，患者本人および家族が抱える問題に対処するための積極的な方法として利用することができる。予想された喪失の感情を言葉に出して，説明することができるならば，包み隠すことのないコミュニケーションを生み出すことも可能であり，それを目標とすべきである。個々の患者は励ましを受けて，この痛みを伴う活動に互いに取り組む許しを必要とするかもしれない。

家族にとっての死別

　悲嘆は個人に特有な経験であり，家族という文脈で起きる。喪失は，家族および等しくかけがえのない関係に悪い影響力を持っている。

　ALSのような長期にわたって次第に悪化する疾患に続く死によって，家族を失うことは，社会経済的資源および個々人の対処行動の能力に対する過大な要求により，家族の危機をもたらす。

　Shapiro(1994)は，家族に死別が起こる文脈は次の要因によって規定されるとした。

・死自体の状況
・家族の中で故人によって果たされていた役割
・家族の発達段階
・複数の世代間のかかわりのパターン
・現在の家族にとってのストレス要因
・家族に利用可能な社会資源
・文化的信念および実践
・「家族」の開放度

　重症のALS患者に医療を提供することは，身体的にも精神的にも辛いものである。症状が進行するとともに，家族は次々と喪失体験に直面する。それぞれの喪失体験は，絡み合いながら，家族の一人一人に個別的な悲嘆反応を起こし始めるかもしれない。ストレス要因には，疾患それ自体によるものだけでなく，それぞれの自分の時間が不足していくことや，ありふれた家族内の混乱によって起きる，家族のライフスタイルの変化が含まれている。家族の正常な成熟への変化のような，無関係なストレス要因は，家族制度の脆さを増すかもしれない。

　それぞれの家族は，危機をどのように管理するかを決定する，重要で，影響力のある対応戦略を作りあげるだろう。家族制度には，感情の表現について，言葉にしない暗黙のルール，言葉に表す明示的なルールがある（Ford 1983）。他を犠牲にして，悲嘆の特定の部分のみに，時間と資源を投資するという決定があるかもしれない。家族は一

一人一人，同時に悲しみを経験するわけではない。家族がどのように喪失体験に対処するか，そのルールはある人にはうまく行くが，別の人にはうまく行かないに違いない(Rosenblatt and Wright 1984)。

家族がどのように死を認識したかの問題は，どのような有効な対処行動のモデルが採用できるかどうか決定するのに極めて重要である。家族が「死」に対して積極的な意味を見出すことができれば，心理的調整はより容易になる。疾患と死が，人生の崩壊およびあまりにも多くの絶望を引き起こしたと家族が認識すれば，脆さは増える。一方で，死別ケアのアウトカムは増大する脆弱性に伴って悪くなるだろう。しかしながらある家族にとっては，死の体験が契機となって，家族は，より親密な絆，互いの強さについてのよりよい理解，より有効な問題解決の方法および互いのニーズへの共感が生じる場合もある(Cook and Oltjenbruns 1998)。

介 入

人生の重大な危機や変化に対応するために支援する場合，この問題に関与する専門職種は，家族ダイナミクスについての明瞭な理解を持っていなければならない。ある家族においての死は，次世代に重大な混乱を生む可能性がある。それは次の世代に伝えられるかもしれない(Bowen 1976)。適切な介入により，さらなる崩壊を回避するように対処して，コミュニケーション技術を深め利用することで，家族がより前向きな方向へ変化していくようにすべきである。

死別の最中にいる家族のグリーフワーク(悲嘆作業)には，様々なアプローチがある(Bloch 1991)。それぞれの人が，喪失体験について，個々の感情を，オープンにコミュニケーションする支援に焦点を当てる必要がある。また，喪失に対する個々さまざまな割合の悲嘆と心理的調整があるということに焦点を当てるべきである。家族の一人が孤独となり，うつ状態になる危険に瀕しているかもしれないことを，他の家族が認識できるような，特別のニーズに配慮するように家族を激励する(Scrutton 1995)。個々人が互いの苦痛について理解を深めることは重要である。家族が互いの考えと感情をはっきりと共有できなければ，葛藤と自責の念が増大する危険がある。開かれたコミュニケーションによって，家族が心の安定を達成するのに必要な再分配を可能にする。家族の中のそれぞれの役割が適切に再分配されるならば，それは，役割の緊張と葛藤(Vess et al. 1985)の減少につながる。ALSという特定の状況下で，家族は様々な調整を試み，以前に患者や医療福祉従事者によって担われた役割を自ら担おうとする。家族がそれぞれの役割を担う努力をする際，大きな柔軟性が必要である。

家族における重要な人の死別は危機を生み出す。それは家族支援の有無によって影響される可能性がある。開かれ，統合された家族は，たがいに有効な支援を行い，その親愛の絆によって支援され，前向きに反応しあうだろう。家族によっては，家族全体が対処することができなかったり，支援を行うこともできず，悲嘆のプロセスを阻害する場合もある。

グリーフワークの別の焦点は，家族支援について外部の支援者(たとえば医師やカウンセラー)との関係を修正し，それとよりよい関係にするために家族を組織化することにあてるべきである。支援体制の再建および支援にかかわる内部・外部の資源の利用は，家族を強めることができる。死別体験を処理する上で，十分な情報の提供がなされているという実感および，自分で選択できるという実感が必要だとほとんどの家族が感じている。

死別した成人の場合

調 整

パートナーが亡くなる場合，多くの喪失および困難に対峙せざるを得ない。死別によって，重要な関係の喪失への心理的な調整(adjustment)が必要となる。また，死別は非常に強烈に心へ衝撃を与える可能性がある。高齢者は恐らく様々な喪失および別れを経験しているにちがいない。また，これは回復の助けとなるかもしれない。しかしながら，状況の変化させられない無力感に根ざす怒

りの感情が出ることがあるかもしれない。この怒りは，死んでしまった故人に向けられる場合があり，その疾患およびそれが原因となった患者の死の心的外傷に続いて経験される強い絶望と孤独による結果といえる。

また配偶者と死別した高齢の人々が，何年もの間一緒にいることから形成された絆を継続して，自分自身がその関係を引き続き保っていると思っている場合があることを示唆する証拠がある（Collick 1986）。これに関しては，適応性がないと判断するよりはむしろ，現在と過去を統合する援助的役割を記憶が担っている場合があると考えるべきである。医療福祉従事者が故人との喪失体験に対する感情を喚起するために写真や，人生の出来事の記録および記憶を使用することは，親しい人に死別した高齢者とのソーシャルワークにおいて一般的なことである。遺族の家庭は，故人とともに共有された生活の証でいっぱいかもしれない。故人の思い出が残っているということは，とりもなおさず，喪失の苦しみの名残がいまだにあるということであり，故人との持続的な絆が存続しているということを示していると解釈できる。故人の記憶およびイメージは，過去との絆を維持する生活の中で生き続けることを可能にする，遺族にとっての心強い宝としてとらえることができる。「関係というものは成長し，変化していくものであり，なじみの人との関係は新しいかたちで再編成される」（Klass *et al*. 1996）。

役割の変化

役割の変化は，最近親しい人と死別した人々が直面する巨大な課題となる場合がある。過去に，役割が共有されていた場合，一連の新しい役割へ移っていくことは，役割が明白に分かれている場合や，性別によって役割が分かれている場合より一層容易になる。新しい役割は未知のものであり，それに直面しながら，喪失に意味を見出そうと努力する時に，極度の苦痛を経験する。こうしたことは，配偶者と死別した高齢者にとってごく普通のことである。また配偶者と死別した少し年齢の若い遺族については，親としての役割が果たせなくなったり，家族が死にゆく配偶者へのケアから，馴染みのない全く新しい世界のように感じられる状況へ，否応なく移らざるをえない。そのため，打ちのめされることもあるかもしれない。ALSに関連する死別では，新しい役割への適応は症状悪化の時期にすでに始まっているであろう。

社会生活

ALS患者の死に引き続いて起こる孤独感の強さは極まりないものだろう。故人および医療チームの両方との密接な関係が失われることは，非常に重大なのかもしれない。ALSという疾患のみと戦ってきた場合，戦う相手が失われると日常生活の現実的意味がはっきりしなくなることがあるかもしれない。アイデンティティに関しては，不確実になるだろう。Collick（1986）は身体的，社会的および個人的な孤独感について分類する。身体的孤独感とは，配偶者がいないこと，極度の虚しさおよび親しい人間関係がなくなることである。親密なケアとの関係は，絆に重要な意味を与えるものであったとしても，もはや必要ではなくなる。これは，喪失感を高める。社会的孤独感は，社会活動においても愛する人を失ったという思いなのである。たとえば休日の，何か重要な社会的な行事に，もはや愛する人がいないという感覚である。以前にはカップルであったのに，今は生き残りのかたわれであるということがはっきりしているような状況では，遺族は社会活動に参加すると不快感に襲われる場合がある。個人の孤独感は高まる可能性があるかもしれないのである。多くの人間関係の本質は，ともに日常の生活を共有し，種々様々な問題にともに直面し，その問題に一緒になって取り組むことにある。死別によって人間関係が失われると，孤独感が強くなるに違いない。

介 入

専門的介入は，安全な環境で，喪失と直面することを促すべきである。ALSによる死で，死が実際起きたとしっかり受け入れるのは非常に難しいことである。以下の戦略は，喪失を実感させるのに役立つだろう。

遺体を見る機会の提供

　遺体との対面は，死の現実的な受容を推し進める際に有効な戦略でありうる。遺族が遺体を見ることを恐れている場合があるかもしれないし，あるいは人間の死体というものを一度も見たことがない場合もあるかもしれない。過去の精神的外傷の原因となる出来事と関係があるかもしれない恐れおよび期待について話すことは重要である。このようにして，個人としてまたは家族として，遺体を見るべきかどうかに関する正式の決定をするのを励まされるに違いない。

感情表現の促進

　もろもろの感情は多くの年月にわたる，介護体験の中で抑えつけられてきたかもしれない。個々人は，容易には識別できないかもしれない感情をはっきりと認識することへの援助を受ける必要がある。悲しみまたは怒りのような感情が自由に表現される場合には，節度を失う恐れがあるかもしれない。手助けする側（ファシリテーター）は，ありのままの感情表現が行われている間，再保証と抑制的感覚を提供しなければならない。

　遺族がそれらの感情を識別し示すことができることは重大である（Cook and Oltjenbruns 1998）。スタートからこれをすることができることは悲嘆のプロセスを促進し，後期段階の苦痛および併発症を最小限にするだろう。死別は各個々人により個別性の高い経験である。したがって，また苦痛の表現も様々である。自分の耐え難い悲嘆の感情を積極的に言葉で表すことができる人もいれば，できない人もいる。言語表現を促す技術にはおのずから限界があろう。言葉のみでは，感情を十分に表現しきることはできない。柔軟なアプローチが医療福祉従事者によって提供される必要がある。そのような状況では，感情表現を視覚教材を用いて説明することが，感情表現への有効な援助となる場合がある。遺族個々人が身体表現によって苦痛を示す経験があるかどうか，医療福祉従事者はさらに調査して確認しなければならない。とりわけ，喪失体験および心の悲しみの深さはきちんと評価される必要がある。また，支援が一貫して受けられるように，再保証すべきである。

悲嘆が正常なものであるということを認めること

　死別に関連した強烈な感情の範囲によって個々の人は覆い尽くされてしまうかもしれない。様々の感情は正常な反応であるという保証が与えられる場合，人はグリーフワーク（悲嘆作業）を継続することができるに違いない。医療福祉従事者の当然の役割は，悲しむことが，健康であればこそのことであり，あたりまえのことなので，何ら不思議はないということを，遺族に懇切に説明することである。今の社会では，ともすれば心の痛みおよび苦痛は，ほんのわずかの期間しか許されない。心のエネルギーが悲嘆に十分に費やされているかどうか，それを判断するのは，友人や他の家族の視点であるかもしれないし，悲しみを続けられる時間が十分にあてがわれているかどうかの評価は，友人か家族の視点かもしれない。医療福祉従事者は，個々人が悲しむことは当たり前と認めて，かつ悲しみを継続するための場を生み出すことへの要求があれば，それに応えるべきである。疾患，死および数々の思い出について話すことは，他の人に不快の念を引き起こすかもしれない。しかし，話をしないことは悲嘆の表現が押しとどめられてしまうことに帰着するかもしれない。遺族は苦痛を顕わにすることを禁じられたと感じているかもしれないし，自分以外の人が一層の苦痛を感じてしまうのではないかと心配する場合がある。医療福祉従事者は，この悲嘆の過程で支援ができることを示すために，自らの仕事の有効性をわかりやすく説明しなければならない。

過去の喪失のあらゆる側面の探究と，遺族の話を傾聴すること

　当然のことながら，遺族の喪失体験を完全にふりかえる必要がある。ALSという疾患自体について云々する前に，発病前の生活について議論する。それこそが，遺族の心の恐らく主要な思い出であろう。親しい人に死別した人々は，自分の話をしっかり聴いてくれる人が必要である。激しい苦しみ，別れおよび絶望の時にこそ傾聴してもらうべきである。しっかりと話を聴いてもらうことではじめて，苦しみというものが他人に認知され意味づけがなされるのである。他人は，遺族を慰

める適切な言葉を見出すことができず，どうしてよいかわからなくなる場合も多い。こうして，遺族との関わりを避ける傾向が生じ，孤立と孤独を増大させてしまうこととなる。遺族の感情にこそ，注意を払って，焦点をあてるべきである。医療福祉従事者は，次の事柄について注意して聴く必要がある。

・病歴，経過
・喪失体験を理解するための個々人の努力
・未来とこれから起きるに違いないことに関する不安および恐れ

効果的傾聴は，喪失感情は正当であるという認識とともに自己価値観を再構築するのに役立つ。医療福祉従事者が，同じ問題を，受け入れること，共感すること，および，解決できないままに繰り返されることに対して抵抗力が生じてくることに関して，詳しく話をしていくことはきわめて重要なことである。

悲嘆のプロセスに関する情報を提供する

身体的，精神的，感情的，行動的な悲しみの症状があまりにもすさまじいために，親しい人に死別した遺族が，混乱に陥り自分ではどうしようもなくなることは，決してまれではない。悲しみの過程に関する適切な情報の提供は，治療として有効な手段であり，異常な反応に関する不安を減少させる可能性がある。以下の点が重要である。

・悲しむことが必要であり，悲嘆の段階に応じた適切かつ周到な方法で情報をしっかり提供していく
・悲しみの感情は正常なものであり，悲しんでもいいというメッセージを示す
・表現された考えや感情が多彩であることは，悲しみが人によって様々であるということに他ならない，ということを示す
・悲嘆の持続期間に関する情報を提示すること。悲嘆の正確な持続期間を予想することはできないかもしれない。しかし，死が複雑な様相を示した場合に，悲嘆に関連した感情はすぐにはおさまらないかもしれないし，むしろはるかに長い期間続くかもしれないということについて，話をしていくことは重要である

実際に役に立つ支援を提供する

遺族は喪失直後も死別体験の間も多くの具体的ニーズをもっている。圧倒されるような状況を回避して，優先順位を付けながらかかわり，遺族を支援することが必要である。実際に役に立つ努力を促進し支援することにより，自信を増していくことができる。

特に重要な記念日と別れ後の初めての日

患者の死後最初の1年のうちに，様々な記憶が蘇ることで直面せざるを得ない対処困難な時間を遺族が過ごさざるをえないことが多い。診断を告げられた日，および様々な病院での出来事は，つらい記憶となって蘇るかもしれない。一周忌までの最初の1年，誕生日，一人で迎える最初のクリスマス，結婚記念日，満たされない休日および患者が亡くなった命日のような様々な重要な出来事にあたった時があぶない。これらの出来事はすべて個人によってそれぞれ違う。また，そのすべてが，喪失体験との直面内容に関係している。様々な感情がありありと蘇るかもしれない。また，あのつらい闘病の始めにもどってしまうことに関して，恐れが示されることもあるかもしれない。Scrutton（1995）は，喪失体験についてのこのような認識をもつ場合，極度の不安や苦悩および様々な身体面の症状に結びつく孤独感を生む可能性を示した。以下の項目は医療福祉従事者にとって有効となる。

・特に重要なイベントに当たる日にちを知ってあらかじめ対処する
・どのイベントに当たる日にちが最も重要なものかをはっきりさせる
・イベントに当たる日にちの重要性を認めて，感情を顕わにすることについて，それでいいのだと太鼓判を押す
・一周忌までの期間，支援を継続する

希望

　低い自尊心，無価値感，および人生の目的が見いだせないという感じは，回復を困難にさせるかもしれない。感情的なエネルギーは，死にいたる患者が死に近づいてゆく過程の中で，あくまで希望を維持することに向けられていたはずである。とうとう死がやってきたという認識は，絶望感を強め，および心の傷からの回復が困難になるという思いを深めさせることにつながる可能性がある。MeadとWilliamsen(1995)は，希望をつなぐことの重要性が過度に強調されてはならないことを示唆した。これを達成するために，医療福祉従事者は以下のことに配慮しなければならない。

- 年齢にかかわらず悲嘆を表現する機会を確保する
- 経験の中に意味を見つけるための試みを支援する
- 生き続けることの再定義だけでなく，亡くなった人との関係も再定義するために，この死別経験をどのように使うかという検討
- 喪失体験に対処するに当たっての適切な行動の範囲に関して遺族を教育する
- 心の内なる強さおよび外部資源，楽しみに焦点をあて喪失体験に対処するコーピングの方法，および希望に満ちた将来の生活に対する希望を活用し，希望をふくらませる

ケアする人(caregivers)

「愛する人を失うことは，どんな人間も体験する可能性がある最も激しく辛い経験のうちの一つである。そして経験そのものが辛いだけでなく，目撃することもつらい。ただ私たちが助けることができないと思っているだけならば」

(Bowlby 1980 p.7)

専門職種としての脆弱性

　専門職種として働くからといって，自分以外の人の悲嘆に否応なく直面することで生じる心の痛みから保護されるわけではない。専門家の悲嘆反応は複雑で，種々様々のレベルで経験された喪失体験を反映している。手詰まりの状況を好転させることができないと感じている医療福祉従事者にとって，フラストレーションと怒りは増大する一方であろう。死に対する恐怖，およびそれぞれの感情爆発に関する恐れが惹起される可能性もある。遺族への治療プロセスは，とりもなおさず，自分自身や自分の家族の死を避けられないということに連続して直面することになることを意味する。過去の喪失は悲嘆できるかもしれないが，未来は予想でしかない。医療福祉従事者は，死という回避できないものと関わっているのである。医療福祉従事者にとって，自分が，遺族と同じ年頃である場合，あるいは個人的に同じような状況にある場合，家族のライフサイクルが似たような場合，より複雑な反応が起こる可能性がある(Rolland 1994)。CookとDworkin(1992)は，医療福祉従事者の自分との重ね合わせが，高度の感情移入や，感情的に距離を置くこと，あるいは過度ののめりこみに結びつくことを示唆した。

トレーニング

　悲しむ人および家族に関わる仕事をするスタッフにとって，十分な準備と訓練，それにスーパーバイズ(カウンセリング指導)が不可欠である。トレーニングプログラムには，喪失の衝撃を個人的に検討することと同時に，悲嘆プロセスの知的理解を含む機会が与えられるべきである。悲嘆に関する個人的な検討は効果的な対処行動(コーピング)戦略を見つけるために許される。人それぞれの対処行動のスタイルが治療介入に影響するかもしれないという考え方で，治療介入に従事する機会がある。

成長の機会

　感情障害と過剰不担の危険性があるにもかかわらず，カウンセリングおよび治療に従事する医療従事者は，死別した人々との接触を通じてかえって充実感と深い満足感が得られることを報告す

る。ALS ケアを行う多くの医療福祉従事者が，死に先立って，患者および家族と密接な関わりを持ち，やがて引き続いて死別への援助を行う機会を持つ。医療福祉従事者は，家族のかけがえのない体験に寄り添う過程での自分の対処行動の熟練の度合い(coping skill)を実地に試す機会，それは家族に比べれば，それほどきついものではないかもしれないが，そういう機会を喜んで持つべきであろう。CookとDworkin(1992)は，死に直面することが現実となると，自分自身の成長の可能性と，自分自身の有限性についての知識の間の精神的緊張を伴うことを示唆した。人類として可能性を追求し，我々の個々の能力を拡張する方法として「いのち」をとらえたときに，この精神的緊張状態は和解される。

> 視線を上に向けて
> 今日という特別の日の始まりを見よ
> 夢をもう一度産み出して
> 女性も，子どもも，男性も，あなたの両方の手のひらへのせて
> あなた自身が思うとおり，好きなかたちに作り直して
> あなた自身が思うとおり，自分のイメージを刻み込んで
> あなたの心を未来に向けて
> 新たな時間は新たなチャンスを産み出す
> さあ，新しい始まりのために
>
> Maya Angelou(1993：クリントン大統領の就任式の詩の朗読「朝の鼓動に」より)

第10章

個人的な体験

10.1 ある日のALS介護者としての経験

Linda Centers

　私は，ALSの存在を知った日のことを忘れられません。私は当時，作業療法士の学生で，疾患について極めて短い，10分程度の講義を受けていました。私は，その疾患の症状や進行するという特徴に大変不安を感じ，なぜ治療や介入についての情報が与えられないのだろうか，と疑問を持ちながらその講義を受けた記憶があります。私はこのとき涙ぐんだことを覚えています。そのように大変強く感情が動いたというのは，すごいことだと思います。私は，それまで診断というものにこれほど衝撃を受け，動揺したことはなかったのです。私は心の中で祈りました。「ああ，神様。なんという病気でしょうか。もし，私の愛する人がこの病気なら，私は耐えられないでしょう」と。

　数年後，私はまさにそれに耐えたのです。私にとって愛すべき，尊敬する母のElaineが，1996年の春にALSと診断されたのです。彼女は1998年の夏に61歳で亡くなりました。悲嘆だけでなく誇りもこめ，私は，自分自身を"ALSの生存者(サバイバー)"と呼んでいます。そして，自分自身を一種の外交的メッセンジャー――すなわち，専門家と私のALSの個人的体験を分かち合い，ALS患者および介護者と，私の専門家としての経験と個人としての体験を分かち合う，そういうメッセンジャーであると思っています。

　マザーテレサは，以下のように述べておられます。「神は私にできないことは与えない。私はただ神様が私を信じすぎないで欲しいと切に希望している」。私は，この言葉を母の療養期間中，ずっと自宅の冷蔵庫へ貼っておきました。それは今もその当時のまま，そこに貼ってあります。私は母を思い出すものをそのままにしてあるのです。私の家には，母を思い出させるものが些細なものまで，数多くあります。捨てることのできない母の手書きのメモやリスト，使っていない鞄，経管栄養のシリンジや栄養バック，まだ話せていた頃に作成した意思伝達用のレコーダー，母が最後に読んだ本，孫と遊んだ"tic-tac-toe"ゲームなどです。

　私は，世の中に多数存在するALS介護者の一人でしかなく，私自身の経験について可能な限り率直に(candidly)に話すことができるにすぎません。私は，私たちのALSの体験は，"典型的"といわれるものよりも，より簡単でもあり，より難しくもあったと思っています。私の母を診てくれた医師は，ALSの専門医ではありませんが，私の知る限り最も付き合いやすく，相談しやすく，積極的な方でした。それは，療養生活を容易にしたと思います。一方，母は比較的進行が早い，まさに球麻痺先行型のALSでした(しかし，最後の数ヵ月間は四肢麻痺型でもありました)。さらに，彼女には医療の現場で働いているもう1人の娘もいました。その娘は母と私達が置かれている状況を悲しむべきものであり，とても困ることである，ということを十分に知っていたのです。あらゆるもの，あらゆる人に対する責任を感じ，すべてのことを"大丈夫"にしていく責任を感じる傾向をもつ，その娘について敢えて言いませんが，ALSによって課された試練が，乗り越えるのにたやすいものではないことは，確かでした。

　私は，分かりやすく実用的な見解をお示ししたいと思います。私は，大きな喪失の問題と諦め放棄するという経験に関する，私の経験や提案をお示ししたいと思っています。ALSの文献では，諦めないことが，美徳としてしばしば言及されてい

ます．しかし，患者や家族の意味付けにおける，「諦めないこと（non-abandonment）」という言葉が何を意味するのかについては，多方面から適切に探求，解明されなければなりません．

私がALSについて得た体験を思い返そうとすると，いくつかの場面が浮かんできます．診断を聞いたときのしびれるような，信じがたい，真の恐怖やパニックのこと．父や兄弟に診断のことを告げたときのこと（そして，私が見たことのなかった父の泣いた姿）．「これは，私たちの最後のクリスマス？ 最後の母の日？ 言葉ではない理解を示した最後の微笑？ 最後の日？」という疑念．怖れ，孤独，怒りの感情——しかし私にできるただ一つの選択は，前を向くこと，可能な限り勇気と生きる力を与えることでした．

自責の念を以下のようなことについて感じます——十分な介護ができなかったこと，母がベッドに臥している時に自分の人生を謳歌していたこと，時にはその死が早まることをひそかに願ったことすらありました．経済的な苦しさや，身体的，精神的な限界が，その理由でした．夜になると，眼を覚ましたままで身体だけ横たえながら，母の奇妙な声を聞いていました．「私を呼んでいるのかしら？ コールボタンを落としてしまったのかしら？ きっと，寒いけど自分で布団をかけられないんだわ．もしかして，頭の位置が違って，気道確保が難しいのかしら？ もしかしたら，ただいびきをかいて寝ているだけ？ いつもそうだから．だけど，私は，見にいかなくては」そして，もし音が止まったら，「亡くなった？」これらは，夜間私の頭の中で何度も繰り返される会話だったのです．

非常に勇気ある女性の瞳の中に，本当の恐怖を見ることもまた，その一つです．切望，恐怖あるいは痛みを，愛する者の瞳の中に見ることや，何が間違っているか，何をしたらよいかなどの考えが浮かばなくなってしまうことによって，介護者は気力を失います．言葉の代わりのコミュニケーション方法は，すべて非常にうまくいきましたが，怒り，パニック，憤怒の激しい感情の表出にはあまり効果的ではなかったと思います．

介護の経験を書き出そうとする中で，私は自分の赤ちゃんを育てていた時のあれこれについて思い出しました．ちょっとした外出のために計画を立て，必要物品を引っ張り出し，荷造りをしたり，日課として決められた食事，夜中に息をころして音を観察，トイレや清潔の対策，ターミナル期を通して24時間看護などに，多くの時間を費やしました．しかし，赤ちゃんの場合，そこには成長を予期する喜びや，物事が結局は簡単になるであろうと信じることから，エネルギーが生まれます．子育てには，それぞれの人として開花するのを見る喜びがあります．ALSの場合，そこには悲しみや喪失，心配と，物事が悪い方向へ向かうだろうという予備知識があります．愛する人の痛みについては言うまでもなく，その人と共に作り上げてきた多くの人生の思い出が，完全な意識の中で擦り切れていくのです．ある時，私の母の友人は「まるで氷の塊が溶けるのを見ているようだ！」といって泣いていました．

ALSは，愛する人を失うだけでなく，未来を失い，むしろ幻想を打ち砕く苦痛を提供するものです．私は，母の愛を受け，子供を育てたときのような適切な手引きがあればと思っていました．でもそれは間違っていました．私は，親族全体が非常に安定していて，結びつきが緊密であり，母の最後の日々を愛し介護するため，どんなに小さくい違いも退けることができると思っていたのです．私は間違っていたのです．母が亡くなって一年以上経ますが，私は未だに母の受けた診断に対するショックの中にあります．私はまだ，母の恐怖を悲しんでいます．母について，未だに希望を持っているのです．私は感情が理性を持たず，時間のコントロールの外にあるということを，今なお感じています．私は，——特に愛する人の大きな苦痛に対し——達成するのが非常に困難な目標を見出してしまうすべてに対する一種の怒りに気づくのです．

私は，他のALS介護者がこれらの感情について話し合うのを聞きました．私はこれら多くの怒りの感情は，恐れや諦めるという感情がもとにあるのだと思います．このような状況において，見捨てられたと感じることが，それほど分別がないとは思えません．ALS患者とその家族は，しばしば，死と向き合えないということで，部分的にまたはすべての面で人々に，見捨てられているので

す！　彼らは，偽りの友人に見捨てられているのです。その数は想像よりはるかに多いのです。彼らは家族からも見捨てられています。彼らはしばしば良い関係を築ける医療福祉従事者を見つける前に，何人かの専門家から見捨てられているのです。

　多くのALSの文献は，諦めないことの美徳と，患者が見捨てられないことを保証する必要性について述べています。しかし，私はこれらの記述の本当の意味についての考察を読まねばならないと思います。私は，述べられたことが単に身体的に見捨てないことだとは思いません。いいえ，ALS患者と介護者が求めているものは，実は，魂と感情を見捨てない(spiritual and emotional non-abandonment)ことなのです。この見解でいうところの，「見捨てない」ということは，多くのことを意味します。それは，忠実，信頼，誠実，確実性，純粋さ，慈善，役に立つこと，そして他者との愛です。見捨てない，という姿勢は，診断のときから始まります。患者，家族は診断の告知方法により，「見捨てられた」と感じるのです。

　ALSの人々に対して支援する誰もが，無情なやり方で診断の告知を受けた，というような，ひどい話を患者から聞いたことがあるでしょう。私の母は，街から出て，たった一人で診断告知を受けました。母は，ただ検査を受け，その検査の結果を一般神経内科医が告げただけだったと話していました。検査の当日，神経内科医が入ってきて，「残念ですが，あなたはALSです。何か質問ありませんか？」と言ったそうです。その神経内科医とは，それまで母は会ったことがなく，その後も会うことはありませんでした。母はそうして，家に帰されました。

　私は，なぜこのようなことが起きたか理解できません。このような診断を告げるときに，熟慮することは，社会通念上の共通認識であるべきように思われます。患者は，診断に時間がかかることを警告され，準備すべきであるし，患者が望めば愛する人を側に付き添わせるべきです。患者は，診断を受けた数日間以内は専門家によるフォローアップが計画されるべきです。このようなことを聞いた直後に，理性的な質問を考えられる人はいないと思います。患者にとって，よい文献や社会的資源を選択することは，診断時だけでなく療養過程を通して有用です。この場合の文献は，たくさんの情報が書かれたものではなく，むしろ，ALSの基本的事項や利用できるサポート資源が含まれているような，希望のあるアプローチ法が記されているものがよいと思います。とりわけ，重要なのが死の様相(mode)の様なセンシティブなトピックスについての文献です。診断時にこのような情報を伝えることは適切ではないのかもしれませんが，多くの患者や介護者が，死の過程に関する間違った情報によって必要以上に恐れており，このような間違った情報は比較的早く手に入るものなのです。

　診断に対する受容やあらゆる喪失に対する受容が，一晩で起こるものではないことを認識してほしいと思います。誰でも，自分や自分の愛する人が，このようなひどい病気で死ぬということを，すぐには受け入れられません。私は，母がALSであるという確信の得られる前から，どの病気が診断確定において検討されるのかを含め，診断の過程をすべて理解していたように感じます。これは，必ずしも母の神経内科医が好ましかったからではありません。私にとって，診断の受容は，母の死を受け入れること，人生において最愛の人を亡くすということを意味していたのです。私はたとえどんな職位，地位，専門性のある権威の情報であっても，ただ盲目的に受け入れることはできなかったと思います。もし，患者や家族が診断を受け入れなくても，医療福祉従事者の言っていることを聞いていなくても，腹を立てないで欲しいと思います。医療福祉従事者の義務の一つは，進んではっきりわかりやすく説明することであり，診断のことだけでなくほかの情報についても，必要に応じ繰り返し説明することです。これを個人の問題とみなしてはならないと思います。

　私はALSの専門家にとって最も力となることは，全知の治療者であることより，コンサルタント，教師，協力者，友人として自身をみなすことであると思います。重要なのは，落ち着き，同情，信頼できる存在です。これらは，医療福祉従事者のどんな特別な治療やどんな言葉よりも，大変重要であると私は信じています。医療福祉従事者が，自分が患者を見捨てていないという意志を伝

えるいくつかの方法があります。電話の返事は可能な限り早くし，頻回にクリニックの診察を行うこと。医療福祉従事者の時間をさくこと。せわしない助言や解決法を抜きに，ゆっくりと時間をかけて話を聞くこと（多くの医師にとってはむずかしい仕事だということを私は見てきました！）。医学的に必要でなくとも，単なる面会にも応じること。感情の表出，特に喜ばしくないことを聞くことに喜びを示すこと。ひたすら傾聴すること。時々，すべての介護者は介護が困難で苦痛であるという非常に簡単なことを認める必要があります。お決まりのアドバイスをしないでください。そこにいて欲しいのです。人間として，そこにいて欲しいのです。もし痛みの表現や激しい感情を聞くことが心地よくないとしたら，その人は死にゆく人や患者の愛する人に対する基本的な支援者として不十分なのです。

確かに，積極的で，快活で希望的であることが医療福祉従事者には求められています。しかし常にそれだけで良いと思わないでください。当時の私の母に対するの専門家のケアは，積極的すぎて，私には気味の悪い芝居のように感じました。「これを誰も悪夢のように感じないのか」と，私は時々不思議になりました。消極的な話題を避け，苦痛な感情を最小にすることは，ある感情的な見捨ての形でさえあります。

私にとって最も胸をうち，かつ癒される瞬間の一つは，母の神経内科医とのありふれた電話相談の終わりのほうでした。「Linda，残念だけど，あなたのお母さんの病気はひどい病気なんだよ」とその医師は言いました。私は，電話を切って涙を流して泣きました。そう，ALSにはその特性があり，喜びや，希望，感謝には真の理由があるのです。しかし，それが簡単であるという偽った主張をすることは不当であり，それを体験することを辱めることです。痛みや，恐れ，ALSへのもがきこそが真実であり，知る必要があることなのです。彼らは"言うまでもない"ことをしていません。

見捨てていないということを伝える別の手段は，患者や介護者の決定を，支援者の個人的あるいは専門家としての見解にかかわらず，自由に支援することです。情報提供と助言は与えて欲しいですが，一歩ひいてほしいと思います。ALSによって，多くの人は胸が張り裂けそうな喪失を感じます。一人ですべてできるという状態を失い，愛する人を抱きしめることや「愛しているよ」と言う能力を失い，夢を失うのです。医療に携わる皆さんには，この喪失感を，専門家として理論化し，その喪失感を操作する方法について考えることだけが，できることなのです。患者が必要な情報を得た後，その患者が特別の"適当な"介入を拒否した時には，その判断を避け患者を尊重するようにしてください。

たとえば，PEGによる胃ろう造設を選択することは，医学的にみたら明らかに賢明な選択です。ほとんどの患者もそのことを知っています。しかしながらPEGを造設する時期というのは，最も不安定で感情的にも挫折している時期なのです。これは，疾患の進行だけでなく，私たちが生まれた時から持ちつづけてきた"食べる"という技を失うことをも意味しています。それは，人生の喜びの一つを失うことを宣告するものです。さらには，ALSに罹患したすべての人が，延命を望んでいるわけではありません。ALSですぐに死にたいと感じることは，それほど理解できないことではないと思います。

私の助言の最後は，介護者の便益のためだけではなく，医療福祉従事者が専門家としてよりよく自分自身をケアする方法に関することです。死のような事柄を扱うとき，医療福祉従事者が個人の境界線を見失うことは簡単です。その例としては，介護者に医療福祉従事者自身の自宅の電話番号を教え，仕事時間以外でもずっと電話に出られるようにしてしまうことです。私は，これは専門家の燃え尽きや憤りのもとになると思います。またこれは，介護者に関係性の中で誤った役割を与えてしまいます。

医療福祉従事者にとって，介護者は傷つきやすく，おそらく恐れや不安を感じていると認識することは，非常に重要です。医療福祉従事者は介護者にとって，嵐の中での大変少ない避難所（停泊所）の一つとして存在し，医療福祉従事者が想像する以上に，快適さと，希望の源となっているのです。ある人が，感情的な危機に達したとき，たぶん特に死に瀕した時，ある線を越え，共感し哀

れみ，関係したすべての人々のために，健康が失われた事柄に介入していくことは簡単なことです．医療福祉従事者自身と介護者の感情移入の問題に気づいてください．介護者は，確かに泣ける肩や，共感的で支援的な専門家を必要としています．しかし，支援と慰めに対する本当のニーズは，介護者自身の支援体制側から正当に生じるべきであり，たとえ善意であっても専門職種から生じるべきではないのです．

　ですから，どこに線を引くのか知ることは，患者や介護者の感情的な便益だけではなく，医療福祉従事者自身のためでもあるのです．患者が亡くなるとき，ALSで愛するものを失った感覚だけでなく，専門職種との関係，さらにはALSコミュニティとの関係にさえ喪失をおぼえるのです．できない，または，守れない約束をしないでください．患者は死を迎えるのであり，介護者はすべてのことを意味づけをしようとしながら，生き続けるのです．"経験したこと"を理解しようと試みながら．

　私はかつて，死にゆく人と時間をともにしたことがありませんでした．私はどのようなことが，いつどのように予測されるのか，わかりませんでした．私は母の神経内科医師が楽天的な見通しを述べていたのにもかかわらず，母はもうすぐ亡くなるということを知っていました．それは，母の眼がほほえまなくなったからでした．母は笑うことを止めたのです．母から感じとれる感情は，恐怖，寂しさ，挫折くらいなものでした．しかしながら，母は私の夫に手を握られ，平穏に亡くなりました．私は数分後部屋に入り，母の死にショックを受けました．母は2日間昏睡状態でしたが，私は死の宣告によって起こる，生と死との間の劇的な違いに驚かされました．

　私は母のベットに近づきました．「うまくいくElaine，あなたは今逝くのね」という言葉が，私自身が言って聞こえたことのすべてです．私は，私自身の喪失感を感じながら，母への安堵感と誇りをも感じていました．ホスピス看護師を手伝って母の身体を清め，着替えさせていたとき，涙があふれました．「大丈夫ですか」と看護師は尋ね，私は「いいえ」と答えました．「この場を離れたいですか？」と聞かれ「もちろん離れたくない」と返事をしました．

　私たちは母のベッドの周りに集まりました．その中には，死の瞬間にそこにいた人と，その知らせを聞いて来た人とがいました．私たちは，手を取り合って祈りました．私たちは，それぞれの生活の中に息づく母の影響を，神に感謝しました．私たちは母がどのように私達に接したかということを互いに語り合いました．おそらく最も見るのに耐え難かった場面は，知らない人が母の身体を家から出すところでした．私はおびえた子供のように霊柩車のあとに続きました．時がゆっくり流れるといいと思いました．この生活において私が最もあこがれる人には，もう二度と会えないだろうことを知りながら．

10.2 ALSが私の生活に与えた影響

Phil Hankins

　この病気になって2年半になります．徐々にゆっくりと悪化しています．私の妻は何年も寛解中の重症筋無力症をともなうリウマチ患者でした．私の18歳の娘は，大学に通学しはじめました．私は主介護者でしたが，明らかにもはやそれもできない状況にあります．この病気は，私の将来に対する悪い見通しでわれわれ家族を混乱させてきました．

　私が問題に最初に気づいたのは，洗濯物を干そうとしたり，鍵を錠に挿そうとしたときで，それは2年半前のことでした．私は体が普通でないことをいくらか感じていましたが，その後私が子供と遊んでいるときに転んでサングラスを壊し，肩を打ち付けた時，私は自分に問題があることがわかったのです．家庭医（family doctor）は診察の後，地域の病院の神経内科の専門医に相談するよう私に勧めました．その時，彼はALSについて言及し単に診断が確定するのは時間の問題であるというものでした．私は，ロンドンのキングズカレッジ病院の専門の医師の診断を受け，そしてその医師が1998年2月に私がALSであることを明らかにしました．この診断までは私はだれの支援も受けていませんでしたが，この診断以降，私は

すべての人からの援助を受けることになったのです。

MND協会（運動ニューロン疾患協会：The Motor Neurone Disease Association）はALSだという診断がついてからでないと支援してくれませんが，診断確定後の私にとって，協会はすばらしい組織になりました。地域ケアアドバイザー（RCA）を紹介してもらいました。彼女は，多くの援助を私や家族に下さいました。

将来的にベッド，シャワー，1階のトイレが必要になることが明らかになったため，われわれは，補助金の拡充について，協会と話し合いました。その達成までには，15ヵ月を要しました。病気の進行は確実にやってきて，排泄の支障がおき，Clos-o-matシャワートイレ（訳注：障害者用シャワー付トイレ）には本当にお世話になりました。必要になったときには使用できるように，昇降機も取り付けました。

私の日課は非常に正確です。2人の介護者は，6時40分にやってきます。ベッドから起こしてもらい，トイレをすませると，更衣をして，朝食をとります。7時40分までに仕事にいく準備をします。タクシーをひろって，電動車椅子とともに8時から仕事をします。午後4時30分まで仕事場にとどまるのです。介護者の1人が12時30分に昼食（サンドイッチとヨーグルト）を食べさせにきてくれます。もう1人は午後5時30分に，夕食の手伝いにやってくるのです。午後6時15分になると，2人の介護者とともに，シャワーを浴びます。そして，2人の介護者が私をベッドに連れて行ってくれる夜10時まで，自分の椅子に腰掛けて過ごすのです。

私は，一晩中ベンチレーターを使っており，夜間8回の夜間介護者による体位交換が必要です。私は，仕事の最中も1日に2回ベンチレーターを使って休息をとります。週末は，45分の昼寝だったり，10分ちょうどだったりします。

私は下位運動ニューロンに障害があるのですが，統計的には5年間生存できるということです。すでに，2年半が経過したわけです。私の唯一の移動手段は電動車椅子です。人の手助けなしでは，立てないし，食事することもできません。私は話すことができていますが，呼吸に問題が起きれば，これも困難になってくるでしょう。私は，このように1日をとおして，多くの努力をして生活をしています。人々は，私が働きつづける理由を問います。私の仕事は，人々と話をする能力を必要としています。私が働かなければ，私は何をしようというのでしょうか？ 声が出なくなったら，私の仕事ができなくなるのですから。

私は，ネーネ公園トラストで22年間働いてきました。そして今は公園監視員の長です。管理者は私を仕事にとどめるために最大の努力をしてくれています。私は，まだ仕事ができて幸せです。私が思うに，何人かの人は，私が未だに働いているので，私が今の私の状況よりも悪くなることはなく，車椅子に座り，話すこともできると思っています。たとえ，私の声が以前のように力強くなくても。

The Access to Work Act（雇用機会法）によって，坂道，障害者用トイレ，幅広い入り口，電動車椅子，音声入力コンピューターのような用具を使って，私は仕事をしつづけることができています。私は，まだ，多くの同僚の助けを得ながら，仕事を継続しています。どの程度の援助を得ているのかが問題ではありません。仕事を進めていく上での援助と励ましを与えてくれるのが，私の同僚なのです。

ALSになると，多くのことが身の上に起きてきます。身体の機能低下は，自信を失わせます。マスクをして，一人でいることに，恐怖を感じます。やがて，ほとんどの人が病気でひきこもってしまい，今まで好きだったことにも，関わりを持たなくなります。私にとって家族はとても大切です。しかし私は，時には家族よりも，私の病気と深く関わっているのです。このことは悲しいことで自分を動転させました。というのは，24年間，すてきな人と結婚生活を送り，愛する娘に恵まれていたからです。もしあなたがこの病気の人に身近に接していないなら，私と周りの人々にもたらされた苦痛について理解することは困難でしょう。

現在，私は，一晩中ベンチレーターを装着しています。1日中装着するようなこともときどきあります。私は一階でリウマチのある妻と離れて寝ているため，妻は私を手助けすることはできません。私は，彼女の主介護者でしたが，明らかにも

はや手助けすることができません。私達は9週間前に，私の家で，介護のための会議を持ちました。そして参加者全員が，夜も介護者をいれるべきであるという結論に同意しました。その後7日間かけて，その体制を確立することができました。私と妻の関わり合いも困難になってきています。私は，自分の限界を迎えつつあります。ですから，夜間も介護を受けるということは大きな助けとなっています。

　私の病気による大きな欲求不満は，してほしいときに直ちに援助を受けることが困難なことです。この病気は，ある日は安定していても，翌日にはその下に転げ落ちるようなものなのです。MND協会は，私に必要となる次のニーズをよく知っています。私の見解では，医療専門職よりもよりその点については気づいていると思います。私が援助を必要とすると，専門家ならば可能な限り早く援助を実践するでしょう。実践することのできない人は，我慢をしているという不満を理解していません。

　提供される多くの援助に対して，私は畏敬の念を抱いています。医師，病院，地域ケアアドバイザー，私の友人，家族など。彼らの援助がなかったのなら，私が生きていることができていたか定かではありません。

　Phil Hankinsは，2000年1月15日彼の居住する地域のホスピスで逝去されました。

第11章

将　来

David Oliver

　21世紀に入っても，依然としてALSには根治療法が見つかっておらず，診療(care)の主目的は緩和(palliative)でしかなく，診療を通して患者や家族が，可能な限り良好なQOLを得られるようにすることである．今後数年で新しい治療法が開発されそうで，さらなる薬の臨床試験や，たとえば神経幹細胞の脳内移植などが含まれる新技術である．これらの可能性のある治療法は注意深く扱われるべきである．というのは，患者の期待は治療法の可能性よりも大きく失望や失敗の感情に導かれるからである．治療により病気の進行を遅らせることでALS患者の平均余命は将来伸びるだろう，これによりALSの有病率は上昇すると同時により質の高い緩和ケアがさらに必要となるだろう．

　いくつかの国，特にハイテクを基にしたケアシステムを持つ国では，ベンチレーターや胃ろうなどのより複雑な介入の役割がより増大するに違いない．このような介入は，開始する前に患者に明らかにすべき重大な意味をもっているので，内容を注意深く評価し，患者・家族とよりこまかな議論をすべきである．たとえば，侵襲的換気療法において考慮すべきことは，患者と家族と起こりうる合併症，"locked-in"や家族におけるストレス，身体的，感情的，経済的問題などである．

　新しい治療法が開発される際に，家族との関連のなかでの"患者存在全体"に焦点を当てつづけることが必須なことである．腫瘍学の分野では，患者や家族を顧慮せず，腫瘍の治療についてのみ集中するように見えることがしばしばある．症状のコントロールと患者や家族に対する心理・社会的なサポートは他のいかなる治療ととも続けるべきである．患者は病的過程の進行の間，身体的そして心理・社会的の両方の増大するニーズを今までどおり持っている．これらの診療(care)の側面はすべてあまりにしばしば病気の過程として無視されている．また，治療過程を通したより広い問題を述べ続けることが重要である．

　ケアの文化的な面については第7章のケアモデルで強調されている．終末期ケアに対する態度，保健医療の提供について，診断名の告知についての態度などで文化ごとに大きな差がある．医療福祉従事者はそれらの文化的な差異について高い意識を持つべきである．すべての家族集団はたとえ一つの文化や国の中であっても，それぞれ自身の特別で独特の文化と病気や障害やケアや死に対する態度を持ちうるであろう．すべて患者は個人個人であり，患者を型にはめたり，決めつけてかからないように保証することが重要であり，それぞれの患者にとりケアが適切であると保証する唯一の方法は患者自身のautonomy(自律)を尊重して尋ねることである．

　緩和ケア(palliative care)はすべてが病末期におけるケアとしてしばしば見られがちだが，本書ではALS患者が診断された時点から緩和ケアによる恩恵を得られることを示すことを目的としている．もし，新しい治療法が開発されたとしても，この必要性は残るであろう．病気の初期に，神経内科サービスであれ，専門的な緩和ケアサービスまたはホスピスの中であれ，特にコミュニケーションが容易な時期に患者を診察することは緩和ケアチームにとって大変役に立つ．その結果，たとえば患者や家族における損失の効果や悪くなることへの不安，将来についての心配などの，より難しい心理・社会的な問題をより容易に言明できる．

　ここ数年の間に緩和ケアサービスはたゆまず発展し続け，患者のためにさらなるサポートを提供するだろう．しかしながら，病気の進行に際して患者のそばにいる必要性や患者，家族それぞれに

対するニーズを聞き対応することを忘れてはならない。本書で概観した治療法は患者ケアにおける経験を通して発展してきた。しかし，今後はさらなる研究に対する必要性があり，その結果，診療内容の決定は最良の事実に基づくものとして示されうるだろう。

　ALS 患者のケアについての研究は増加しており，近い将来にさらなるガイドラインが作成されるだろう。AAN（American Academy of Neurology：米国神経学会）の質的標準化委員会による臨床指標の公表により患者ケアに向けてのより EBM（evidence-baced medicine）的なアプローチの開発が開始された（Miller *et al.* 1999）。その指標は管理の原則を以下のように概観している。

・告知
・症状コントロール
・栄養管理
・呼吸管理
・ターミナル期の緩和ケア

　ALS 患者のケアはあらたな挑戦だが，する価値があるし必要な挑戦といえる。多くのことは患者と家族が活性化し，家族生活や地域の生活で関連づけられるように行われる。ケアの仕方は国により異なるだろうが，全体的な目的は同様である。つまり本人と家族が病気の進行に直面した際の援助である。緩和ケアにより提供されるケアは多い。一部の介入は技術的な進歩を必要とするが，もっとも重要な点は患者と家族への注意深い考慮で，彼らの要望は重要である。このことを医療福祉従事者に示すことが必要である。このケアは財政的な面からは費用は少ししかかからず，彼らの態度をはぐくむことは，世界のなかでケアの改善を本質的に可能にするのである。

参考文献

第 1 章

Al-Chalabi, A., Andersen, P.M., Nilsson, P., Chioza, B., Andersson, J.L., Russ, C., Shaw, C.E., Powell, J.F., and Leigh, P.N. (1999) Deletions of the heavy neurofilament subunit tail in amyotrophic lateral sclerosis. *Human Molecular Genetics*, **8**, 157–64.

Anand, P., Parrett, A., Martin, J., *et al.* (1995) Regional changes of ciliary neurotrophic factor and nerve growth factor levels in post mortem spinal cord and cerebral cortex from patients with motor neurone disease. *Nature Medicine*, **1**, 168–72.

Anonymous (1996) A double-blind placebo-controlled clinical trial of subcutaneous recombinant human ciliary neurotrophic factor (rHCNTF) in amyotrophic lateral sclerosis: ALS CNTF Treatment Study Group. *Neurology*, **46**, 1244–9.

Anonymous (1999) A controlled trial of recombinant methionyl human BDNF in ALS: The BDNF Study Group (Phase III). *Neurology*, **52**, 1427–33.

Arakawa, Y., Sendtner, M., and Thoenen, H. (1990) Survival effect of ciliary neurotrophic factor (CNTF) on chick embryonic motoneurones in culture: comparison with other neurotrophic factors and cytokines. *Journal of Neuroscience*, **10**, 3507–15.

Beckman, J.S., Carson, M., Smith, C.D., and Koppenol, W.H. (1993) ALS SOD and peroxnitrite. *Nature*, **364**, 584.

Bensimon, G., Lacomblez, L., and Meininger, V. (1994) A controlled trial of Riluzole in ALS. ALS/Riluzole study group. *New England Journal of Medicine*, **330**, 585–91.

Berger, M.M., Kopp, N., Vital, C., Redl, B., Aymard, M. *et al.* (2000) Detection and cellular localization of enterovirus RNA sequences in spinal cord of patients with ALS. *Neurology*, **54**, 20–5.

Borasio, G.D., Robberecht, W., Leigh, P.N., Emile, J., Guiloff, R.J., Jerusalem, F., Silani, V., Vos, P.E., Wokke, J.H., and Dobbins, T. (1998) A placebo-controlled trial of insulin-like growth factor-I in amyotrophic lateral sclerosis. European ALS/IGF-I Study Group. *Neurology*, **51**, 583–6.

Chancellor, A.M. and Warlow, C.P. (1992) Adult onset motor neurone disease: Worldwide mortality, incidence, and distribution since 1950. *Journal of Neurology Neurosurgery and Psychiatry*, **55**, 1106–15.

Charcot, J.M. and Joffroy, A. (1869). Deux cas d'atrophie musculaire progressive avec lésions de la substance grise et des faisceaux antérolateraux de la moelle épiniere. *Archive de Physiologie*, **2**, 354–67, 629–760.

Cote F., Collard, J.F., and Julien J.P. (1993) Progressive neuronopathy in transgenic mice expressing the human neurofilament heavy gene: a mouse model of amyotrophic lateral sclerosis. *Cell*, **73**, 35–46.

Couillard-Despres, S., Zhu, Q., Wong, P.C., Price, D.L., Cleveland, D.W., and Julien, J.P. (1998) Protective effect of neurofilament heavy gene overexpression in motor neurone disease induced by mutant superoxide dismutase. *Proceedings of the National Academy of Sciences of the United States of America*, **95**, 9626–30.

Deapen, D.M. and Henderson, B.E. (1986) A case-control study of amyotrophic lateral sclerosis. *American Journal of Epidemiology*, **123**, 790–9.

Deng, H-X., Hentati, A., Tainer, J.A., *et al.* (1993). Amyotrophic lateral sclerosis and structural defects in Cu, Zn superoxide dismutase. *Science*, **261**, 1047–51.

Dubowitz, V. (1995) The spinal muscular atrophies. In *Muscle disorders in childhood* (ed. V. Dubowitz), pp. 540–68. WB Saunders and Co., London.

Figlewicz, D.A., Krizus, A., Martinoli, M.G., Meininger, V., Dib, M., Rouleau, G.A., and Julien, J.P. (1994) Variants of the heavy neurofilament subunit are associated with the development of amyotrophic lateral sclerosis. *Human Molecular Genetics*, **3**, 1757–61.

Fray, A.E., Ince, P.G., Banner, S.J., Milton, I.D., Usher, P.A., Cookson, M.R., and Shaw, P.J. (1998) The expression of the glial glutamate transporter protein EAAT2 in motor neurone disease: an immunohistochemical study. *European Journal of Neuroscience*, **10**, 2481–9.

Grohme, K., von Maravic, M., Gasser, T., and Borasio, G.D. (1998) A case of amyotrophic lateral sclerosis with a very slow progression over 42 years. In *Proceedings of the 9th International Symposium on ALS/MND*. International Alliance of ALS/MND Associations, Munich.

Gurney, M.E., Pu, H., Chiu, A.Y., *et al.* (1994) Motor neurone degeneration in mice that express a human Cu,Zn superoxide dismutase mutation. *Science*, **264**, 1772–5.

Gurney, M.E., Cutting, F.B., Zhai, P., Doble. A., Taylor, C.P., Andrus, P.K., and Hall, E.D. (1996) Benefit of vitamin E, riluzole, and gabapentin in a transgenic model of familial amyotrophic lateral sclerosis. *Annals of Neurology*, **39**, 147–57.

Harding, A.E., Thomas, P.K., Baraitser, M., *et al.* (1982) X-linked recessive bulbospinal neuronopathy: A report of ten cases. *Journal of Neurology Neurosurgery and Psychiatry*, **45**, 1012–19.

Haverkamp, L.J., Appel, V., and Appel, S.H. (1995) Natural history of amyotrophic lateral sclerosis in a database population. Validation of a scoring system and a model for survival prediction. *Brain*, **118**(3), 707–19.

Hottinger, A.F., Fine, E.G., Gurney, M.E., Zurn, A.D., and Aebischer, P. (1997) The copper chelator d-penicillamine delays onset of disease and extends survival in a transgenic mouse model of familial amyotrophic lateral sclerosis. *European Journal of Neuroscience*, **9**, 1548–51.

Karpati, G. and Dalakas, M.C. (2000) Viral hide-and-seek in sporadic ALS. A new challenge. *Neurology*, **54**, 6–7.

Klivenyi, P., Ferrante, R.J., Matthews, R.T., Bogdanov, M.B., Klein, A.M., Andreassen, O.A., Mueller, G., Wermer, M., Kaddurah-Daouk, R., and Beal, M.F. (1999) Neuroprotective effects of creatine in a transgenic animal model of amyotrophic lateral sclerosis. *Nature Medicine*, **5**, 347–50.

Kondo, K. (1995) Epidemiology of motor neurone disease. In *Motor neurone disease: biology and management* (ed. P.N. Leigh and M. Swash), pp. 19–33. Springer-Verlag, New York.

Kondo, K. and Tsubaki, T. (1981) Case-control studies of motor neurone disease: Association with mechanical injuries. *Archives of Neurology*, **38**, 220–6.

Lacomblez, L., Bensimon, G., Leigh, P.N., Guillet, P., and Meininger, V. (1996) Dose ranging study of Riluzole in ALS. *Lancet*, **347**, 1425–31.

Lai, E.C., Felice, K.J., Festoff, B.W., Gawel, M.J., Gelinas, D.F., Kratz, R., Murphy, M.F., Natter, H.M., Norris, F.H., and Rudnicki, S.A. (1997) Effect of recombinant human insulin-like growth factor-I (rhIGF-I) on progression of ALS. A placebo-controlled study. The North America ALS/IGF-I Study Group. *Neurology*, **49**, 1621–30.

La Spada, A.R., Wilson, E.M., Lubahn, D.B., Harding, A.E., and Fischbeck, K H. (1991) Androgen receptor gene mutations in X-linked spinal and bulbar muscular atrophy. *Nature*, **352**(6330), 77–9.

Lee, M.K., Marszalek, J.R., and Cleveland, D.W. (1994) A mutant neurofilament subunit causes massive, selective motor neurone death: implications for the pathogenesis of human motor neurone disease. *Neurone*, **13**, 975–88.

Lefebvre, S., Buerglen, L., Reboullet, S., *et al.* (1995) Identification and characterisaion of a spinal muscular atrophy-determining gene. *Cell*, **80**, 155–65.

Leigh, P.N., Dodson, A., Swash, M., *et al.* (1989) Cytoskeletal abnormalities in motor neurone disease: An immunocytochemical study. *Brain*, **112**, 521–35.

Leigh, P.N. and Garofalo, O. (1995) The molecular pathology of motor neurone disease. In *Motor neurone disease: biology and management* (ed. P.N. Leigh and M. Swash), pp. 139–61. Springer Verlag, London.

Lin, C., Bristol, L.A., Jin, L., Dykes-Hoberg, M., Crawford, T., Clawson, L., and Rothstein, J.D. (1998) Aberrant RNA processing in a neurodegenerative disease: the cause for absent EAAT2, a glutamate transporter, in amyotrophic lateral sclerosis. *Neurone*, **20**, 589–602.

Marszalek, J.R., Williamson, T.L., Lee, M.K., Xu, Z., Hoffman, P.N., Becher, M.W., Crawford, T.O., and Cleveland, D.W. (1997) Neurofilament subunit NF-H modulates axonal diameter by selectively slowing neurofilament transport. *Journal of Cell Biology*, **135**, 711–24.

Meyer, T., Munch, C., Liebau, S., Fromm, A., Schwalenstocker, B., Volkel, H. and Ludolph, A.C. (1998) Splicing of the glutamate transporter EAAT2: a candidate gene of amyotrophic lateral sclerosis. *Journal of Neurology, Neurosurgery and Psychiatry*, **65**, 954.

Mitsumoto, H., Chad, D.A., and Pioro, E.P. (1998) *Amyotrophic lateral sclerosis*, pp. 122–33. F.A. Davis Company, Philadelphia.

Nagai, M., Abe, K., Okamoto, K., and Itoyama, Y. (1998) Identification of alternative splicing forms of GLT-1 mRNA in the spinal cord of amyotrophic lateral sclerosis patients. *Neuroscience Letters*, **244**, 165–8.

Neff, N.T., Prevette, D., Houenou, L.J., Lewis, M.E., Glicksman, M.A., Yin, Q.W., and Oppenheim, R.W. (1993) Insulin-like growth factors: putative muscle-derived trophic agents that promote motoneuron survival. *Journal of Neurobiology*, **24**, 1578–88.

Norris, F., Shepherd, R., Denys, E., *et al.* (1993) Onset, natural history and outcome in idiopathic adult motor neurone disease. *Journal of the Neurological Sciences*, **118**, 48–55.

Pestronk, A., Chaudhry, V., Feldman, E.L., Griffin, J.W., Cornblath, D.R., Denys, E.H., Glasberg, M., Kuncl, R.W., Olney, R.K., and Yee, W.C. (1990) Lower motor neurone syndromes defined by patterns of weakness, nerve conduction abnormalities, and high titers of antiglycolipid antibodies. *Annals of Neurology*, **27**(3), 316–26.

Radunovic, A. and Leigh, P.N. (1996) Cu/Zn superoxide dismutase gene mutations in amyotrophic lateral sclerosis: correlation between genotype and clinical features. *Journal of Neurology, Neurosurgery and Psychiatry*, **61**, 565–72.

Reume, A.G., Elliot, J.L., Hoffman, E.K., *et al.* (1996) Motor meurons in Cu/Zn superoxide dismutase-deficient mice develop normally but exhibit enhanced cell death after axonal injury. *Nature Genetics*, **13**, 43–7.

Rosen, D.R., Siddique, T., Patterson, D., *et al.* (1993) Mutations in Cu/Zn superoxide dismutase gene are associated with familial amyotrophic lateral sclerosis. *Nature*, **362**, 59–62.

Rothstein, J.D., Martin, L.J., and Kuncl, R.W. (1992) Decreased glutamate transport by brain and spinal cord in amyotrophic lateral sclerosis. *New England Journal of Medicine*, **326**, 1464–8.

Rothstein, J.D., Van Kammen, M., Levey, A.I., Martin, L.J., and Kuncl, R.W. (1995) Selective loss of the glial transporter, GLT-1 in amyotrophic lateral sclerosis. *Annals of Neurology*, **38**, 73–84.

Sendtner M., Kreutzberg, G.W., and Thoenen, H. (1990) Ciliary neurotrophic factor prevents the degeneration of motor neurones after axotomy. Nature, **345**, 440–41.

Sendtner, M., Holtmann, B., Kolbeck, R., Thoenen, H., and Barde, Y.A. (1992a) Brain-derived neurotrophic factor prevents the death of motoneurones in newborn rats after nerve section. *Nature*, **360**, 757–9.

Sendtner, M., Schmalbruch, H., Stockli, K.A., Carroll, P., Kreutzberg, G.W., and Thoenen, H. (1992b) Ciliary neurotrophic factor prevents degeneration of motor neurones in mouse mutant progressive motor neuronopathy. *Nature*, **358**, 502–504.

Shaw, C.E., Enayat, Z.E., Powell, J.F., Anderson, V.E., Radunovic. A., Al-Sarraj, S., and Leigh, P.N. (1997) Familial amyotrophic lateral sclerosis. Molecular pathology of a patient with a SOD1 mutation. *Neurology*, **49**, 1612–16.

Shaw, C.E., Enayat, Z.E., Choiza, B. Al-Chalabi, A., Radunovic A., Powell, J.F., and Leigh P.N. (1998) Mutations in all 5 exons of SOD1 cause ALS. *Annals of Neurology*, **43**, 390–94.

Shaw, P.J., Chinnery, R.M., and Ince P.G. (1994) [3H] D-aspartate binding sites in the normal and human spinal cord and changes in motor neurone disease: a quantitative autoradiographic study. *Brain Research*, **653**, 195–201.

Shaw, P.J., Forrest, V., Ince, P.G., Richardson, J.P., and Wastell, H.J. (1995) CSF and plasma amino acid levels in motor neurone disease: elevation of CSF glutamate in a subset of patients. *Neurodegeneration*, **4**, 209–16.

Shaw, P.J. and Ince, P.G. (1997) Glutamate, excitotoxicity and amyotrophic lateral sclerosis. *Journal of Neurology*, **244**(supplement 2), S3–14.

Siddique, T., Figlewicz, D.A., Pericak-Vance, M.A., *et al.* (1991) Linkage of a gene causing familial amyotrophic lateral sclerosis to chromosome 21 and evidence of genetic-locus heterogeneity *New England Journal of Medicine*, **324**, 1381–4.

Swash. M. and Leigh, N. (1992) Workshop report. Criteria for diagnosis of familial amyotrophic lateral sclerosis. *Neuromuscular Disorders*, **2**, 7–9.

Tanaka, K., Watase, K., Manabe, T., *et al.* (1997) Epilepsy and exacerbation of brain injury in mice lacking the glutamate transporter GLT-1. *Science*, **276**, 1699–1702.

Tohgi, H., Abe, T., Yamazaki K., Murata T., Ishizaki, E., and Isobe, C. (1999) Remarkable increase in cerebrospinal fluid in 3-nitrotyrosine in patients with sporadic amyotrophic lateral sclerosis. *Annals of Neurology*, **46**, 129–31.

Wiedau-Pazos, M., Goto, J.J., Rabizadeh. S., Gralla, E.B., Roe, J.A., Lee, M.K., Valentine, J.S., and Bredesen, D.E. (1996) Altered reactivity of superoxide dismutase in familial amyotrophic lateral sclerosis. *Science*, **271**, 515–18.

第 2 章

The American Academy of Neurology, Ethics and Humanities Subcommittee (1996) Palliative care in neurology. *Neurology*, **46**, 870–72.

Borasio, G.D. and Voltz, R. (1997) Palliative care in amyotrophic lateral sclerosis. *Journal of Neurology*, **339**, 967–73.

Ganzini, L., Johnston,W.S., McFarland, B.H.,Tolle, S.W., and Lee, M.A. (1998) Attitudes of patients with amyotrophic lateral sclerosis and their care givers toward assisted suicide. *New England Journal of Medicine*, **339**, 967–73.

Hicks, F., and Corcoran, G. (1993) Should hospices offer respite admissions to patients with motor neurone disease? *Palliative Medicine*, **7**, 145–50.

Lloyd-Williams, M., and Lloyd-Williams, F. (1996) Communication skills: the House Officer's Perception. *Journal of Cancer Care*, **5**,151–3.

National Council for Hospice and Specialist Palliative Care Services (1995) *Specialist Palliative Care: A Statement of Definitions*. National Council for Hospice and Specialist Palliative Care Services, London.

O'Brien,T., Kelly, M., and Saunders, C. (1992) Motor neurone disease: a hospice perspective. *British Medical Journal*, **304**, 471–3.

O'Brien,T.,Welsh, J., and Dunn, F.G. (1999) ABC of palliative care: Non-malignant conditions. *British Medical Journal*, **316**, 286–9.

Oliver, D. (1996) The quality of care and symptom control – the effects on the terminal phase of MND/ALS. *Journal of Neurological Sciences*, **139**(Suppl.), 134–6.

Oliver, D. (1998) Opioid medication in the palliative care of motor neurone disease. *Palliative Medicine*, **12**, 113–15.

Oliver, D., and Webb S. (2000) The involvement of specialist palliative care in the care of people with motor neurone disease. *Palliative Medicine*, **14**, (in press).

Parton, M.J., Lyall, R., and Leigh, P.N. (1999) Motor neurone disease and its management. *Journal of the Royal College of Physicians of London*, **33**, 212–18.

Randall, F., and Downie, R.S. (1996) *Palliative Care Ethics*, pp. 71–3. Oxford Medical Publications, Oxford.

Twycross, R. (1997) The joy of death. *Lancet*, **350**(suppl III), 20.

Van der Wal, G., and Onwuteaka-Philipsen, B.D. (1996) Cases of euthanasia and assisted suicide reported to the public prosecuto in North Holland over 10 years. *British Medical Journal*, **312**, 612–13.

Woodruff, R. (1996) *Palliative Medicine*, 2nd edn. Asperula, Melbourne.

World Health Organization. (1990) *Cancer pain relief and palliative care. Report of a WHO Expert Committee*, World Health Organization, Geneva.

Zylicz, Z. (1998) Dealing with people who want to die – part II. *Palliative Care Today*, 54–6.

第 3 章

Aboussouan, L.S., Khan, S.U., Meeker, D.P., Stelmach, K., and Mitsumoto, H. (1997) Effect of noninvasive positive-pressure ventilation on survival in amyotrophic lateral sclerosis. *Annals of Internal Medicine*, **127**, 450–53.

Ackerman, G. and Oliver, D.J. (1997) Psychosocial support in an outpatient clinic. *Palliative Medicine*, **11**, 167–8.

Borasio, G.D, and Voltz, R. (1997) Palliative care in amyotrophic lateral sclerosis. *Journal of Neurology*, **244**(Suppl. 4), S11–S17.

Borasio, G.D., Gelinas, D.F., and Yanagisawa, N. (1998a) Mechanical ventilation in ALS: a cross-cultural perspective. *Journal of Neurology*, **245**(Suppl. 2), S7-S12.

Borasio, G.D., Sloan, R., and Pongratz, D.E. (1998b) Breaking the news in amyotrophic lateral sclerosis. *Journal of the Neurological Sciences*, **160**(suppl. 1), S127–S133.

Brooks, B.R. (1994) El Escorial World Federation of Neurology criteria for the diagnosis of amyotrophic lateral sclerosis. *Journal of Neurological Sciences*, **124**(Suppl.), 96–107.

Buckman, R. (1996) *How to Break Bad News*. Papermac, London.

Caplan, L.R. (1990) *The Effective Clinical Neurologist*. Blackwell Scientific, Oxford.

Carus, R. (1980) Motor neurone disease: a demeaning illness. *British Medical Journal*, **280**, 455–6.

Cazzolli, P.A., and Oppenheimer, E.A. (1996) Home mechanical ventilation for amyotrophic lateral sclerosis: nasal compared to tracheostomy-intermittent positive pressure ventilation. *Journal of the Neurological Sciences*, **139**(Suppl.), 123–8.

Davis, H., and Fallowfield, L. (1991) *Counselling and Communication in Health Care*. Wiley, Chichester.

Doyle, D. and O'Connell, S. (1996) Breaking bad news: starting palliative care. *Journal of the Royal Society of Medicine*, **89**, 590–91.

Fallowfield, L.J., Hall, A., Maguire, G.P., and Baum, M. (1990) Psychological outcomes of different treatment policies in women with early breast cancer outside a clinical trial. *British Medical Journal*, **301**, 575–80.

Girgis, A., and Sanson-Fisher, R.W. (1995) Breaking bad news: consensus guidelines for medical practitioners. *Journal of Clinical Oncology*, **3**, 2449–56.

Hayashi, H., Shuuichi, K., and Kawada, A. (1991) Amyotrophic lateral sclerosis patients living beyond respiratory failure. *Journal of the Neurological Sciences*, **105**, 73–8.

Health Service Commisssioner (1991) *Third Report for Session 1990–91*. HMSO, London.

Johnston, M., Earll, L., Mitchell, E., Morrison, V., and Wright, S. (1996) Communicating the diagnosis of motor neurone disease. *Palliative Medicine*, **10**, 23–34.

Lacomblez, L., Bensimon, G., Leigh, P.N., Guillet, P., and Meininger, V. (1996) Dose-ranging study of riluzole in amyotrophic lateral sclerosis. *Lancet*, **347**, 1425–31.

Ley, P. (1998) *Communication with patients: improving communication, satisfaction and compliance.* Croon Helm, London.

Maguire, P., Fairburn, S., and Fletcher, C. (1986) Consultation skills of young doctors. *British Medical Journal*, **292**, 1573–8.

Meininger, V. (1993) Breaking bad news in amyotrophic lateral sclerosis. *Palliative Medicine*, **7** (Suppl. 2), 37–40.

Mitsumoto, H., Chad, D.A., and Pioro, E.P. (1998) *Amyotrophic Lateral Sclerosis.* F.A. Davis Company, Philadelphia.

O'Brien, T., Kelly, M., Saunders, C. (1992) Motor neurone disease: a hospice perspective. *British Medical Journal*, **304**, 471–73.

Parle, M., Jones, B., and Maguire, G.P. (1996) Maladaptive coping and affective disorders in cancer patients. *Psychological Medicine*, **26**, 735–44.

Ptacek, J.T., and Eberhardt, T.L. (1996) Breaking bad news. A review of the literature. *Journal of the American Medical Association*, **276**, 496–502.

Ramirez, A.J., Graham, J., Richards, M.A., Cull, A., and Gregory, W.M. (1996) Mental health of hospital consultants: the effects of stress and satisfaction at work. *Lancet*, **347**, 724–8.

Silani, V., and Borasio, G.D. (1999) Honesty and hope: announcement of diagnosis in ALS. *Neurology*, **53**(Suppl. 4), S37–S39.

Silverstein, M.D., Stocking, C.B., Antel, J.P., Beckwith, J., Roos, R.P., and Siegler, M. (1991) Amyotrophic lateral sclerosis and life-sustaining therapy: patients' desire for information, participation in decision making, and life-sustaining therapy. *Mayo Clinical Proceedings*, **66**, 906–13.

Tattersall, M.H., Butow, P.N., Griffin, A.M., and Dunn, S.M. (1994) The take-home message: patients prefer consultation audiotapes to summary letters. *Journal of Clinical Oncology*, **12**, 1305–11.

Voltz, R., and Borasio, G.D. (1997) Palliative therapy in the terminal stage of neurologic disease. *Journal of Neurology*, **244**(Suppl. 4), S2–S10.

第 3 章：補遺

Blackhall, L.J., Murphy, S.T., Frank, G., Michel, V., and Azen, S. (1995) Ethnicity and attitudes toward patient autonomy. *Journal of the American Medical Association*, **274**, 820–5.

Davidson, K.W., Hackler, C., Caradine, D. R., and McCord, R.S. (1989) Physicians' attitudes on advance directives. *Journal of the American Medical Association*, **262**, 2415–19.

Johnston, S.C., Pfeifer, M.P., and McNutt, R. (1995) The discussion about advance directives. Patient and physician opinions regarding when and how it should be conducted. End of Life Study Group. *Archives of Internal Medicine*, **155**, 1025–30.

McDonald, E.R., Hillel, A., and Wiedenfeld, S.A. (1996) Evaluation of the psychological status of ventilatory-supported patients with ALS/MND. *Palliative Medicine*, **10**, 35–41.

Miller, R.G., Rosenberg, J.A., Gelinas, D.F., Mitsumoto, H., Newman, D., Sufit, R. *et al.* (1999) Practice Parameter: The care of the patient with amyotrophic lateral sclerosis (an evidence-based review): report of the Quality Standards Subcommittee of the American Academy of Neurology: ALS Practice Parameters Task Force. *Neurology*, **52**, 1311–23.

Moss, A.H., Oppenheimer, E.A., Casey, P., Cazzolli, P.A., Roos, R.P., Stocking, C.B. *et al.* (1996) Patients with amyotrophic lateral sclerosis receiving long-term mechanical ventilation: Advance care planning and outcomes. *Chest*, **110**, 249–55.

Mower, W.R., and Baraff, L.J. (1993) Advance directives – Effect of type of directive on physicians' therapeutic decisions. *Archives of Internal Medicine*, **153**, 375–81.

Reilly, B.M., Wagner, M., Magnussen, C.R., Ross, J.H., Papa, L., and Ash, J. (1995) Promoting inpatient directives about life-sustaining treatments in a community hospital. Results of a 3-year time-series intervention trial. *Archives of Internal Medicine*, **155**, 2317–23.

Schneiderman, L.J., Pearlman, R.A., Kaplan, R.M., Anderson, J.P., and Rosenberg, E.M. (1992) Relationship of general advance directives instructions to specific life-sustaining treatment preferences in patients with serious illness. *Archives of Internal Medicine*, **152**, 2114–22.

Silverstein, M.D., Stocking, C.B., and Antel, J. P. (1991) Amyotrophic lateral sclerosis and life sustaining therapy: patients' desires for information, participation in decision making and life sustaining therapy. *Mayo Clinical Proceedings*, **66**, 906–13.

Teno, J.M., Lynn, J., Connors, A. F., Jr, Wenger, N., Phillips, R.S., Alzola, C. *et al.* (1997) The illusion of end-of-life resource savings with advance directives. SUPPORT Investigators. Study to Understand Prognoses and Preferences for Outcomes and Risks of Treatment. *Journal of the American Geriatrics Society*, **45**, 513–18.

Voltz, R., Akabayashi, A., Reese, C., Ohi, G., and Sass, H.M. (1998a) End-of-life decisions and advance directives in palliative care: a crosscultural survey of patients and health care professionals. *Journal of Pain and Symptom Management*, **16**, 153–62.

Voltz, R., Raischl, J., and Borasio, G.D. (1998b) A disease-specific advance directive for ALS patients. Proceedings of the 9th International Symposium on ALS/MND, Munich; International Alliance of ALS/MND Associations.

Voltz, R., Akabayashi, A., Reese, C., Ohi, G., and Sass, H.-M. (1999) Attitudes of health care professionals towards clinical decisions in palliative care: A crosscultural comparison. *Journal of Clinical Ethics*, **10**, 309–15.

第 4 章．1

Aboussouan, L.S., Khan, S.U., Meeker, D.P., Stelmach, K., and Mitsumoto, H. (1997) Effect of non-invasive positive pressure ventilation on survival in amyotrophic lateral sclerosis. *Annals of Internal Medicine*, **127**, 450–53.

Allen, S., Hunt, B., and Green, M. (1985) Fall in vital capacity with posture. *British Journal of Diseases of the Chest*, **79**, 267–71.

Bach, J.R. (1993a) A comparison of long-term ventilatory support alternatives from the perspective of the patient and care-giver. *Chest*, **104**, 1702–6.

Bach, J.R. (1993b) Amyotrophic lateral sclerosis: communication status and survival with ventilatory support. *American Journal of Physical Medicine and Rehabilitation*, **72**, 343–9.

Bach, J.R. (1993c) Mechanical insufflation-exsufflation. Comparison of peak expiratory flows with manually assisted and unassisted coughing techniques. *Chest*, **104**, 1553–62.

Bach, J.R. (1994) Update and perspective on non-invasive respiratory muscle aids Part 2 : the expiratory aids. *Chest*, **105**, 1538–44.

Bach, J.R. (ed.) (1995a) In *Pulmonary rehabilitation. The obstructive and paralytic conditions*, pp. 312–13. Hanley and Belfus Inc., Philadelphia.

Bach, J.R. (1995b) Amyotrophic lateral sclerosis: predictors for prolongation of life by non-invasive respiratory aids. *Archives of Physical Medicine and Rehabilitation*, **76**, 828–32.

Bach, J.R., and Alba, A.S. (1990) Management of chronic alveolar hypoventilation by nasal ventilation. *Chest*, **97**, 52–7.

Borasio, G.D., and Voltz, R. (1997) Palliative care in amyotrophic lateral sclerosis. *Journal of Neurology*, **244 Suppl 4**, S11-S17.

Borasio, G.D., and Voltz, R. (1998a) Discontinuation of mechanical ventilation in patients with amyotrophic lateral sclerosis. *Journal of Neurology*, **245**, 717–22.

Borasio, G.D., Gelinas, D.F., and Yanagisawa, N. (1998) Mechanical ventilation in amyotrophic lateral sclerosis: a cross-cultural perspective. *Journal of Neurology*, **245** (Suppl. 2), S7–S12.

Bye, P.T.P., Ellis, E. R., Issa, F.G., Donnelly, P.M., and Sullivan, C.E. (1990) Respiratory failure and sleep in neuromuscular disease. *Thorax*, **45**, 241–7.

Cazzolli, P.A., and Oppenheimer, E.A. (1996) Home mechanical ventilation for amyotrophic lateral sclerosis: nasal compared to tracheostomy-intermittant positive pressure ventilation. *Journal of the Neurological Sciences*, **139**, 123–8.

Chen, R., Grand'Maison, F., Strong, M.J., Ramsay, D.A., and Bolton, C.F. (1996) Motor neurone disease presenting as acute respiratory failure: a clinical and pathological study. *Journal of Neurology, Neurosurgery, and Psychiatry*, **60**, 455–8.

Eisen, A. (ed.) (1998) *Amyotrophic lateral sclerosis. A synthesis of research and clinical practice.* Cambridge University Press, Cambridge.

Ellis, E.R., Bye, P.T.P., Bruderer, J.W., and Sullivan, C.E. (1987) Treatment of respiratory failure during sleep in patients with neuromuscular disease. *American Review of Respiratory Disease*, **135**, 148–52.

Eve, F. (1932) Actuation of inert diaphragm by gravity method. *Lancet*, **2**, 995–7.

Fallat, R.J., Jewitt, B., Bass, M., Kamm, B., and Norris, F.H. (1979) Spirometry in amyotrophic lateral sclerosis. *Archives of Neurology*, **36**, 74–80.

Ferguson, K.A., Strong, M.J., Ahmad, D., and George, C.F.P. (1996) Sleep-disordered breathing in amyotrophic lateral sclerosis. *Chest*, **110**, 664–9.

Fitting, J.W., Paillex, R., Hirt, L., Aebischer, P., and Schleup, M. (1999) Sniff nasal pressure: a sensitive respiratory test to assess progression in amyotrophic lateral sclerosis. *Annals of Neurology*, **46**, 887–93.

Garcia-Pachon, E., Marti, J., Mayos, M., Casan, P., and Sanchis, J. (1994) Clinical significance of upper airway dysfunction in Motor neurone disease. *Thorax*, **49**, 896–900.

Gay, P.C., Westbrook, P. R., Daube, J.R., Litchy, W. J., Windebank, A.J., and Iverson, R. (1991) Effects of alterations in pulmonary function and sleep variables on survival in patients with amyotrophic lateral sclerosis. *Mayo Clinic Proceedings*, **66**, 686–694.

Goldblatt, D., and Greenlaw, J. (1989) Starting and stopping the ventilator for patients with amyotrophic lateral sclerosis. *Neurologic Clinics*, 7, 789–806.

Heritier, F., Rahm, F., Pasche, P., and Fitting, J.-W. (1994) Sniff nasal pressure. A non-invasive assessment of inspiratory muscle strength. *American Journal of Respiratory and Critical Care Medicine*, 150, 1678–83.

Hetta, J., and Jansson, I. (1997) Sleep in patients with amyotrophic lateral sclerosis. *Journal of Neurology*, 244, S7–S9.

Hopkins, L.C., Tatarian, G.T., Pianta, T.F. (1996) Management of ALS : Respiratory care. *Neurology*, 47(Suppl 2), S123–S125.

Howard, R.S., Wiles, C. M., and Loh, L. (1989) Respiratory complications and their management in motor neurone disease. *Brain*, 112, 1155–70.

Khan, Y., and Heckmatt, J. (1994) Obstructive apnoeas in Duchenne muscular dystrophy. *Thorax*, 49, 157–61.

Kreitzer, S., Saunders, N., Tyler, H., and Ingram, R. (1978) Respiratory muscle function in amyotrophic lateral sclerosis. *American Review of Respiratory Disease*, 117, 437–47.

Kyroussis, D., Polkey, M.I., Hughes, P.D., Flemming, T.A., Wood, C.N., Mills, G.H., Mills, G.H., Hamnegard, C-H., Green, M. and Moxham, J. (1996a) Abdominal muscle strength as measured by gastric pressure during maximal cough. *Thorax*, 51, A45

Kyroussis, D., Mills, G.H., Polkey, M.I., Hamnegard, C-H., Koulouris, N., Green, M., and Moxham, J. (1996b) Abdominal muscle fatigue after maximal ventilation in humans. *Journal of Applied Physiology*, 81, 1477–83.

Laroche, C., Mier, A., Moxham, J., and Green, M. (1988) The value of sniff esophageal pressures in the assessment of global inspiratory muscle strength. *American Review of Respiratory Disease*, 138, 598–603.

Leger, P., Robert, D., Langevin, B., and Al, E. (1992) Chest wall deformities due to idiopathic kyphoscoliosis or sequelae of tuberculosis. *European Respiratory Review*, 2, 362–68.

Lyall, R. A., Moxham, J., and Leigh, P. N. (1998) Measurement of inspiratory muscle strength in patients with Motor neurone disease. *Journal of Neurology*, 245, 348 A24.

McDonald, E. R., Hillel, A., and Weidenfeld, S. A. (1996) Evaluation of the psychological status of ventilatory-supported patients with ALS/MND. *Palliative Medicine*, 10, 35–41.

Miller, J., Moxham, J., and Green, M. (1985) The maximal sniff in the assessment of diaphragm function in man. *Clinical Science*, 69, 91–6.

Miller, R.G., Rosenberg, J.A., Gelinas, D.F., Mitsumoto, H., Newman, D., Sufit, R., Borasio, G.D., Bradley, W.G., Bromberg, M.B., Brooks, B.R., Kasarskis, E.J., Munsat, T.L., Oppenheimer, E.A., and the ALS Practise Parameters Task Force (1999) Practice parameters; the care of the patient with amyotrophic lateral sclerosis (an evidence based review) Report of the quality standards subcommittee of the American Academy of Neurology. *Neurology*, 52, 1311–23.

Moss, A.H., Casey, P., Stocking, C.B., Roos, R.P., Brooks, B.R., and Seigler, M. (1993) Home ventilation for amyotrophic lateral sclerosis patients: outcomes, costs and patient, family and physician attitudes. *Neurology*, 43, 438–43.

Moss, A.H., Oppenheimer, E.A., Casey, P., Cazzolli, P.A., Roos, R.P., Stocking, C.B., and Siegler, M. (1996) Patients with amyotrophic lateral sclerosis receiving long-term mechanical ventilation. Advance care planning and outcomes. *Chest*, 110, 249–55.

Oppenheimer, E.A. (1993) Decision-making in the respiratory care of amyotrophic lateral sclerosis: should home mechanical ventilation be used ? *Palliative Medicine*, 7, 49–64.

Parhad, I.M., Clark, A.W., Barron, K.D., and Staunton, S.B. (1978) Diaphragmatic paralysis in motor neurone disease. *Neurology*, 28, 18–22.

Pinto, A., Evangelista, T., Carvalho, M., Alves, M., and Sales Luis, M. (1995) Respiratory assistance with a non-invasive ventilator (Bipap) in MND/ALS patients: survival rates in a controlled trial. *Journal of the Neurological Sciences*, 129, 19–26.

Polkey, M.I., Green, M., and Moxham, J. (1995) Measurement of respiratory muscle strength. *Thorax*, 50, 1131–5.

Polkey, M. I., Lyall, R.A., Green, M., Leigh, P.N., and Moxham, J. (1998) Expiratory muscle function in amyotrophic lateral sclerosis. *American Journal of Respiratory and Critical Care Medicine*, 158, 734–41.

Raphael, J., Chevret, S., Chastang, C., and Bouvet, F. (1994) Randomised trial of preventative nasal ventilation in Duchenne muscular dystrophy. *Lancet*, 343, 1600–604.

Schiffman, P.L., and Belsh, J.M. (1993) Pulmonary function at diagnosis of amyotrophic lateral sclerosis. *Chest*, 103, 508–13.

Silverstein, M., Stocking, C., Antel, J., Beckwith, J., Roos, R., and Siegler, M. (1991) Amyotrophic lateral sclerosis and life-sustaining therapy: patients desires for information, participation in decision making and life sustaining therapy. *Mayo Clinic Proceedings*, 66, 906–13.

Similowski, T., Fleury, B., Launois, S., Cathala, H., Bouche, P., and Derenne, J. (1989) Cervical magnetic stimulation: a new painless method for bilateral phrenic nerve stimulation in conscious humans. *Journal of Applied Physiology*, 67, 1311–18.

Simonds, A., and Elliott, M. (1995) Outcome of domiciliary nasal intermittant positive pressure ventilation. *Thorax*, 50, 604–9.

Simonds, A., Muntoni, F., Heather, S., and Fielding, S. (1998) Impact of nasal ventilation on survival in hypercapnic Duchenne muscular dystrophy. *Thorax*, 53, 949–52.

Sullivan, C., Issa, F., Berthon-Jones, M., and Eves, L. (1981) Reversal of obstructive sleep apnoea by continuous positive pressure applied through the nares. *Lancet*, 1, 862–5.

Ware, J. (1993) Measuring patients views: the optimum outcome measure. SF-36: a valid, reliable assessment of health from a patients point of view. *British Medical Journal*, 306, 1429–30.

Wragg, S., Aquilina, R., Moran, J., Ridding, M., Hamnegard, C., Fearn, T., Green, M., and Moxham, J. (1994) Comparison of cervical magnetic stimulation and bilateral percutaneous electrical stimulation of the phrenic nerves in normal subjects. *European Respiratory Journal*, 7, 1788–92.

第 4 章. 1：補遺

AARC Clinical Practice Guidelines (1995) Long-term invasive mechanical ventilation in the home. *Respiratory Care*, 40, 1313–20.

Albert, S.M., Murphy, P.L., DelBene, M.L., and Rowland, L.P. (1999) A prospective study of preferences and actual treatment choices in ALS. *Neurology*, 53, 278–83.

Bach, J.R. (1992) Ventilator use by muscular association patients: an update. *Archives of Physical Medicine and Rehabilitation*, 73, 179–83.

Bach, J.R. (1993) Amyotrophic lateral sclerosis: Communication status and survival with ventilatory support. *American Journal Physical Medicine and Rehabilitation*, 72, 343–9.

Borasio, G.D. and Voltz, R. (1998) Discontinuation of mechanical ventilation in patients with amyotrophic lateral sclerosis. *Journal of Neurology*, 245, 717–22.

Borasio, G.D., Gelinas, D.F., and Yanagisawa, N. (1998) Mechanical ventilation in ALS: a cross-cultural perspective. *Journal of Neurology*, 245(Suppl. 2), S7–S12.

Bromberg, M.B., Forshew, D.A., Iaderosa, S. and McDonald, E.R. (1996) Ventilator dependency in ALS: Management, disease progression, and issues of coping. *Journal of Neurological Rehabilitation*, 10, 195–216.

Campbell, M.L. (1993) Case studies in terminal weaning from mechanical ventilation. *American Journal of Critical Care*, 2, 354–7.

Campbell, M.L. (1994) Terminal weaning. *Nursing*, 24, 34–39.

Cazzolli, P.A. and Oppenheimer, E.A. (1996) Home mechanical ventilation for amyotrophic lateral sclerosis: nasal compared to tracheostomy – intermittent positive pressure ventilation. *Journal of the Neurological Sciences*, 139(Suppl.), 123–8.

Dracup, K. and Raffin, T. (1989) Withholding and withdrawing mechanical ventilation: assessing quality of life. *American Review of Respiratory Disease*, 140, 544–6.

Gelinas, D.F., O'Connor, P. and Miller, R.G. (1998) Quality of life for ventilator-dependent ALS patients and their caregivers. *Journal of the Neurological Sciences*, 160(Suppl. 1), S134–S136.

Goldblatt, D. and Greenlaw, J. (1989) Starting and stopping the ventilator for patients with amyotrophic lateral sclerosis. *Neurologic Clinics*, 7, 789–806.

Gracey, D.R. (1997) Options for long-term ventilatory support. *Clinics in Chest Medicine*, 18, 563–74.

Hanks, G. and Cherny, N. (1998) Opioid analgesic therapy. In *Oxford Textbook of Palliative Medicine* (ed. D. Doyle, G.W.C. Hanks, and N. MacDonald), pp. 331–51. Oxford University Press, Oxford.

Hayashi, H., Kato, S. and Kawada, A. (1991) Amyotrophic lateral sclerosis patients living beyond respiratory failure. *Journal of the Neurological Sciences*, 105, 73–8.

Jackson, D.J. (1979) Patient autonomy and 'death with dignity': Some clinical caveats. *New England Journal of Medicine*, 301, 404–8.

Make, B.J. (1990) Mechanical ventilation in the home. *Critical Care Clinics*, 6, 785–97.

Miller, R.G., Rosenberg, J.A., Gelinas, D.F., Mitsumoto, H., Newman, D., Sufit, R. *et al.* (1999) Practice Parameter: The care of the patient with amyotrophic lateral sclerosis (an evidence-based review): report of the Quality Standards Subcommittee of the American Academy of Neurology: ALS Practice Parameters Task Force. *Neurology*, 52, 1311–23.

Moss, A.H., Casey, P., Stocking, C.B., Roos, R.P., Brooks, B.R., and Siegler, M. (1993) Home ventilation for amyotrophic lateral sclerosis patients: outcomes, costs, and patient, family and physician attitudes. *Neurology*, 43, 438–43.

O'Donohue, W. J., Jr, Giovannoni, R.M., Goldberg, A. I., Keens, T.G., Make, B. J., Plummer, A.L., and Prentice, W. S. (1986) Long-term mechanical ventilation. Guidelines for management in the home and at alternate community sites. Report of the Ad Hoc Committee, Respiratory Care Section, American College of Chest Physicians. *Chest*, **90**(Suppl.), S1–S37.

Oppenheimer, E.A. (1993) Decision-making in the respiratory care of amyotrophic lateral sclerosis: should home mechanical ventilation be used? *Palliative Medicine*, **7**(Suppl.), 49–64.

Oppenheimer, E.A. (1994) Respiratory management and home mechanical ventilation in amyotrophic lateral sclerosis. In *Amyotrophic lateral sclerosis* (ed. Mitsumoto and Norris), pp. 139–62. Demos Publications, New York.

Sandur, S. and Stoller, J.K. (1999) Pulmonary complications of mechanical ventilation. *Clinical Chest Medicine*, 20, 223–47.

Scheinhorn, D.J. and Stearn-Hassenpflug, M. (1998) Provision of long-term mechanical ventilation. *Critical Care Clinics*, 14, 819–32.

Shimizu, T., Hayashi, H., Koto, S., Hayashi, M., Tanabe, H. and Oda, M. (1994) Circulatory collapse and sudden death in respirator-dependent amyotrophic lateral sclerosis. *Journal of the Neurological Sciences*, 124, 45–55.

Wilson, W.C., Smedira, N.G., Fink, C., McDowell, J.A., and Luce, J.M. (1992) Ordering and administration of sedatives and analgesics during the withholding and withdrawal of life support from critically ill patients. *Journal of the American Medical Association*, 276, 949–53.

Young, J.M., Marshall, C.L., and Anderson, E.J. (1994) Amyotrophic lateral sclerosis patients' perspectives on use of mechanical ventilation. *Health and Social Work*, 19, 253–60.

Zwillich, C.W., Pierson, D.J., Creagh, C.E., Sutton, F.D., Schatz, E., and Petty, T.L. (1974) Complications of assisted ventilation. A prospective study of 354 consecutive episodes. *American Journal of Medicine*, 57, 161.

第4章. 2

Abrahams, S., Goldstein, L.H., Al-Chalabi, A., Pickering, A., Morris, R.G., Passingham, R.E., Brooks, D.J., and Leigh, P.N. (1997) Relation between cognitive dysfunction and pseudobulbar palsy in amyotrophic lateral sclerosis. *Journal of Neurology, Neurosurgery and Psychiatry*, **62**, 464–72.

Baredes, S., Blitzer, A., Krespi,Y.P., and Logemann, J.A. (1992) Swallowing disorders and aspiration. In *Neurologic disorders of the larynx* (ed. A. Blitzer, M.F. Brin, C.T. Sasaki, S. Fahn, and K.S. Harris), pp. 201–13. Thieme, New York.

Borasio, G.D., Sloan, R., and Pongratz, D.E. (1998) Breaking the news in amyotrophic lateral sclerosis. *Journal of the Neurological Sciences*, 160 (Suppl 1), 127–33.

Briani, C., Marcon, M., Ermani, M., Constantini, M., Botten, R., Iurilli, V. *et al.* (1998) Radiological evidence of subclinical dysphagia in motor neurone disease. *Journal of Neurology*, 245, 211–6.

Bushara, K.O. (1997) Sialorrhea in amyotrophic lateral sclerosis: a hypothesis of a new treatment – botulinum toxin A injections of the parotid glands. *Medical Hypotheses*, 48, 337–9.

Cote, D.N. and Miller R.H. (1995) The association of gastroesophageal reflux and otolaryngologic disorders. *Comprehensive Therapy*, 21, 80–4.

Gazis, A. Rawlings, J.R., Allison, S.P., Jefferson, D.(1996) A prospective study of nutritional changes and of gastrostomy feeding in motor neurone disease. Proceedings of the Nutrition Society, 55, 146a.

Grabowski, J. (1992) Clonidine treatment of clozapine-induced hypersalivation. *Journal of Clinical Psychopharmacology*, 12, 69–70.

Hillel, A.D. and Miller, R. (1989) Bulbar amyotrophic lateral sclerosis: patterns of progression and clinical management. *Head and Neck*, 11, 51–5.

Hull, M.A., Rawlings, J., Murray, F.E., Field, J., McIntyre, A.S., Mahida, Y.R. *et al.* (1993) An audit of outcome of long-term enteral nutrition using percutaneous endoscopic gastrostomy (PEG). Lancet, 340, 869–72.

Janzen, V.D., Rae, R.E., and Hudson, A.J. (1988) Otolaryngologic manifestations of amyotrophic lateral sclerosis. *Journal of Otolaryngology*, 17, 41–2.

Kasarskis, E.J., Beryyman, S., Vanderleest, J.G., Schneider, A.R., McClain, C.J. (1996) Nutritional status of patients with amyotrophic lateral sclerosis: relation to the proximity of death. *American Journal of Clinical Nutrition*, 63, 130–7.

Kelly, G.S. (1998) Clinical applications of N-acetylcysteine. *Alternative Medicine Review*, 3, 114–27.

Kuhlemeier, K.V. (1994) Epidemiology and dysphagia. *Dysphagia*, 9, 209–17.

Lennard-Jones, J.E. (1999) Ethical aspects of nutritional support in the community. *British Journal of Home Care*, 1, 84–7.

Logemann, J. A., Rademaker, A.W., Pauloski, B.R., Ohmae, Y., and Kahrilas, P.J. (1998) Normal swallowing physiology as viewed by videofluoroscopy and videoendoscopy. *Folia Phoniatrica et Logopedica*, 50, 311–19.

Lowe, J., Lennox, G., and Leigh, P.N. (1997) Motor neurone disorders. In *Greenfield's Neuropathology* Vol. 2. (6th edn.) (ed. D. I. Graham and P.L. Lantos), pp. 320–35. Arnold, London.

MacDougall, G., Wilson, J.A., Pryde, A., and Grant, R. (1995) Analysis of the pharyngoesophageal pressure profile in amyotrophic lateral sclerosis. *Otolaryngology and Head and Neck Surgery*, 112, 258–61.

McGuirt, W. F. and Blalock, D. (1980) The otolaryngologist's role in the diagnosis and treatment of amyotrophic lateral sclerosis. *Laryngoscope*, 90, 1496–1501.

Mathus-Vliegen, L.M.H., Louwerse, L.S., Merkus, M.P., Tytgat, G.N.J., Vienney de Jong, J.M.B. (1994) Percutaneous endoscopic gastrostomy in patients with amyotrophic lateral sclerosis and impaired pulmonary function. *Gastrointestinal Endoscopy*, 40, 463–9.

Mazzini, L., Corra, T., Zaccala, M., Mora, G., Del Piano, M., Galante, M. (1995) Percutaneous endoscopic gastrostomy and enteral nutrition in amyotrophic lateral sclerosis. *Journal of Neurology*, 242, 695–8.

Mezaki, T., Kaji, R., Kohara, N., and Kimura, J. (1996) Development of general weakness in a patient with amyotrophic lateral sclerosis after focal botulinum toxin injection. *Neurology*, 46, 845–6.

Miller, R.G., Rosenberg, J.A., Gelinas, D.F., Mitsumoto, H., Newman, D., Surit, R. (1999) Practice parameter: The care of the patient with amyotrophic lateral sclerosis (an evidence-based review). *Neurology*, 52, 1311–23.

Miller, R.M. and Groher, M. (1997) General treatment of neurologic swallowing disorders. In *Dysphagia – diagnosis and management* (3rd edn.) (ed. M. Groher), pp. 223–43. Butterworth-Heinemann, Boston.

Mills, P.R. (1992) Randomised comparison of percutaneous endoscopic gastrostomy and nasogastric tube feeding in patients with persisting neurological dysphagia. *British Medical Journal*, 304, 1406–9.

Miyazawa, T., Sho, C., Nakagawa, H., and Oshino, N. (1990) Effect of water-soluble contrast medium on the lung in rats. Comparison of iotrolan, iopamidol, and diatrizoate. *Investigative Radiology*, 25, 999–1003.

Newall, A.R., Orser, R., and Hunt, M. (1996) The control of oral secretions in bulbar ALS/MND. *Journal of the Neurological Sciences*, 139 (Suppl.), 43–4.

Norton, B., Holmer-Ward, M., Donnelly, M.T., Long, R.G., Holmes, G.K.T. (1996) A randomised prospective comparison of percutaneous endoscopice gastrostomy and nasogastric tube feeding after acute dysphagic stroke. *British Medical Journal*, 312, 13–16.

O'Brien, T., Kelly, M., and Saunders, C. (1992) Motor neurone disease: a hospice perspective. *British Medical Journal*, 304, 471–3.

Oliver, D. (1996) The quality of care and symptom control – the effects on the terminal phase of ALS/MND. *Journal of the Neurological Sciences*, 139 (Suppl.), 134–6.

Page, C.P., Carlton, P.K., and Andrussy, R.J. (1979) Safe cost-effective post-operative nutrition: defined formula diet via needle catheter jejunostomy. *American Journal of Surgery*, 138, 939.

Park, R.H.R., Allison, M.C., Lang, J., Spence, E., Morris, A.J., Danesh, B.J.Z., Russell, R.I., Robbins, J. (1987) Swallowing in ALS and motor neurone disorders. *Neurological Clinics*, 5, 213–29.

Roller, N.W., Garfunkel, A., Nichols, C., and Ship, I.I. (1974) Amyotrophic lateral sclerosis. *Oral Surgery, Oral Medicine, Oral Pathology*, 37, 46–52.

Rombeau, J.L. (1989) Gastrostomy. In *Atlas of Nutritional Support Techniques* (ed. J.L. Rombeau, M.D. Caldwell, L. Forlaw, and P.A. Guenter), pp. 107–82. Little Brown & Co, Boston.

Schneider, I., Thumfart, W.F., Pototschnig, C., and Eckel, H. E. (1994) Treatment of dysfunction of the cricopharyngeal muscle with botulinum A toxin: introduction of a new, noninvasive method. *Annals of Otology, Rhinology and Laryngology*, 103, 31–5.

Scott, A.G., and Austin, H.E. (1994) Nasogastric feeding in the management of severe dysphagia in motor neurone disease. *Palliative Medicine*, 8, 45–9.

Short, S.O. and Hillel, A.D. (1989) Palliative surgery in patients with bulbar amyotrophic lateral sclerosis. *Head and Neck*, 11, 364–9.

Silani, V., Kasarskis, E.J., Yanagisawa, N. (1998) Nutrititional management in amyotrophic lateral sclerosis: a worldwide perspective. *Journal of Neurology*, 245 (Suppl. 2), 13–9.

Sostarko, M., Vranjes, D., Brinar, V., and Brzovic, Z. (1998) Severe progression of ALS/MND after intervertebral discectomy. *Journal of the Neurological Sciences* 160 (Suppl. 1), 42–6.

Spivak, B., Adlersberg, S., Rosen, L., Gonen, N., Mester, R., and Weizman, A. (1997) Trihexyphenidyl treatment of clozapine-induced hypersalivation. *International Clinical Psychopharmacology*, 12, 213–5.

St Guily, J.L., Perie, S., Willig, T.N., Chaussade, S., Eymard, B., and Angelard, B. (1994) Swallowing disorders in muscular diseases: functional assessment and indications of cricopharyngeal myotomy. *Ear, Nose, and Throat Journal*, 73, 34–40.

Strand, E.A., Miller, R.M., Yorkston, K.M., and Hillel, A.D. (1996) Management of oral-pharyngeal symptoms in amyotrophic lateral sclerosis. *Dysphagia*. 11, 129–39.

Talmi, Y.P., Finkelstein, Y., and Zohar, Y. (1989) Reduction of salivary flow in amyotrophic lateral sclerosis with Scopoderm TTS. *Head and Neck*, **11**, 565.

Trulzsch, D.V., Penmetsa, A., Karim, A., and Evans, D.A. (1992) Gastrografin-induced aspiration pneumonia: a lethal complication of computed tomography. *Southern Medical Journal*, **85**, 1255–6.

Tsokos, M., Schulz, F., and Vogel, H. (1998) Barium aspiration with fatal outcome. *Aktuelle Radiologie*, **8**, 201–3.

Wade, D.T. (ed.) (1992) *Measurement in neurological rehabilitation*, pp. 3–14. Oxford University Press, Oxford.

Woolman, B.S, D'Agostino, H.B.,Walus-Wigle, J.R., Easter, D.W., Beale, A. (1995) Radiologic, endoscopic, and surgical gastrostomy:an institutional evaluation and meta-analysis of the literature. *Radiology*, **197**, 699–704.

World Health Organisation (1980) *The international classification of impairments, disabilities, and handicaps*. World Health Organisation, Geneva.

Worwood, A.M., Leigh, P.N. (1998) Indicators and prevalence of malnutrition in motor neurone disease. *European Neurology*, **40**, 159–63.

Wright, R.E.R., Jordan, C. (1997) Vidoefluoroscopic evaluation of dysphagia in motor neurone diseseWith modified barium swallow. *Palliative Medicine*, **11**, 44–8.

第4章. 3

Bach, J.R. (1993) Mechanical insufflation-exsufflation: Comparison of peak expiratory flows with manually assisted and unassisted coughing techniques. *Chest*, **104**, 1553–62.

Bach, J.R., Smith, W.H., Michaels, J., Saporito, L.S., Alba, A.S., *et al.* (1993) Airway secretion clearance by mechanical exsufflation for postpoliomyelitis ventilator assisted individuals. *Archives of Physical Medicine and Rehabilitation*, **74**, 170–77.

Blasco, P.A., and Stansbury, J.C.K. (1996) Glycopyrrolate treatment of chronic drooling. *Archives of Pediatrics and Adolescent Medicine*, **150**, 932–5.

Borasio, G.D., and Voltz, R. (1997) Palliative care in amyotrophic lateral sclerosis. *Journal of Neurology*, **244** (Suppl. 4), S11–S17.

Brodtkorb, E., Wyzocka-Bakowska, M.M., Lillevold, P.E., Sandvik, L., Saunte, C., and Hestnes, A. (1988) Transdermal scopolamine in drooling. *Journal of Mental Deficiency Research*, **32**, 233–7.

Camp-Bruno, J.A., Winsberg, B.G., Green-Parsons, A.R., and Abrams, J.P. (1989) Efficacy of benztropine therapy for drooling. *Developmental Medicine and Child Neurology*, **31**, 309–19.

Caroscio, J.T., Cohen, J.A. and Gudesblatt, M. (1985) Amitriptyline in amyotrophic lateral sclerosis. *New England Journal of Medicine*, **313**, 1478.

Foulsum, M. (1999) Secretion management in motor neurone disease. *Proceedings of the 10th International Symposium on ALS/MND*. Vancouver; International Alliance of ALS/MND Associations.

Gallagher, J.P. (1989) Pathologic laughter and crying in ALS: A search for their origin. *Acta Neurologica Scandinavica*, **80**, 114–17.

Ganzini, L., Johnston, W.S., McFarland, B.H.,Tolle, S.W., Lee, M.A. (1998) Attitudes of patients with amyotrophic lateral sclerosis and their care givers toward assisted suicide. *New England Journal of Medicine*, **339**, 967–73.

Gelinas, D., and Miller, R.G. (2000) A treatable disease: a guide to the management of amyotrophic lateral sclerosis. In *Amyotrophic lateral sclerosis* (ed. R.H. Brown, Jr, V. Meininger, and M. Swash), pp. 405–21. Martin Dunitz, London.

Goode, R.L., and Smith, R.A. (1970) The surgical management of sialorrhea. *Laryngoscope*, **80**, 1078–89.

Iannaccone, S., and Ferini-Strambi, L. (1996) Pharmacologic treatment of emotional lability. *Clinical Neuropharmacology*, **19**, 532–5.

Janzen, V.D., Rae, R., and Hudson, A.J. (1988) Otolaryngologic manifestations of amyotrophic lateral sclerosis. *Journal of Otolaryngology*, **17**, 41–2.

Klivenyi, P., Ferrante, R.J., Matthews, R.T., Bogdanov, M.B., Klein, A.M., Andreassen, O.A., *et al.* (1999) Neuroprotective effects of creatine in a transgenic animal model of amyotrophic lateral sclerosis. *Nature Medicine*, **5**, 347–50.

Lewis, D.W., Fontana, C., Mehallick, L.K., Everett, Y. (1994) Transdermal scopolamine for reductions in drooling in developmentally delayed children. *Developmental Medicine and Child Neurology*, **36**, 484–6.

Marquardt, G., and Lorenz, R. (1999) Intrathecal baclofen for intractable spasticity in amyotrophic lateral sclerosis. *Journal of Neurology*, **246**, 619–20.

McDonald, E.R., Wiedenfeld, S.A., Hillel, A., Carpenter, C.L., and Walter, R.A. (1994) Survival in amyotrophic lateral sclerosis: The role of psychological factors. *Archives of Neurology*, **51**, 17–23.

Mezaki, T., Kaji, R., Kohara, N., Kimura, J. (1996) Development of general weakness in a patient with amyotrophic lateral sclerosis after focal botulinum toxin injection. *Neurology*, **46**, 845–6.

Miller, R.G., Rosenberg, J.A., Gelinas, D.F., Mitsumoto, H., Newman, D., and Sufit, R. *et al.* (1999) Practice Parameter: The care of the patient with amyotrophic lateral sclerosis (an evidence-based review): report of the Quality Standards Subcommittee of the American Academy of Neurology: ALS Practice Parameters Task Force. *Neurology*, **52**, 1311–23.

Newall, A.R., Orser, R., and Hunt, M. (1996) The control of oral secretions in bulbar ALS/MND. *Journal of Neurological Sciences*, **139**(Suppl), 43–4.

Newrick, P.G., and Langton-Hewer, R. (1985) Pain in motor neurone disease. *Journal of Neurology, Neurosurgery and Pyschiatry*, **48**, 838–40.

Norris, F.H., Smith, R.A., and Denis, E.H. (1985) Motor neurone disease: towards better care. *British Medical Journal*, **291**, 259–62.

O'Brien, T., Kelly, M., and Saunders, C. (1992) Motor neurone disease: a hospice perspective. *British Medical Journal*, **304**, 471–3.

O'Gorman, B. and Oliver, D. (1998) Disorders of nerve I: motor neurone disease. In *Neurological Physiotherapy* (ed. M.Stokes), pp. 175–6. Mosby, London.

Oliver, D. (1994) *Motor neurone disease*, Royal College of General Practitioners, London.

Oliver, D. (1996) The quality of care and symptom control – the effects on the terminal phase of ALS/MND. *Journal of Neurological Sciences*, **139** (Suppl.), 134–6.

Oliver, D. (1998) Opioid medication in the palliative care of motor neurone disease. *Palliative Medicine*, **12**, 113–15.

Poeck, K. (1996) Pathologisches Lachen und Weinen bei bulbärer myatrophischer Lateralsklerose. *Deutsche medizinische Wochenschrift*, **94**, 310–14.

Prather, I.D., Brown, D.E., North, P., Wilson, J.R. (1995) Clenbuterol: a substitute for anabolic steroids? *Medicine and Science in Sports and Exercise*, **27**, 1118–21.

Raischl, J., Hirsch, B., Bausewein, C., Borasio, G.D. (1998) *Hospice care for ALS patients in Germany: the Munich experience*. Proceedings of the 9th International Symposium on ALS/MND, Munich: International Alliance of ALS/MND Associations.

Reddihough, D., Johnson, H., Staples, M., Hudson, I., and Exarchos, H. (1990) Use of trihexyphenidyl hydrochloride to control drooling of children with cerebral palsy. *Developmental Medicine and Child Neurology*, **32**, 985–9.

Reichel, G. (1999) Botulinum toxin A therapy in sialorrhea. *Aktuelle Neurologie*, **26**, 325–6.

Robinson, A.C.R., Khoury, G.G., and Robinson, P.M. (1989) Role of irradiation in the suppression of parotid secretions. *Journal of Laryngology and Otology*, **103**, 594–5.

Schiffer, R.B., Cash, J., and Hernon, R.M. (1983) Treatment of emotional lability with low-dosage tricyclic antidepressants. *Psychosomatics*, **24**, 1094–6.

Schiffer, R.B., Herndon, R.M., and Rudick, R.A. (1985) Treatment of pathologic laughing and weeping with amitriptyline. *New England Journal of Medicine*, **312**, 1480–2.

Sieb, J.P., Jerusalem, F., and Fresmann, J. (1987) Symptomatische Therapie bei amyotrophischer Lateralsklerose. *Deutsche medizinische Wochenschrift*, **112**, 769–72.

Snow, B.J., Tsui, J.K., Bhatt, M.H., Varelas, M., Hashimoto, S.A., and Calne, D.B. (1990) Treatment of spasticity with botulinum toxin: a double-blind study. *Annals of Neurology*, **28**, 512–15.

Stern, L.M. (1997) Preliminary study of glycopyrrolate in the management of drooling. *Journal of Paediatrics and Child Health*, **33**, 52–4.

Twycross, R. (1994) *Pain relief in advanced cancer*, pp. 255–76 and 333–47. Churchill Livingstone, Edinburgh.

Udaka, F., Yamao, S., Nagata, H., Nakamura, S., and Kameyama, M. (1984) Pathologic laughing and crying treated with levodopa. *Archives of Neurology*, **41**, 1095–6.

World Health Organization (1990) *Cancer pain relief and palliative care*. Report of a WHO Expert Committee, World Health Organization, Geneva.

第5章

Ackerman, G. and Oliver, D.J. (1997) Psychosocial support in an outpatient clinic. *Palliative Medicine*, **11**(2), 167–8.

Armon C., Kurland, L.T., Beard, C.M., O'Brien, P.C., and Mulder, D.W. (1991) Psychological and adaptational difficulties anteceding amyotrophic lateral sclerosis: Rochester, Minnesota, 1925–1987. *Neuroepidemiology*, **10**, 132–7.

Barkwell, D.P. (1991) Ascribed meaning: a critical factor in coping and pain attenuation in patients with cancer-related pain. *Journal of Palliative Care*, **7**(3), 5–14.

Beisecker, A.E., Cobb, A.K., and Ziegler, D.K. (1988) Patients' perspectives of the role of care providers in amyotrophic lateral sclerosis. *Archives of Neurology*, **45**, 553–6.

Black, D. and Wood, D. (1989) Family therapy and life threatening illness in children or parents. *Palliative Medicine*, **3**(2), 113–8.

Black, D. and Young, B. (1995) Bereaved children: risk and preventive intervention. In *Handbook of studies on preventive psychiatry* (ed. B. Raphael and G. Burrows), pp. 225–44. Elsevier, Amsterdam.

Borasio, G.D., Sloan, R., and Pongratz, D.E. (1998) Breaking the news in amyotrophic lateral sclerosis. *Journal of the Neurological Sciences*, 160 (suppl 1), S127–S133.

Brown, W.A. and Mueller, P.S. (1970) Psychological function in individuals with amyotrophic lateral sclerosis. *Psychosomatic Medicine*, 32, 141–52.

Carey, J.S. (1986) Motor Neurone Disease – a challenge to medical ethics: a discussion paper. *Journal of the Royal Society of Medicine*, 79, 216–20.

Carmack, B. (1997) Balancing engagement and detatchment in caregiving. *Image: Journal of Nursing Scholarship*, 29(2), 139–43.

Carroll-Thomas, S. (1993) Ethics and the clinician: the daily experience with MND. *Palliative Medicine*, 7 (suppl 2) 11–13.

Cobb, A.K. (1994) The effect of cultural expectations on progression responses in ALS. In *Amyotrophic lateral sclerosis: a comprehensive guide to management* (ed. H. Mitsumoto and F.H. Norris), pp.229–40. Demos, New York.

Earll, L., Johnston, M., and Mitchell, E. (1993) Coping with motor neurone disease – an analysis using self-regulation theory. *Palliative Medicine*, 7 (suppl 2), 21–30.

Fallowfield, L. (1995) Psychosocial interventions in cancer. *British Medical Journal*, 311, 1316–17.

Fawzy, F.I., Fawzy, N.W., and Canada, A.L. (1998) Psychosocial treatment of cancer: an update. *Current Opinion in Psychiatry*, 11(4), 601–5.

Findley, L.J. (1991) Can care be organised in the management of motor neurone disease? – a report of Ciba Foundation discussion meeting, 5 February 1991. Ciba, St. Christopher's Hospice, MND Assoc [UK], London.

Fleming, S.J. and Adolph, R. (1986) Helping bereaved adolescents: needs and responses. In *Adolescence and death* (ed. C.A. Corr and J.N. McNeil), pp. 97–118. Springer, New York.

Frank, J. (1995) *Couldn't care more: a study of young carers and their needs*. The Children's Society, London.

Ganzini, L., Johnston, W.S., McFarland, B.H., Tolle, S.W., and Lee, M.A. (1998) Attitudes of patients with amyotrophic lateral sclerosis and their care givers toward assisted suicide. *The New England Journal of Medicine*, 339(14), 967–73.

Gilley, J. (1988) Intimacy and terminal care. *Journal of the Royal College of General Practitioners*, 38, March, 121–2.

Ginsberg, N. (1986) Living and coping with amyotrophic lateral sclerosis: the psychosocial impact. In *Amyotrophic lateral sclerosis – a guide to patient care* (ed. J.T. Caroscio), pp. 273–80. Thieme Medical Publishers, NewYork.

Goldstein, L.H., Adamson, M., Jeffrey, L., Down, K., Barby, T., Wilson, C., *et al.* (1998) The psychological impact of MND on patients and carers. *Journal of the Neurological Sciences*, 160 (suppl 1), S114–S121.

Harris, T., Brown, G., and Bifulo, A. (1986) Loss of parent in childhood and adult psychiatric disorder: the role of lack of adequate parental care. *Psychological Medicine*, 16, 641–59.

Herth, K. (1990) Fostering hope in terminally-ill people. *Journal of Advanced Nursing*, 15, 1250–9.

Hinton, J. (1994) Can home care maintain an acceptable quality of life for patients with terminal cancer and their relatives? *Palliative Medicine*, 8(3), 183–96.

Hinton, J. (1996) Services given and help perceived during home care for terminal cancer. *Palliative Medicine*, 10(2), 125–35.

Hoffman, R.L. and Decker, T.W. (1993) Amyotrophic lateral sclerosis: an introduction to psychosocial and behavioural adaptations. *Journal of Mental Health Counselling*, 15(4), 394–402.

Hogbin, B. and Fallowfield, L. (1989) Getting it taped – the bad news consultation with cancer patients in a general surgical outpatients department. *British Journal of Hospital Medicine*, 41, 330–3.

Horta, E. (1986) Emotional response to ALS and its impact on management of patient care. In *Amyotrophic lateral sclerosis – a guide to patient care* (ed. J.T. Caroscio), pp. 282–9. Thieme Medical Publishers, Inc., NewYork.

Houpt, J.L., Gould, B.S., and Norris, F.H. (1977) Psychological characteristics of patients with amyotrophic lateral sclerosis (ALS). *Psychosomatic Medicine*, 39(5), 299–303.

Hull, M. (1990) Sources of stress for hospice care – grieving families. *The Hospice Journal*, 6(2), 29–54.

Hunter, M.D., Robinson, I.C., and Neilson, S. (1993) The functional and psychological status of patients with amyotrophic lateral sclerosis: some implications for rehabilitation. *Disability and Rehabilitation*, 15(3), 119–26.

Johnston, M., Marteau, T., Partridge, C., and Gilbert, P. (1993) Changes in patient perceptions of chronic disease and disability with time. In *Theoretical and applied aspects of health psychology* (ed. L.R. Schmidt, P. Schwenkmezgar, J. Weinman and S. Maes), pp. 361–71. Harwood Academic, Chur.

Johnston, M., Earll, L., Mitchell, E., Morrison, V., and Wright, S. (1996) Communicating the diagnosis of motor neurone disease. *Palliative Medicine*, 10(1), 23–34.

Jones, R.V.H. (1993) Teams and terminal cancer at home: do patients and carers benefit? *Journal of Interprofessional Care*, 7(3), 239–44.

Kane, B. (1979) Children's concepts of death. *Journal of Genetic Psychology*, 4, 15–7.

Kim, T-S. (1990) Hoping strategies for the amyotrophic lateral sclerosis patient. *Loss, Grief and Care*, 4(3–4), 239–49.

Kirschling, J., Trilden, V.P., and Butterfield, P.G. (1990) Social support: the experience of hospice family caregivers. *The Hospice Journal*, 6(2), 75–93.

Kissane, D.W., Bloch, S., and McKenzie, D.P. (1997) Family coping and bereavement outcome. *Palliative Medicine*, 11(3), 191–201.

Lansdown, R. and Benjamin, G. (1985) The development of the concept of death in children aged 5–9. *Child Care Health Department*, 11, 13–20.

Leach, C.F. and Delfiner, J.S. (1989). Approaches to loss and bereavement in amyotrophic lateral sclerosis (ALS). In *Preventive psychiatry: early intervention and situational crisis management*, (ed. S.C. Klagsbrun, G.W. Kliman, E.J. Clark, A.H. Kutscher, R. DeBellis and C.A. Lambert), pp. 201–11. The Charles Press, Philadelphia.

Lester, J. (1997). Life review with the terminally ill. In: *Proceedings of the IV Congress of the European Association of Palliative Care*, pp. 218–220. EAPC.

Luloff, P.B. (1986). Reactions of patients, family, and staff in dealing with amyotrophic lateral sclerosis. In *Amyotrophic lateral sclerosis – a guide to patient care*, (ed. J.T. Caroscio), pp. 267–71. Thieme Medical Publishers, NewYork.

McCann, C. (1998) Communication in cancer care: introducing patient-held records. *International Journal of Palliative Nursing*, 4(5), 222–9.

McDonald, E.R. (1994) Psychosocial-spiritual overview. In *Amyotrophic lateral sclerosis: a comprehensive guide to management* (ed. H. Mitsumoto and F.H. Norris), pp. 205-27. Demos, New York.

McDonald, E.R., Wiedenfeld, S.A., Hillel, A., Carpenter, C.L., and Walter, R.A. (1994) Survival in amyotrophic lateral sclerosis – the role of psychological factors. *Archives of Neurology*, 51, 17–23.

Maguire, P., Walsh, S., Jeacock, J., and Kingston, R. (1999) Physical and psychological needs of patients dying from colo-rectal cancer. *Palliative Medicine*, 13(1), 45–50.

Mann, I. (1991) *Never 'eard of it*. MND Association [UK], Northampton.

Meininger, V. (1993) Breaking bad news in amyotrophic lateral sclerosis. *Palliative Medicine*, 7 (suppl 2), 37–40.

MND Association [UK] (1994) *When someone special has motor neurone disease*. Booklet, obtainable from MND Association [UK], PO Box 246, Northampton, NN1 2PR, UK.

MND Association [UK] (1995) *When your parent has motor neurone disease*. A booklet for young people. Obtainable from MND Association [UK], PO Box 246, Northampton, NN1 2PR, UK.

MND Association [UK] (1996*a*) *Death and dying*. Leaflet, obtainable from MND Association [UK], PO Box 246, Northampton, NN1 2PR, UK.

MND Association [UK] (1996*b*) *How will I die?* Leaflet, obtainable from MND Association [UK], PO Box 246, Northampton, NN1 2PR, UK.

Monroe, B. (1993a) Psychosocial dimensions of palliation. In *The management of terminal malignant disease* (3rd edn.) (ed. C. Saunders and N. Sykes), pp. 174–201. Edward Arnold, London.

Monroe, B. (1993b) The cost to the professional carer. In *The management of terminal malignant disease* (3rd edn.) (ed. C. Saunders and N. Sykes), pp. 236–43. Edward Arnold, London.

Monroe, B. (1995) It is impossible not to communicate – helping the grieving family. In *Interventions with bereaved children* (ed. S.C. Smith and Sr. M. Pennells), pp. 87–106. Jessica Kingsley, London.

Monroe, B. (1998) Social work and palliative care. In *Oxford textbook of palliative medicine* (2nd edn.) (ed. D. Doyle, G. Hanks and N. MacDonald), pp. 867–80. Oxford University Press.

Montgomery, G.K. and Erikson, L.M. (1987) Neuropsychological perspectives in amyotrophic lateral sclerosis. *Neurologic Clinics*, 5, 61–81.

Morse, J.M. and Carter, B.J. (1995) Strategies of enduring and the suffering of loss: modes of comfort used by a resilient survivor. *Holistic Nursing Practice*, 9(3), 38–52.

Neale, B. (1991) *Informal palliative care: a review of research on needs, standards and service evaluations*. Occasional Paper No. 3. Trent Palliative Care Centre, Sheffield.

National Council for Hospice and Specialist Palliative Care Services (1997) *Feeling better: psychosocial care in specialist palliative care*. A discussion paper. Occasional paper 13, August 1997. National Council, London.

O'Brien, T. (1993) Palliative care and taboos within motor neurone disease. *Palliative Medicine*, 7 (suppl 2), 69–72.

O'Brien, T., Kelly, M., and Saunders, C. (1992) Motor neurone disease: a hospice perspective. *British Medical Journal*, **304**, 471–3.

Oliviere, D. (1993) Cross-cultural principles of care. In *The management of terminal malignant disease* (3rd edn) (ed. C. Saunders and N. Sykes), pp. 202–12. Hodder and Stoughton, London.

Oliviere, D., Hargreaves, R., and Monroe, B. (1998) *Good practices in palliative care: a psychosocial perspective.* Ashgate, Aldershot.

Peters, P.K., Swenson, W.M., and Mulder, D.W. (1978) Is there a characteristic personality profile in amyotrophic lateral sclerosis? *Archives of Neurology*, **35**, 321–2.

Randall, F. and Downie, R.S. (1996) *Palliative care ethics: a good companion.* Oxford University Press, Oxford.

Rutter, M. (1966) *Children of sick parents.* Oxford University Press, Oxford.

Saunders, C. (1993) Introduction – 'history and challenge'. In *The management of terminal malignant disease* (3rd edn) (ed. C. Saunders and N. Sykes), pp. 11–14. Hodder and Stoughton, London.

Scott, D.W., Oberst, M.T., and Dropkin, M.J. (1980) A stress-coping model. *Advances in Nursing Science*, **3**, 9–23.

Seale, C. and Addington-Hall, J. (1994) Euthanasia: why people want to die earlier. *Social Science and Medicine*, **39**(5), 647–54.

Sebring, D.L. and Moglia, P. (1987) Amyotrophic lateral sclerosis: psychosocial interventions for patients and their families. *Health and Social Work*, Spring, 113–20.

Sheldon, F. (1997) *Psychosocial palliative care: good practice in the care of the dying and bereaved.* Stanley Thornes, Cheltenham.

Silverman, P.R. and Worden, W.J. (1993) Children's reactions to the death of a parent. In *Handbook of bereavement* (ed. M. Stroebe, W. Stroebe and R. Hansson), pp. 300–16. Cambridge University Press, Cambridge.

Spiegel, D., Bloom, J., Kraemer, H.C., and Gotheil, E. (1989) Effect of psychosocial treatment on survival of patients with metastatic cancer. *Lancet*, **2**(668), 888–91.

Stroebe, M. and Schut, H. (1999) The dual process model of coping with bereavement: rationale and description. *Death Studies*, **23**, 197–224.

Sykes, N.P., Pearson, S.E., and Chell, S. (1992) Quality of care of the terminally ill: the carer's perspective. *Palliative Medicine*, **6**(3), 227–36.

Tattersall, M.H., Butow, P.N., Griffin, A.M., and Dunn, S.M. (1994) The take-home message: patients prefer consultation audiotapes to summary letters. *Journal of Clinical Oncology*, **12**, 1305–11.

Thorpe, G. (1993) Enabling more dying people to remain at home. *British Medical Journal*, **307**, Oct 9, 915–18.

Vincent, C.E., Vincent, B., Greiss, F.C., and Linton, E.B. (1975) Some marital concomitants of carcinoma of the cervix. *Southern Medical Journal*, **68**, 552–8.

Worden, J.W. (1991) *Grief counselling and grief therapy* (2nd edn). Routledge, London.

Worden, J.W. (1996) *Children and grief: when a parent dies.* Guildford Press, New York.

Young, J.M. and McNicoll, P. (1998) Against all odds: positive life experiences of people with advanced amyotrophic lateral sclerosis. *Health and Social Work*, **23**(1), 35–43.

第6章. 1

Brooke, A., and Steiner, T.J. (1989) Physiotherapy in the management of patients with motor neurone disease. *Report to the Motor Neurone Disease Association* (personal communication) 1989.

Hough, A. (1991) *Physiotherapy in respiratory care.* Chapman & Hall, London.

McTeer, M.F. (1989) Some aspects of grief in physiotherapy. *Physiotherapy*, **75**, 55–58.

McTeer, M.F. (1990) Reactions to terminal illness. *Physiotherapy*, **76**, 9–12.

O'Brien, T., Kelly, M., Saunders, C. (1992) Motor neurone disease – a hospice perspective. *British Medical Journal*, **303**, 471–3.

O'Gorman, B., O'Brien, T. (1990) Motor neurone disease. In: *Hospice and palliative care: An interdisciplinary approach* (ed. C. Saunders), pp. 41–5. Edward Arnold, London.

O'Gorman, B. and Oliver, D. (1998) Disorders of nerve I: motor neurone disease. In *Neurological Physiotherapy* (ed. M.Stokes), pp. 171–79, Mosby, London.

Oliver, D. (1995) *Motor neurone disease: A family affair.* Sheldon Press, London

第6章. 2

Cardol, M., Elvers, JWH., Oostendorp RAB., Brandsma, JW., and de Groot, IJM. (1996) Quality of life in patients with amyotrophic lateral sclerosis. *Journal of Rehabilitation Sciences*, **9**, 99–103.

Driessen, M., Dekker, J., Lankhorst, G., and van der Zee, J. (1997) Occupational therapy for patients with chronic diseases: CVA, rheumatoid arthritis and progressive diseases of the central nervous system. *Disability & Rehabilitation: an International Multidisciplinary Journal*, **19**, 198–204.

Janiszewski, DW., Caroscio, JT., and Wisham, LH. (1983) Amyotrophic lateral sclerosis: a comprehensive rehabilitation approach. *Archives of Physical Medicine & Rehabilitation*, **64**, 304–7.

Klein, L., Parks, MB., Skinner, N. (1997) Overview and treatment of ALS. *Journal of Care Management*, (special edn), 24–8.

Rabin, D. (1986) Practical tips for patients with ALS. *Nursing*, **16**(2), 47–9.

Rennie, H., and Thornton, C. (1988) Activities of daily living, an area of occupational expertise. *Australian Occupational Therapy Journal*, **35**, 44–58.

Sinaki, M. (1987) Physical therapy and rehabilitation techniques for patients with amyotrophic lateral sclerosis. *Advances in Experimental Medicine & Biology*, **209**, 239–52.

Thomas, S. (1993) Motor neurone disease: a progressive disease requiring a co-ordinated approach. *Professional Nurse*, **8**, 583–5.

第6章. 3

Boone, D.R., and McFarlane, S.C. (1994) *The voice and voice therapy* (5th edn) Prentice Hall.

Bray, J.J., Cragg, P.A., MacKnight, A.D.L., Miles, R.C.C., and Taylor, D.W. (1994) *Lecture notes on human physiology* (3rd edn). Blackwell Scientific, Oxford.

Foulds, R. (1987) Guest editorial. *Augmentative and alternative communication*, **3**, 169.

Goldman-Eisler, F. (1986) *Cycle linguistics: experiments in spontaneous speech.* Academic Press, New York.

Hudson, A.J. (1981) Amyotrophic lateral sclerosis and its association with dementia, parkinsonism and other neurological disorders: a review. *Brain*, **104**, 217–47.

Ingham, R.J. (1984) *Stuttering and behaviour therapy: current status and experimental foundations.* College-Hill, San Diego.

Langton Hewer, R. (1995) The management of motor neurone disease. In *Motor neurone disease: biology and management* (ed. P.N. Leigh and M. Swash), pp. 375–404. Springer-Verlag, London.

Martin, J.E., and Swash, M. (1995) Alternative approaches to the pathology of motor neurone disease. In *Motor neurone disease: biology and management* (ed. P.N. Leigh and M. Swash), pp. 119–31. Springer-Verlag, London .

Massman, P.J., Sims, J., Cooke, N., Haverkamp, L.J., Appel, V. and Appel, S.H. (1996) Prevalence and correlates of neuropsychological deficits in amyotrophic lateral sclerosis. *Journal of neurology, neurosurgery, and psychiatry*, **61**, 450–55.

Mathers, S., Reddihough, D. and Scott, A. (1993) Medications used in the control of oropharyngeal secretions. In *A practical approach to saliva control* (ed. H. Johnson and A. Scott,), pp. 61–5. Communication Skill Builders, Tucson.

Mathy, P. and Yorkston, K. (in press) Amyotrophic lateral sclerosis. In *Augmentative communication for adults with neurogenic and neuromuscular disabilities* (ed. R. Beukelman, K. Yorkston and J. Reichle). Paul H. Brookes Publishing Co. Inc., Baltimore.

O'Brien, T., Kelly, M., Saunders, C. (1992) Motor neurone disease: a hospice perspective. *British Medical Journal*, **304**, 471–3.

Scott, A.G. and Staios, G. (1993) Oro-facial facilitation. In *A practical approach to saliva control* (ed. H. Johnson and A. Scott), pp. 32–43. Communication Skill Builders, Tucson.

Scottish Motor Neurone Disease Research Group (1992) The Scottish motor neurone disease register: a prospective study of adult onset motor neurone disease in Scotland. Methodology, demography and clinical features of incident cases in 1989. *Journal of neurology, neurosurgery and psychiatry*, **55**, 536–41.

第6章. 4

Abe, K., Fujimura, H., Toyooka, K., *et al.*. (1993) Single photon emission computed tomographic investigation of patients with motor neurone disease. *Neurology*, **43**, 1569–73.

Abrahams, S., Goldstein, L.H., Al-Chalabi, A., Pickering, A., Morris, R.G., Passingham, R.E., Brooke, P.J. and Leigh, P.N. (1997) Relation between cognitive dysfunction and pseudobulbar palsy in amyotrophic lateral sclerosis. *Journal of Neurology, Neurosurgery and Psychiatry*, **62**(5), 464–72.

Altschuler, J. (1997) *Working with chronic illness.* Macmillan Press, London.

Andreadon, K., Sgouropoulos, P., Varelas, P., Gouliamos, A. and Papageorgion, C. (1998) Subcortical frontal leisions on MRI in patients with motor neurone disease. *Neuroradiology*, **40**(5), 298–302.

Bocker, F.M., Seibold, I., and Neundorfer, B. (1990) Disability in everyday tasks and subjective status of patients with advanced amyotrophic lateral sclerosis. *Fortschriffe der Neurologie – Psychiatrie*, **58**, 224–36.

Bregman, A.M. (1983) Living with ALS: major concerns of patients and families. In: *Psychosocial aspects of muscular dystrophy and allied diseases, commitment to life, health and function* (ed. L.I. Charash, S.G. Wolf, A.H. Kutscher, R.E. Lovelace, and M.S. Hale) pp. 137–47. Springfield, Illinois: Chas. Thomas.

Brown, W.A. and Mueller, P.S. (1970) Psychological function in individuals with amyotrophic lateral sclerosis (ALS). *Psychosomatic Medicine*, **32**, 141–52.

Carson, J. and Knupers, E. (1998) Stress management interventions. In *Occupational stress, personal and professional approaches* (ed. S. Hardy, J. Carson, and B. Thomas), pp. 157–74. Stanley Thornes Ltd, Cheltenham.

Carter, H., McKenna, C., McLeod, R., and Green, R. (1998) Health professionals responses to multiple sclerosis and motor neurone disease. *Palliative Medicine*, **2**(5), 383–94.

Chari, G., Shaw, P., and Sahgal, A. (1996) Non verbal attention, but not recognition memory or learning processes are impaired in motor neurone disease. *Neuropsychologia*, **34**(5), 377–85.

Drickamer, M.A. and Lachs, M.S. (1992) Should patients with Alzheimer's be told their diagnosis. *New England Journal of Medicine*, **326**(14), 947–51.

Earl, L., Johnston, M., and Mitchell, E. (1993) Coping with motor neurone disease – an analysis using self-regulation theory. *Palliative Medicine*, **7**, 21–30.

Gould, B.S., Houpt, J.L., and Morris, F.H. (1977) Psychological characteristicsof patients with amyotrophic lateral sclerosis (ALS). *Psychosomatic Medicine*, **39**, 299–303.

Hardy, S., Carson, J., and Thomas, B. (ed.) (1998) *Occupational stress, personal and professional approaches*. Stanley Thornes Ltd, Cheltenham.

Hogg, K.E., Goldstein, L.H., and Leigh, P.H. (1994) The psychological impact of motor neurone disease. *Psychological Medicine*, **24**, 625–32.

Huffington, C. and Brunning, H. (1994) *Internal Consultancy in the public sector. Case studies*. Karnack Books, London.

Hunter, M.D., Robinson, I.C., and Neilson, S. (1993) The functional and psychological status of patients with amyotrophic lateral sclerosis: some implications for rehabilitation. *Disability and Rehabilitation*, **15**, 119–26.

Johnston, M., Earl, L., Giles, M., McClenahan, R.and Stevens, D. (1999) Mood as a predictor of disability and survival in patients diagnosed with ALS/MND. *British Journal of Health Psychology*, **4**(2), 127–36.

MAS (Management Advisory Service) (1989) *Review of Clinical Psychology Services*. Department of Health, London.

McDonald, E.R. and Carpenter, C.L. (1994) Survival in amyotrophic lateral sclerosis. *Archives of Neurology*, **51**, 17–23.

Menzies, I.E.P. (1959) The functioning of social systems as a defence against anxiety: a report on a study of the nursing service of a general hospital. *Human Relations*, **13**, 95–121.

Mohr, D.C. and Goodkin, D. (1999) Treatment of depression in multiple sclerosis: review and meta-analysis. *Clinical Psychology Science and Practice*, **6**(1), 1–9.

Montgomery, G.K. and Erikson, L.M. (1987) Neuropsychological perspectives in amyotrophic lateral sclerosis. In *Neurologic Clinics*, 5 (ed. B.R. Brookes), pp. 61–81. W.B. Saunders, Philadelphia.

Neary, D. and Snowden, J. (1996) Fronto-temporal dementia: Nosology, neuropsychology and neuropathology. *Brain and Cognition*, **31**(2), 176–87.

Rakowicz, W.P. and Hodges, J.R.(1998) Dementia and aphasia in motor neurone disease: An under recognised association? *Journal of Neurology, Neurosurgery and Psychiatry*, **65**(6), 881–9.

Schiffer, R.B. and Babigian, H.M. (1984) Behavioural disorders in multiple sclerosis, temporal lobe epilepsy and amyotrophic lateral sclerosis: an epidemiological study. *Archives of Neurology*, **41**, 1067–9.

Silverstein, M.D., Stocking, C.B., and Antel, J.P. (1991) Amyotrophic lateral sclerosis and life sustaining therapy; patient's desire for information, participation in decision making and life-sustaining therapy. *Mayo Clinic Proceedings*, **66**, 906–13.

Stapley, L., Cleavely, E., Dartington, T., *et al.* (1995) *Organisational stress in the National Health Service*. Health Education Authority, London.

Stapley, L., Cardona, F., Cleavely, E., *et al.* (1996) *Organisational Stress: Planning and Implementing a programme to address organisational stress in the NHS*. Health Education Authority, London.

Talbot, P.R., Goulding, P.J., and Lloyd, J.J. (1985) The inter-relation between 'classic' motor neurone disease and fronto-temporal dementia: neuropsychological and single photon emission computed tomography study. *Journal of Neurology, Neurosurgery and Psychiatry*, **58**(5), 541–7.

Tyler, P.A. and Cushway, D. (1992) Stress coping and mental well-bring in hospital nurses. *Stress Medicine*, **8**, 91–8.

Vachon, M.L., Lyall, W., and Freeman, S. (1978) Measurement and management of stress in health professionals working with patients with advanced cancer. *Death Education*, **1**, 365–74.

Worthington, A. (1996) Psychological aspects of motor neurone disease: a review. *Clinical Rehabilitation*, **10**, 185–94.

第 6 章. 5

Chamberlain, M.A. (1997) Introduction: the aims of rehabilitation. In *Rehabilitation of the physically disabled adult* (ed. C.J. Goodwill, M.A. Chamberlain, and C. Evans). Stanley Thornes Ltd, Cheltenham.

Dickinson, E. and Sinclair, A. (1998) *Effective practice in rehabilitation – reviewing the evidence*. Fund Publishing, London.

Molloy, I. (1996) Giving the lead role to the patient and carer in managing their own care plan. Proceedings of the 7th International Symposium on ALS/ MND, Chicago.

Robinson, J. and Turnock, S. (1998) *Investing in rehabilitation*. King's Fund Publishing, London.

Wade, D.T., Collen, F.M., Robb, G.F., and Warlow, C.P. (1992) Physiotherapy intervention late after stroke and mobility. *British Medical Journal*, **304**, 609–13.

World Health Organization (1981) *Disability prevention and rehabilitation*. Report of the WHO expert committee on disability prevention and rehabilitation. World Health Organization, Geneva.

World Health Organization (1990) *Cancer Pain Relief and Palliative Care*. Technical Report Series 804. World Health Organization, Geneva.

第 7 章. 1

Birch, P., Ferlie, E., and Gritzner, C. (1995) *Report on the views and experiences of people affected by motor neurone disease*. Report obtainable from: MND Association, PO Box 246, Northampton, NN1 2PR.

MND Association (1998a) *Report on the results of the 1998 questionnaire*. Report obtainable from: MND Association, PO Box 246, Northampton, NN1 2PR.

MND Association (1998b) *Standards of Care to achieve quality of life for people affected by motor neurone disease*. Leaflet obtainable from: MND Association, PO Box 246, Northampton, NN1 2PR.

Russell, J. (1999) *Report of an evaluation: Motor Neurone Disease Association Care and Research Centre Programme*. Report obtainable from: MND Association, PO Box 246, Northampton, NN1 2PR.

第 7 章. 2

The ALS Association (1999) *Patient Bill of Rights for People Living with ALS*. Leaflet obtainable from: The ALS Association, 27001 Agoura Road, Suite 150, Calabasas, CA 91301.

Miller, R.G., Rosenberg, J.A., Gelinas, D.F. *et al.* (1999) Practice parameter: The care of the patient with amyotrophic lateral sclerosis (an evidence-based review): Report of the Quality Standards Subcommittee of the American Academy of Neurology. *Neurology*, **52**, 1311–323.

第 7 章. 3

Hayashi, H. (1994) Long-term in-hospital ventilatory care for patients with ALS. In *Amyotrophic lateral sclerosis. A comprehensive guide to management* (ed. H. Mitsumoto and F.H. Norris), pp. 127–38. Demos Publications, New York.

Hayashi, H. (1997) Ventilatory support: Japanese experience. *Journal of Neurological Science*, **152** (Suppl. 1), S97–100.

Hayashi, H. and Kato, S. (1989) Total manifestations of amyotrophic lateral sclerosis. ALS I the totally locked-in state. *Journal of Neurological Sciences*, **93**, 19–35.

Hayashi, H., Kato, S., and Kawada, A. (1991) Amyotrophic lateral sclerosis patients living beyond respiratory failure. *Journal of Neurological Sciences*, **105**, 73–8.

Olick, R.S., Kimura, R., Kielstein, J.T., Hayashi, H., Reidl, M., and Siegler, M. (1996) Advance care planning and the ALS patient: A cross cultural perspective on advance directives. *Annual Review of Law and Ethics*, **4**, 529–51.

Oppenheimer, E.A. (1994) Respiratory management and home ventilation in amyotrophic lateral sclerosis. In *Amyotrophic lateral sclerosis. A comprehensive guide to management* (ed. H. Mitsumoto and F.H. Norris), pp. 139–65. Demos Publications, New York.

Oppenheimer, E.A. (1997) Adapting to breathing changes. In *Living with ALS. Manual 6* (ed. G.K.Supple). ALS Association.

Sivak, E.D., Gibson, T. and Hanson, M.R. (1992) Long term management of respiratory failure in amyotrophic lateral sclerosis. *Annals of Neurology*, 12, 18–23.

Yanagisawa, N., Shindo, M., Momoi, H., Tanabe, H., Mizuno, Y., and Takahashi, K. (1996) *Nationwide study on the natural history of ALS in Japan. Annual report of the research committee of CNS degenerative diseases*, pp. 253–6. Ministry of Health and Welfare, Japan.

第 8 章

Aboussouan, L.S., Khan, S.U., Meeker, D.P., Stehnach, K., and Mitsumoto, H. (1997) Effect of non-invasive positive pressure ventilation on survival in ALS. *Annals of Internal Medicine*, 127, 450–53.

Bromberg, M.N., Liow, M., Forshew, D.A., and Swenson, M. (1998) A time line for predicting durable medical equipment needs for ALS/MND patients. *Proceedings of the 9th International Symposium on ALS/MND*. International Alliance of ALS/MND Associations, Munich.

Calman, K.C. (1984) Quality of life in cancer patients – an hypothesis. *Journal of Medical Ethics*, 10, 124–7.

Dunlop, R.J., Hockley, J.M., and Davies, R.J. (1989) Preferred versus actual place of death – a Hospital Terminal Care Support Team experience. *Palliative Medicine*, 3, 197–201.

Gilligan, T., and Raffin, T.A. (1996) Withdrawing life support: extubation and prolonged terminal weans are inappropriate. *Critical Care Medicine*, 24, 352–3.

Herth, K. (1990) Fostering hope in terminally ill people. *Journal of Advanced Nursing*, 15, 1250–9.

Hinton, J. (1963) The physical and mental distress of the dying. *Quarterly Journal of Medicine*, 32, 1–21.

Hinton, J. (1994) Which patients with terminal cancer are admitted from home care? *Palliative Medicine*, 8, 197–210.

Kaub-Wittemer, D., von Steinbuchel, N., Wasner, M., and Borasio, G.D. (1998) A cross-sectional study on the quality of life of ventilated ALS patients and their caregivers in Germany. *Proceedings of the 9th International Symposium on ALS/MND*. International Alliance of ALS/MND Associations, Munich.

Leigh, P.N., and Ray-Chaudhuri, K. (1994) Motor Neurone Disease. *Journal of Neurology, Neurosurgery and Psychiatry*, 57, 886–96.

McGoldrick, M., and Gerson, R. (1985) *Genograms in Family Assessment*. Norton, New York.

O'Brien, T., Kelly, M., and Saunders, C. (1992) Motor neurone disease: a hospice perspective. *British Medical Journal*, 304, 471–3.

Oliver, D. (1998) Opioid medication in the palliative care of motor neurone disease. *Palliative Medicine*, 12, 113–15.

Oppenheimer, E.A. (1993) Decision-making in the respiratory care of amyotrophic lateral sclerosis: should home mechanical ventilation be used? *Palliative Medicine*, 7, 49–64.

Portenoy, R.K., Southam, M.A., Gupta, S.K., et al. (1993) Transdermal fentanyl for cancer pain. *Anesthesiology*, 78, 36–43.

Shekleton, M.E., Burns, S.M., Clochesy, J.M., Hanneman, S.K., Ingersoll, G.L., and Knebel, A.R. (1994) Terminal weaning from mechanical ventilation: a review. *AACN Clinical Issues*, 5, 523–33.

Ventafridda, V., Spoldi, E., and De Conno, F. (1990) Control of dyspnoea in advanced cancer patients. *Chest*, 6, 1544–5.

Weatherill, G.G. (1995) Pharmacologic symptom control during the withdrawal of life support: lessons in palliative care. *AACN Clinical Issues*, 6, 344–51.

第 9 章

Ackerman, G. and Oliver, D.J. (1997) Psychosocial support in an outpatient clinic. *Palliative Medicine*, 11, 167–8.

Angelou, M. (1993) *On The Pulse of Morning*. Random House, New York.

Bloch, S. (1991) *Research studies into family grief*. University of Melbourne, Melbourne, Australia.

Bowen, M. (1976) Family reaction to death. In *Family Therapy: Theory and practice* (ed. P.J. Giaerin, Jr), pp. 335–48. Gardner Press, New York.

Bowlby, J. (1969) *Attachment and loss*, vol. 1, *Attachment*. Basic books, New York.

Bowlby, J. (1980) *Attachment and loss*, vol. 3, *Loss – Sadness and depression*. Hogarth, London/ Basic Books, New York/Penguin Books, Harmondsworth.

Bowlby, J. and Parkes, C.M. (1970) Separation and loss. In *The child in his family*, vol. 1 (ed. E.J. Anthony, and C. Koupernik), International yearbook of Child Psychiatry and Allied Professions. John Wiley, New York.

Bronstein, P.E., Clayton, P.J., Halikas, J.A., Maurice, W.L., and Robins, E. (1973) The depression of widowhood after thirteen months. *British Journal Psychiatry*, 122, 561–6.

Brown, G.W., and Harris, T.O. (1978) *Social origins of depression: A study of psychiatric disorder in women*. Tavistock, London.

Bugen, L.A. (1979) *Death and dying: Theory/research/practice*. William C. Brown, Dubuque, Iowa.

Caroscio, J.T. (1986) *Amyotrophic lateral sclerosis: a guide to patient care*. Thieme Medical Publishers, Inc., New York.

Collick, E. (1986) *Through grief: the bereavement journey*. Darton, Longman and Todd, London.

Cook, A.S., and Dworkin, D.S. (1992) *Helping the bereaved: Therapeutic interventions for children, adolescents, and adults*. Basic Books, New York.

Cook, A.S., and Oltjenbruns, K.A. (1998) *Dying and grieving. Life span and family perspectives* (2nd edn), pp. 147–84. Harcourt Brace College Publishers, New York.

Evans, A.J. (1994) Anticipatory grief: a theoretical challenge. *Palliative Medicine*, 8, 159–65.

Ford, F. (1983) Rules: The invisible family. *Family Process*, 22, 135–45.

Freud, S. (1917) Mourning and Melancholia. In *Standard edition of the complete works of Sigmund Freud* (ed. and trans. J. Strachey). Hogarth Press, 1957, London.

Gerber, I., Weiner, A., Battin, D., and Arkin, A. (1975) Brief therapy to the aged bereaved. In *Bereavement: its psychosocial aspects* (ed. B. Schoenberg and I. Gerber), pp. 310–13. Columbia University Press, New York.

Holden, K.C., and Smock, P.J. (1991) The economic costs of marital dissolution: Why do women bear a disproportionate cost? *Annual Review of Sociology*, 17, 51–78.

Kim, K. and Jacobs, S. (1993) Neuroendocrine changes following bereavement. In *Handbook of Bereavement, Theory Research and Intervention* (ed. M. Stroebe, W. Stroebe and R.O. Hansson), pp. 143–58. Cambridge University Press.

Klass, D., Silverman, P.R., and Nickman, S.L. (eds) (1996) *Continuing bonds: New understandings of grief*. Taylor and Francis, Washington, DC.

Kubler-Ross, E. (1969) *On death and dying*. Macmillan, New York.

Leach, C.F. and Delfiner, J.S. (1989) Approaches to loss and bereavement in amyotrophic lateral sclerosis (ALS). In *Preventative psychiatry: early intervention and situational crisis management* (ed. S.C. Klagsbrun, G.W. Kilman, E.J. Clarke, A.H. Kutscher, R. De Bellis and C.A. Lambert), pp. 201–11. The Charles Press, Philadelphia.

Leiberman, S. (1994) *Transgenerational family therapy*. Croom Helm, London.

Leick, N., and Davidsen-Nielsen, M. (1996) *Healing pain: Attachment, Loss and Grief Therapy*, pp. 25–63. Routledge, London.

Lindemann, C. (1944) The symptomatology and management of acute grief. *American Journal of Psychiatry*, 124, 1190–95.

Lundin, T. (1984) Morbidity following sudden and unexpected bereavement. *British Journal of Psychiatry*, 144, 84–8.

Mead, S.C.W. and Willemsen, H.W.A. (1995) Crisis of the psyche: Psychotherapeutic considerations on AIDS, loss and hope. In *Grief and AIDS* (ed. L. Sherr), pp. 115–27. John Wiley and Sons, Chichester, UK.

Middleton, W., Raphael, B., Martinek, N., and Misso, V. (1993) Pathological grief reactions. In *Handbook of Bereavement Theory Research and Intervention* (ed. M. Stroebe, W. Stroebe and R.O. Hansson), pp. 44–61. Cambridge University Press.

Mitsumoto, H. and Norris, F.H. (1994) *Amyotrophic Lateral Sclerosis: A Comprehensive Guide to Management*. Demo Publications, New York.

Parkes, C.M. (1964) Recent bereavement as a cause of mental illness. *British Journal of Psychiatry*, 110, 198–204.

Rees, W.L., and Lutkins, S. (1967) Mortality of bereavement. *British Medical Journal*, 4, 13–16.

Rolland, J. (1994) Working with illness: Clinicians' personal and interface issues. *Family Systems Medicine*, 12(2), 149–69.

Rosenblatt, P.C., and Wright, S.E. (1984) Shadow realities in close relationships. *American Journal of Family Therapy*, 12(2), 45–54.

Sanders, C.M. (1983) Effects of sudden versus chronic illness death on bereavement outcome. *Omega*, 11, 227–41.

Sanders, C.M. (1988) Risk factors in bereavement outcome. *Journal of Social Issues*, 44, 97–112.

Sanders, C.M. (1993) Risk factors in bereavement outcome. In *Handbook of Bereavement. Theory, Research and Intervention* (ed. M. Stroebe, W. Stroebe and R. Hansson), pp. 255–67. Cambridge University Press.

Schwab, J., Chalmers, J., Conroy, S., Farris, P., and Markash, R. (1975) Studies in grief: A preliminary report. In *Bereavement: Its psychosocial aspects* (ed. B. Schoenberg, I. Gerber, A. Wiener, A. Kitscher,

D. Peretz, and A. Carr), pp. 78–87. Columbia University Press, New York.

Scrutton, S. (1995) *Bereavement and grief: supporting older people through loss*, pp. 54–67. Age Concern, London.

Shapiro, E.R. (1994) *Grief as a family process: A developmental approach to clinical practice.* Guildford, New York.

Shuchter, S.R., and Zisook, S. (1993) Pathological grief reactions. In *Handbook of Bereavement. Theory, Research and Intervention* (ed. M. Stroebe, W. Stroebe and R. Hansson), pp. 23–43. Cambridge University Press.

Silverman, P. and Nickman, S. (eds) (1996) *Continuing bonds: New understandings of grief*, pp. 3–27. Taylor and Francis, Washington, DC.

Stroebe, M.S., Stroebe, W., and Hansson, R.O. (1993) Bereavement research and theory: An introduction to the Handbook. In *Handbook of Bereavement. Theory, Research and Intervention* (ed. M. Stroebe, W. Stroebe and R.O. Hansson), pp. 3–19. Cambridge University Press.

Tatlebaum, T., (1981) *The Courage to Grieve.* Heinemann, London.

Vess, J.S., Moreland, J.R., and Schwebel, A.I. (1985) An empirical assessment of the effects of cancer on family role functioning. *Journal of Psychosocial Oncology*, 3(1), 1–17.

Weiss, R.S. (1993) Loss and recovery. In *Handbook of bereavement. Theory, research and intervention* (ed. M. Stroebe, W. Stroebe and R.O. Hansson), pp. 271–84. Cambridge University Press.

Worden, W.J. (1982/1991) *Grief counselling and grief therapy: A handbook for the mental health practitioner*, pp. 7–20. Tavistock, London.

第 11 章

Miller, R.G., Rosenberg, J.A., Gelinas, D.F., Mitsumoto, H., Newman, D., and Sufit, R. *et al.* (1999) Practice Parameter: The care of the patient with amyotrophic lateral sclerosis (an evidence-based review): report of the Quality Standards Subcommittee of the American Academy of Neurology: ALS Practice Parameters Task Force. *Neurology*, 52, 1311–23.

監訳者による解説

著者・編集者の紹介

　この本は，英国の Kent 市のウイズドムホスピス（Wisdom Hospice）で緩和ケア専門医として活躍したデイビッド・オリバー医師（Dr. David Oliver）が中心となり執筆，編集を行った本である。デイビッド・オリバー医師は学生時代，研修医（registrar）時代に，世界で最初のモダンホスピスであるセントクリストファーホスピス（St. Christopher's Hospice）で研修し，創始者であるシシリー・ソンダース（Dame Cicely Saunders）の指導の下で緩和ケア専門医となった。デイビッド・オリバー医師は緩和医療全般だけでなく，特に，非悪性腫瘍の緩和医療，ALS などの神経難病の緩和医療についてたくさんの業績をあげている。本書はその一部である。本書は，さらに，最近までセントクリストファーホスピスの Medical Director であったナイジェル・サイキス医師（Dr. Nigel Sykes）を含むシシリー・ソンダースの薫陶を受けた多専門職種の著者が執筆しており，シシリー・ソンダースの思い描いた ALS の緩和ケアの姿がここに描かれている。さらにドイツ・日本などを含む国際的な著者が執筆している。

　ここでは，はじめて，ホスピス緩和ケアを学ぶ方に対して，その考え方と歴史をセントクリストファーホスピスの紹介を含め解説したい。

ホスピス緩和ケアとは

　セントクリストファーホスピスはシシリー・ソンダース（1918-2005）が構想して創立したもので，世界で初めてモダンホスピスとしてロンドン郊外の住宅地であるシデナム（Sydenham）に作られた。入院部門は在宅ケアを支えるため 1967 年にがんを対象に開始され，翌年の 1968 年には神経難病などの非がんの患者のケアが開始された。1969 年には在宅訪問やデイケアが始まり，現在もなお発展し続けている。

　シシリー・ソンダースは看護師としてケアの世界に入り，医療ソーシャルワーカ（MSW）となり，ホスピス創立の約 10 年前に，医師となった。そしてホスピス事業の功績により 1979 年に女性のナイト爵位である Dame の称号を得た上に，エリザベス女王からメリット勲章を授与された。

　彼女が治らないがん患者であるポーランド出身のユダヤ人，デイビッド・タスマ（David Tasma）と MSW として出会ったのは 29 歳の時だった。彼との心の交流についてはシャーリー・ドゥブレイ（Shirley Du Boulay）の書いた本 "Cicely Saurders" に詳しく述べられている。彼は，彼女に "I want what is in your heart and what is in your mind" と伝え，500 ポンドの寄付と "Let me be a window in your home（私はあなたの家の窓でありたい）" という言葉を残してこの世を去った。彼女は 1957 年に医師となり，カトリックのセントジョセフホスピスでの臨床経験を基にして，さらに科学的で新しい概念のホスピスを構築しようとした。デビッド・タスマの思いのこもった窓は，ホスピスの玄関（現在のシシリーソンダースメモリアルホールの入り口）の広い窓となり，在宅への思いが込められている。広い窓がホスピスを温かい家にするだけでなく，温かな家でホスピスケアをしようと考えたのだ。

　シシリー・ソンダースの医療概念とは病気を治すこと（Cure）に固執する医療で終わらせるのではなく，人はどんな状態でも，たとえ，治らない病気であっても，それが死にゆく過程であっても，決して見捨てられるべきではなく，適切な Care によって症状は改善し幸せになり得ると考えたことである。これが彼女の構築したホスピスの価値観（Values）である。この時代のジョン・ストット（John Stott）らに代表される英国の福音主義者としての宗教的信念から出発したに違いないが，多国籍・多民族・多宗教のロンドンの住宅地の患者と家族に対してケアを進めていく中で，さらに昇華され，宗教を超えた普遍的な真理としての人間愛（信仰）を基にした，科学的なホスピスに結実した。それを実践するための知識（Knowledge）と技術（Skills）は，医師，看護師によるものだけでなく，医療ソーシャルワーカーを含む多専門職種のチーム（multidisciplinary team, multiprofessional team）によるものであり，それを統合して初めて適切にケアができるのだという考え方にいたった。彼女は多専門職種ケアによって，患者だけでなく家族（家族の範囲とは，住民票や戸籍の概念ではなく）も対象とし，身体的，心理社会的，霊的な側面を統合したケアをすべきであるとした。また，人の痛みや苦しみとは全人的苦痛（total pain）であり，それは身体的苦痛，心理社会的苦痛，霊的苦痛というような要素的苦痛には分割できないと考えた。彼女のこの新しいホスピスのビジョンは3つの柱，すなわち，1．病棟と在宅ケアの両者を対象とする　2．緩和ケアの臨床研究を重視する　3．緩和ケアの教育とトレーニングを行うことであり，そのために知識，技術と価値観を共有することとした。

　彼女は構想だけでなく，実際にホスピスの運営に成功した。その成功のポイントは，英国NHS（National Health Service）の医療サービスとホスピスの基準外の保健医療サービスを混合診療する許可を得たことだった。NHS以外のケアはすべて寄付（donation）でまかなわれた。日本には，英国だから寄付が集まったという認識があるが，それは間違っている。シシリー・ソンダースは，「英国民は決してこの様なものには寄付はしないだろう」と言われながらなんとか成就させた。現在も，過去も，寄付がどのくらい集まるかにより，そのホスピスのクオリティは決定される。セントクリストファーホスピスはシシリー・ソンダースの死後，一時的に資金の問題が生じたが，住民の支持を基本に，40周年記念事業を成功させ，新しいホスピスのデイケア概念を模索する中で，アニバーサリーセンターの建築，病棟の改修，スタッフの増員に成功した。現在，50周年記念事業に向け，教育センターの改築も予定され，世界で最も先進的なホスピスとして輝き続けている。

セントクリストファーホスピスの命名の由来

　ホスピスとは巡礼者が休む場所というのが元の意味であり，それをシシリー・ソンダースは使った。あらゆる神話，宗教においては人は誕生から死まで旅をしているのであり，人は旅人という物語が組み込まれている。彼女は患者さんでDevic病のため視力障害と歩行障害を患うミセスGとの対話を通し，新しいホスピスの名前を，旅人を支える聖クリストファーにちなみ決めた。

　聖クリストファーの話は多くのバージョンがあるが，芥川龍之介の「クリストホロ聖人伝」に詳しい。シリアの山奥に住んでいた大男のレプロボスは強い主人に仕えたいとの思いで，旅にでた。あるとき悪魔がイエスキリストを怖がっていることを知り，イエスこそ自分が仕えるべき人だと思い，彼を待つために，大きな川の渡し守になった。ある嵐の日に，子供に頼まれ向こう岸に担いで渡ろうとした時，その重みが増して，川の中程でおぼれてしまった。その子供は，世界のすべての重荷を背負ったイエスであり，彼はその時ようやくイエスに出会えたという物語である。このイエスを背負い，此岸から彼岸へ渡す存在が，クリストホロ聖人であり，セントクリストファーホスピスの役割と考えたのだ。

　つまり，治らない疾患で，家庭，地域社会から否定され，痛みに耐え，自由に動き回れなくなった状態の患者はすなわち，十字架刑を受けているイエスそのものなのであり，そのイエスが再生・復活し，救われたと信じることは，同時に，どんな重篤な患者も再生・復活し救われるということなのである。患者はすべてイエスなのであり，イエスキリストである患者を此岸から彼岸へと渡すためのケアを行うのがセントクリストファーホスピスなのである。

緩和ケアという言葉

　ホスピス（hospice）は，ホスピタリティ，ホスピタルという単語と語幹を共有する。ホスピスケアは緩和ケア（palliative care）と完全に同義であるが誤解が多い。カナダのケベック州モントリオールではフランス語が話されており，フランス語圏のホスピスのイメージは貧しく見捨てられた人々が必要な医療も受けられず看取られる場所というものである。そのことから，そのイメージを払拭

するために，1975年にモダンホスピスのシステムをモントリオールに導入する際に，バルフォア・マウント医師（Dr. Balfour Mount）がホスピスケアをラテン語語源の palliative care に言い換えたことに由来する。したがって，この二つの単語は本来同義であるが，その後，米国の医療保険制度のメディケアでは，死にゆく人を看取る場がホスピスとされ，在宅では緩和ケアであるような使われ方がされることで，この当初からの誤解がさらに引きずられることになってしまった。シシリー・ソンダースのいうホスピスと緩和ケアは同一であることをまず，読者は理解する必要がある。

緩和とは何か

当初シシリー・ソンダースは緩和という言葉を使わず，適切なケアと表現した。あらゆる症状と心理社会的問題のコントロールを基本に，トータルペインのコントロールのことを意味したのである。したがって医学的には，薬剤，手術，化学療法，放射線療法，胃ろう栄養，人工呼吸器療法，リハビリテーションプログラム，心理カウンセリング，補完代替療法などすべてが入る。これらをただ使うのではなく，患者さんの主観評価を改善するように，つまり人の痛みとは主観的感覚であり，その人の感じる症状をコントロールすることが緩和なのである。この主観評価の改善の事を生活の質（QOL）の改善といっているが，このQOLとは EQ-5D（EuroQoL）等のような，効用理論に基づく健康関連QOLのことを意味してはいない。

トータルペイン（全人的苦痛）のコントロールとは

これはシシリー・ソンダースのケアの中核概念である。緩和ケアにおける痛みの緩和とは痛み止めや麻薬を投与するということではなく，トータルペインの緩和であり，身体的，心理社会的，スピリチュアルなあらゆる側面から症状コントロールを行うことがケアを行うことであると彼女は強調しているが，誤解がたえない。最も解かなければならない誤解の典型例は「患者さんの身体的痛みを完全にとってから，心理的な痛みをとり，そうして社会的な痛みもとり，最後にスピリチュアルな痛みを緩和する」というものである。トータルペインとは要素に分割できない人の感覚であり，身体的苦痛，心理社会的苦痛，霊的苦痛というような要素に分割できないというのが本来のトータルペイン概念なのだが，多くのテキストでは混乱して書かれている。適切な身体症状コントロール，心理社会的な支援，スピリチュアルな支援を行うと，むしろ麻薬や鎮静が減るというのが彼女の考え方なのである。

ホスピス診療の組み立て

英国では，地域医療はすべて家庭医（general practitioner, GP）と地域の看護師（district nurse）が基本的に対応するが，夜間の訪問看護はマリーキューリーナースが担当する。日本でいうホームヘルパーの派遣はケアラー（carer）協会から行われる。在宅の困難事例や問題を多く抱える事例は急性期総合病院や GP からの紹介，本人・家族の希望で，セントクリストファーホスピスのマクミラン財団が認定する専門看護師：CNS（clinical nurse specialist）が家庭訪問しケアマネジメントの中心となる。CNS が各職種の訪問の必要性を考え，あるときは医師，あるときはリハビリテーションスタッフ，あるときは栄養士というように問題解決型の訪問を行う。アニバーサリーセンターと呼ぶデイケアセンターに患者や家族が参加できるようにしていく。貧困や移送が困難な患者さんはホスピスが送迎する。問題解決できないとき，ホスピスの入院機能を使う。基本は症状コントロール入院であり，レスパイト入院も適宜行われる。これは単なる家族の休息目的ではなく，同時に臨床評価，症状コントロールを行う。在宅看取りが指向されているが，在宅看取りが困難な場合にはホスピスへの入院で看取りも行われる。家族も同時に支援され，残された子供，配偶者などがもう一度元気に生きられる様に支援される。ホスピス内で NHS と同じサービスが使われる場合は NHS に請求されるため，ホスピスのサービスもすべて無料となる。ホスピスの資金はすべて過去の利用者や遺族からの寄付でまかなわれている。理念が高く，常に笑顔で運営しているホスピスで

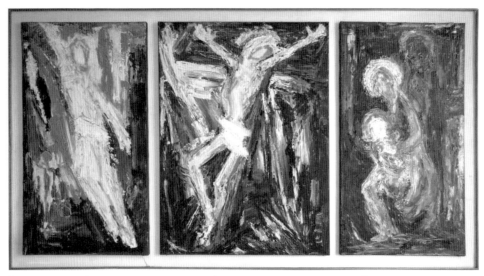

「イエスの三連画(Triptych of Jesus Christ)」，セントクリストファーホスピス所蔵。

なければ，寄付金は集まらないことが英国のホスピスの経営的な弱点だが，ここを乗り越えることができれば質をさらに高めることができるのである。

英国での麻薬の使用

　英国の麻薬の使用では特記すべきことがある。シリンジドライバーといって，皮下注用の携帯持続注入ポンプを使い基本的に塩酸モルヒネを多用していることである。必要時には症状コントロールのための他の薬剤も混合している。さらに，驚くことは，塩酸モルヒネだけでなく，英国ではジアモルヒネ(ヘロイン)を医療用に使っていることである。ジアモルヒネ(diamorphine)は塩酸モルヒネよりも脳内移行が高く，中枢作用に比して末梢性副作用が少ないため，管理されないと容易に薬物依存になることが特徴であり，他のほとんどの国では，強い依存性のため禁止となっている。セントクリストファーホスピスの初期の臨床研究で，副作用を最小限にして臨床利用できる経験を蓄積したことで英国では医薬品として使うことができる。

ピルグリムルームとスピリチュアルケア

　ホスピスは巡礼者が休むところだが，その理念の中心となる部屋が巡礼者の部屋すなわちピルグリムルーム(pilgrim room)である。この部屋は，人々の心を休める場であり，チャペルとしてだけではなく存在してきた。つまり，キリスト教の礼拝を行う場としてだけでなく，非信仰者が心を静めたり，自らを振り返ったりする場としても使われてきた。シシリー・ソンダースは60歳を超えてはじめて，ポーランド人画家のマリアン・ブフース(Marian Bohusz-Szyszko)と結婚した。マリアンは数々の絵画を描いているが，前述のイエスの物語を描いた「イエスの三連画(Triptych of Jesus Christ)」は代表的な絵画である(写真)。この絵画は創立以来セントクリストファーホスピスのピルグリムルームに飾ってあった。

　しかし，40周年記念事業の改築の際に，このセントクリストファーホスピスは十字架というシンボルとイエスの三連画をピルグリムルームから下ろした。代わりにヴィタル・ピータース(Vital Peeters)のステンドグラスが窓にはめられた。ここではいかなる宗教，イスラム教，キリスト教，ヒンズー教，シーク教，ユダヤ教，仏教などの宗教的なシンボルを伴う礼拝も行ってもよいが，信仰者もそうでない方も振り返る場，魂を休める場として使う場所である。十字架を外すことで，本当の意味でのピルグリムルームに成長した。セントクリストファーホスピスではどのような人，どのような信仰者であっても人生の旅の支援をす

る。非宗教的ケアとしてのスピリチュアルケアが目標なのである。この部屋は患者，家族だけでなく，遺族，外来者，見学者にも開放されている。このイエスの三連画の油絵は長らく倉庫に眠っていたが，2014年の病棟の改装後，廊下の壁に飾られ，再び閲覧可能になったのを大変うれしく思っている。なぜなら，信仰の有無にかかわらず，この物語は普遍的なホスピスケアの意味を時空を超え人に教えてくれるからだ。

セントクリストファーホスピスの心理アプローチ

　行動主義心理学や客観的・合理主義にとっては治らない病気になることは人生の不幸と同義であり，それ自体を変更することができない。一方で，シシリー・ソンダースのめざしたことは，人は生まれて来ると必ず100%治らない病気になり，死ぬので，治らない病気になること自体は普通であると考え，そのときどきにあわせた適切なケアさえあれば，人は幸せになれるはずと考えたことである。これは，意味の再構成であり，治らない病によって，患者が感じるトータルペインを多専門職種による適切なケアにより減らすことができると考えたことは正に認知革命であるといえる。シシリー・ソンダースは心理学者の認知革命とほぼ同時に，ケアの世界で認知革命を達成した。セントクリストファーホスピスでは保健医療分野の多職種の専門的支援を通して，患者のナラティブを傾聴し，肯定的にサポートすることで，患者自身が，治らない病という意味づけを変えて行くコーピング作業をサポートする構成主義心理療法（ナラティブアプローチ）が開設以来行われてきた。特徴的なものはCreative living resource centreといわれるデイケア部門だった。そこには芸術療法，リハビリテーションを含む集団療法があり，患者と家族を支えていた。

　米国のアーロン・ベック（Aaron Beck）は1979年に認知行動療法（CBT：cognitive behavioural therapy）を始めた。An active, directive, time-limited, structured approachとして，認知革命の一翼を担いながら行動療法にとってかわる認知行動療法をうち立てた。1989年から，スターリング・ムーリー医師（Dr. Stirling Moorey）らはがん患者の抑うつと不安に対する認知行動療法アプローチを開始した。抑うつや不安を軽減する際には認知再構成が有用だが，実際の行動化によって完成するという考え方である。身体症状のある，重篤な患者ほど，time-limitedな状況であり，よりCBTのめざすものに合致している。2008年にセントクリストファーホスピスで専門看護師（CNS）がCBTの研修プログラムを行う無作為化臨床試験に成功した。CBTを研修した看護師が進行がん患者に対する訪問看護することで，有意に不安と抑うつを軽減することが検証された。現在，CBTのスキルをもつCNSが増えると同時に，CBTの専門的なカウンセリングが利用可能となっている。

本書翻訳と監修プロセスについて

　本書は，2002年～2004年度　厚生労働省難治性疾患克服研究事業「特定疾患の生活の質（QOL）向上に資するケアのあり方に関する研究」および2005年～2007年度の「特定疾患患者の生活の質（QOL）の向上に関する研究」（両者とも主任研究者：中島孝）の研究の中で，2003年に難病のQOL向上研究のために伊藤道哉の発案で，英国ホスピスのALSケアを研究する目的で翻訳に着手したものである。当初，1章：熊本俊秀（三宅邦裕，上山秀嗣，藤本伸），2章：加藤修一，3章：今井尚志，事前指示書：宮坂道夫，4章1：小森哲夫，4章2：藤井直樹，4章3：山内豊明，5章：後藤清恵，6章：近藤清彦，7章：児玉知子，8章：難波玲子，9章：伊藤道哉，石上節子，10章：小倉朗子，11章及び序文とまえがきを監訳者が担当したが，1章以外のすべては監訳者が直接翻訳作業に携わった。また，福原信義，福永秀俊，豊浦保子から協力していただいた。川口有美子の応援と湯浅龍彦からは終始励ましをいただいた。

　本書の翻訳は難渋を極めた。その大きな理由は，英国と日本の緩和医療の医療制度が全く異なり，本来の緩和ケア概念を日本の中で見いだすことが難しかったことである。ホスピス緩和ケアとは行為・処置そのものではなく，伝えられたケアの意味に本質があり，ホスピスケアの本来の意味と価値観を英語で執筆された本から読み取るのは

大変であった。

　監訳者は翻訳前の1997年に現名古屋大学の阿部まゆみ(当時は英国在住)の案内でセントクリストファーホスピスを初めて訪問した。しかし，その時は，ホスピスの真の意味を完全に理解するに至らなかった。本の内容の意味を理解するために，2005年に著者の一人で，所長であるサイキス医師に御願いして，セントクリストファーホスピスを案内してもらいながら講義とディスカッションを行った。2010年にその時の願いが実り5日間の臨床実習(clinical placement)を受け入れてもらった。その時の臨床実習とディスカッションが本書を最終的に理解するのに役だった。編集者のオリバー医師が2006年に日本を訪問されたので，ALSの緩和ケアに関する講義を複数回開催してもらい，本書の内容についての質疑応答も行ったことも有用だった。2011年にはセントクリストファーホスピスのジャパニーズデイに参加し，非悪性腫瘍の緩和ケアの大家であるヒギンソン教授(Prof. Irene Higginson)にお会いし講義を受けた。2014年には東京で再度，サイキス医師と情報交換を行うことができた。また，2013年には阿部まゆみと狩谷恭美とセントクリストファーホスピスでグリーフケアを体系付けたパークス教授(Prof. Colin Parkes)の招聘に成功し，直接講義を受けることができた。

　英国英語で書かれた緩和ケアの文章の理解と翻訳は難渋を極めたが，上記のような努力で，大きな意味の誤りは回避したつもりだが，細かな誤りがあることを心配している。阿部まゆみには終始励ましてもらったし，セントクリストファーホスピス出身の医師達(Nigel Sykes, David Oliver, Irene Higginson, Colin Parkes, Victor Pace, Emma Hall)からの講義とディスカッションがなかったなら，本書の翻訳だけでなく，ホスピス緩和ケアの真の理解に至らなかったと思う。

初版への補足―その後の発展

　編集者のデイビッド・オリバー医師のまえがきの前におかれた，シシリー・ソンダースによる序文は本書における重要な部分を占める。1969年にさかのぼってホスピス緩和ケアにおけるALSケアの原点が書かれている。後に続く章はその後の発展といえる。

　1章ではALSの病理と症状主体なので，初版が2000年に書かれたといっても大きな変更はないが，その後の重要な発展は，ALSと前頭側頭葉変性症をひき起こす異常蛋白であるTDP-43が発見されたことで，認知症からALSまでのスペクトラムと位置づけがわかったことである。3章の事前指示書(advance directives)については，その後大きな動きがあった。英国ではMental Capacity Act 2005として，医療用成年後見法が制定され，事前指示書の法的根拠法として2007年に発効した。事前指示書は法的文書として実際に使われ始めると，患者からの一方向の指示になる危険性があり，その欠点を補う意味で，現在は事前ケア計画(advance care planning)がホスピスでは使われる傾向がある。これは治らない病気に対して偏見のない保健医療福祉従事者との共同作業によってケアを事前にいっしょに計画するのであれば，その後の大きな現実との解離とならないと思われるから用いられている。5章の心理アプローチには前述のCBTがその後，あらたな緩和ケア領域の心理カウンセリングの方法として付け加わったことを特記すべきである。

　最後に，2016年に彼らはホスピスという名前を削除して，より普遍的で包括的なケアサービスをめざし，セントクリストファーズと名称をあらためた。

中島　孝

参考文献
1. 中島孝，白井良子　セントクリストファーホスピスから日本へ吹く風，ホスピス緩和ケアの誤解をとく，訪問看護と介護, 15(11)：864-872, 2010
2. Shirley Du Boulay, Marianne Rankin "Cicely Saunders: The Founder of the Modern Hospice Movement", SPCK Publishing, 2007, UK(邦訳，シシリー・ソンダース―近代ホスピス運動の創始者，日本看護協会出版会；増補新装版 2016)
3. Cicely Saunders, David Clark "Cicely Saunders: Selected Writings 1958-2004", Oxford University Press, 2006
4. Cicely Saunders, David Clark "Cicely Saunders: Founder of the Hospice Movement: Selected Letters 1959-1999", Oxford University Press, 2002

索 引

欧文

AAC：augumentative and alternative communicaiton　85
AACの種類〔types of AAC〕　86
ALS患者の自殺〔suicide rate among ALS patients〕　53
ALSとは何か〔What is ALS?〕　1
ALSと働く〔working with ALS〕　69
ALSのリハビリテーションの目的〔the aim of rehabilitation in ALS〕　95
ALSマネジメントの原則〔Principles of ALS management〕　107
Clos-o-mat　138
CO_2ナルコーシス〔hypercapnic coma〕　24
CRUSE　119
El Escorial　2
Etranボード〔Etran boards〕　87
Headmaster頸椎装具〔Headmaster collar〕　75
insufflator-exsufflator　39
KAP〔Knowledge, Attitude, Practice〕　109
Maya Angelou　132
Mental Capacity Act 2005　29
MNDカラー〔MND collar〕　75
MND協会Mary Marlborough Lodg頸椎装具〔"MND association Mary Marlborougha Lodge" collar〕　75
N-アセチルシステイン〔N-acetylcysteine〕　49, 52
pneumobelt　35
pneumojacket　35
QOL（生活の質）〔quality of life〕　13, 58
REM睡眠〔REM sleep〕　31
SF-36　34
SOD1〔copper/zin superoxide dismutase〕　7
T10 Pgas　33
TLS〔totally locked-in state〕　24, 109
TPPVの中止〔discontinue TPPV〕　42
Twycross　17
WHO鎮痛薬ラダー〔WHO analgesic ladder〕　54
SMN：survival motor neuron gene　6

あ

愛着理論〔attachment theory〕　123
諦めないこと〔non-abandonment〕　134
悪夢〔nightmares〕　32
朝の鼓動に〔on the morning pulse〕　132
アセトアミノフェン〔acetaminophen, paracetamol〕　54
新しいALS観〔the new view of ALS〕　108
アドボカシー活動〔advocacy〕　105
アトロピン〔atropine〕　52, 84
アミトリプチリン〔amitriptyline〕　51-53, 84
アメリカALS協会〔ALS Association of the USA〕　104
アメリカ神経学会の質基準小委員会〔the Quality Standards Subcommittee of the American Academy of Neurology〕　106
安楽死〔euthanasia〕　18, 112
安楽死法（2001年）　18

い

イオトロラン（イソビスト）〔iotrolan (Isovist)〕　45
生きる事の肯定〔affirm life〕　13
医師幇助自殺〔physician assisted suicide〕　18
移乗用回転盤〔rotaturn disc〕　75
遺体埋葬法（1994年）　18
痛み〔pain〕　13
移動機能〔mobility〕　71
今までのALS観〔the previous view of ALS〕　107
医療代理人〔health-care proxy〕　27
胃ろう〔gastrostomy〕　47
胃ろう栄養〔feeding gastrostomy〕　19
陰圧式ベンチレーター〔negative pressure ventilator〕　35
イングランド，ウェールズ，北アイルランドのMND協会〔MND Association of England, Wales and Northern Ireland〕　101
インターフェイス〔interface〕　36

う

運動ニューロン疾患〔motor neurone disease〕　1
運動ニューロン疾患類似疾患〔motor neurone syndromes〕　1
運動療法〔exercise〕　72

え

エコーウイルス7様配列〔echovirus 7-like sequences〕　8
婉曲表現を用いた階層的告知〔hierarch of euphemisms〕　25
嚥下障害〔dysphagia〕　43

お

横隔神経頸部磁気刺激による横隔膜較差圧〔cervical magnetic stimulation trans-diaphragmatic pressure, CMS Pdi〕　33
横隔膜較差圧〔trans-diaphragmatic pressure, Pdi〕　32
王立オランダ医師会〔Royal Dutch Medical Association〕　18, 112
オキシコドン〔oxycodone〕　120
オキシブチニン〔oxybutinin〕　55
オピオイド〔opioid, opiate〕　19, 38, 119, 120
オープンクエスチョン〔open question〕　58
オメプラゾール〔omeprazole〕　49

か

下位運動ニューロン〔LMN：lower motor neuron〕　1
介護者〔carer〕　64
介護者としての経験〔experience of an ALS caregiver〕　133
改良されたバリウム嚥下法〔MBS, modified barium swallow〕　45
拡大・代替コミュニケーション〔augumentative and alternative communicaiton〕　85
家族性ALS〔familial ALS〕　5
家族にとっての死別〔familiy berevement〕　126
家族を支援する〔supporting the family〕　117
家庭訪問〔home visit〕　98
カフアシスト〔CoughAssist〕　39, 52
カルバマゼピン〔carbamazepine〕　50, 51
間欠的腹圧ベンチレーター〔intermittent abdominal pressure ventilator〕　35
間欠的陽圧振動〔intermittent positive vibration〕　52
患者支援団体〔patients' association〕　23
患者存在全体〔whole patient〕　13, 141
患者と介護者によるレビュー〔patient and carer reviews〕　98
患者の意思による安楽死〔voluntary euthanasia〕　18
感情失禁〔emotional lability〕　4
完全閉じ込め状態〔totally locked-in state〕　17
緩和ケア〔palliative care〕　13
緩和ケアの定義　WHO1990〔WHO definition of palliative care 1990〕　13
緩和ケアの定義　WHO2002〔WHO definition of palliative care 2002〕　13

き

機械的換気療法〔mechanical ventilation〕　24, 27, 34
機械的排痰〔mechanical insufflation-exsufflation〕　52
気管切開による陽圧換気療法〔TPPV：tracheostomy positive pressure ventilation〕　34
偽性球麻痺症状〔pseudobulbar symptoms〕　46
偽性球麻痺の影響〔psudobulbar affect〕　4, 51
気の重くなる仕事〔a daunting task〕　21
希望〔hope〕　60, 131
球脊髄性筋萎縮症〔SBMA：spinobulbar muscular atrophy〕　1, 6
球麻痺〔bulbar weakness〕　32
球麻痺患者〔bulbar patient〕　35
キューブラー・ロス〔Kübler-Ross〕　123

胸鎧〔cuirass〕 35
恐怖(死と死に向かっていく事への)〔fears of death and dying〕 62
緊急ボックス〔crisis box〕 74
キングスケアと研究センター〔King's care and research centre〕 103

く

空腸ろう〔jejunostomy〕 47
グリコピロニウムブロマイド〔glycopyrronium bromide〕 122
グリコピロレート〔glycopyrrolate〕 52
グリーフワーク〔grief work〕 125
グルタミン酸〔glutamate〕 9, 10
車椅子〔wheelchairs〕 76
クレアチン〔creatine〕 50
クレアチンモノハイドレート〔creatine monohydrate〕 50
クレンブテロール(スピロペント)〔clenbuterol〕 50
クロザピン(クロザリル)〔clozapine〕 48
クローズドクエスチョン〔closed question〕 58
クロナゼパム〔clonazepam〕 55
クロニジン(カタプレス)〔clonidine〕 48, 52
クロルプロマジン〔chlorpromazine〕 121

け

ケアする人〔caregiver〕 131
ケアパス〔pathway of care〕 96, 97
ケアマネジメントの原則〔principles of care management〕 103
ケアモデル〔Models of care〕 101
経口オピオイド〔oral morphine〕 120
経食道逆流性症候群〔GERD, gastroesophageal reflux disease〕 55
携帯用シリンジドライバー〔portable syringe driver〕 120
頸椎装具〔collars〕 74
啓発活動〔awareness〕 105
経鼻経管栄養〔nasogastric tube feeding〕 47
経皮的スコポラミン〔transdermal scopolamine〕 48
経皮スコポラミンパッチ〔transdermal hyoscine(scopolamine)patches〕 52
経内視鏡的胃ろう造設術〔PEG, percutaneous endoscopic gastrostomy〕 47
血液ガス分析〔blood gas analysis〕 33
ケトプロフェン〔ketoprofen〕 54, 121
ケトラック〔Ketorolac〕 121
ケネディ病〔Kennedy's disease〕 1
健康関連QOL〔health related quality of life〕 34
健康協同組合〔voluntary health association〕 104
言語療法〔speech and language therapy〕 81
原発性側索硬化症〔primary lateral sclerosis〕 2

こ

口咽頭分泌物〔oropharygeal secretions〕 48
高炭酸ガス血症〔hypercapnia〕 33
喉頭痙攣〔laryngospasm〕 55
口頭の事前指示〔oral AD〕 28
呼吸援助キット〔Breathing Space Kit〕 74
呼吸器サポート〔ventilation support〕 19
呼吸筋力低下〔respiratory muscle weakness〕 31
呼吸筋力のテスト〔tests of respiratory muscle strength〕 32
呼吸訓練〔breathing exercise〕 74
呼吸困難〔dyspnea〕 31
告知〔breaking the(bad)news〕 21, 58
コクラン対照試験登録〔CCTR: the Cochrane Controlled Trials Register〕 12
個人的な体験〔personal experiences〕 133
個人の自律〔autonomy of the individual〕 70
コデイン〔codeine〕 54, 120
コーピング(対処)戦略〔coping strategy〕 63, 83
コミュニケーションスキル〔communication skills〕 22, 26
コミュニケーションする技術〔the art of communicating with〕 26
雇用機会法〔the Access to Work Act〕 138
コントロール感覚〔a sense of control〕 61

さ

再構成(リフレーム)〔reframe〕 63
最大咳時の胃の圧力〔maximal cough Pgas〕 33
最大咳流量〔cough peak flow〕 33
最大一嗅ぎ時の横隔膜較差圧〔maximal sniff trans-diaphragmatic pressure, sniff Pdi〕 33
最大一嗅ぎ時の食道圧〔maximal sniff oesophageal pressure, sniff Poes〕 33
作業療法〔occupational therapy〕 76
酸化的障害〔oxidative injury〕 11
酸素療法〔oxygen therapy〕 38

し

ジアゼパム〔diazepam〕 53
事前ケア計画〔ACP, advance care planninng〕 29
事前警告〔warning shot〕 58
事前指示書〔advance directives(AD)〕 26, 126
ジフェンヒドラミン〔diphenhydramine〕 53
シーブリ〔seebri〕 122
死別〔bereavement〕 123
死別サービス〔bereavement service〕 94
死別サポート〔bereavement support〕 16
死別した成人〔bereaved adults〕 127
臭化グリコピロニウム〔glycopyrronium bromide〕 74
終末期〔terminal phase〕 24
終末期呼吸器離脱〔terminal weaning〕 38

す

終夜酸素飽和度測定法〔overnight oximetry〕 33
上位運動ニューロン〔UMN: upper motor neuron〕 1
上気道の問題〔abnormalities of the upper airways〕 32
症状コントロール〔the control of symptoms〕 31, 119
情報の補強〔reinforcement of information〕 26
将来〔the future〕 141
食物形態の調節〔dietary modification〕 46
自律〔autonomy〕 15, 21, 141
人格の変化〔changes in personality〕 89
神経栄養因子〔neurotrophic factors〕 11
神経興奮毒性〔neuronal excitotoxicity〕 9
神経心理学〔neuropsychology〕 88
神経内科医の緩和ケア原理の理解応用〔neurologists understand and apply the principles of palliative care〕 14
神経変性〔neurodegeneration〕 11
人工呼吸の中断〔discontinuation of ventilation〕 38
侵襲的な換気療法〔invasive ventilation〕 39
診断された時点からの緩和ケア〔palliative care from the time of diagnosis〕 142
身体的親密さ〔intimacy〕 66
心理学的影響〔psychological impact〕 89
心理社会ケア〔psychosocial care〕 57
心理的対処(コーピング)〔psychological coping〕 28

睡眠障害〔sleep disturbances〕 53
睡眠ポリグラフ検査〔polysomnoography〕 33
スケイン様封入体〔skein-like inclusion〕 7
スコポラミン〔scopolamine〕 84
スコポラミン舌下投与〔sublingual hyoscine〕 48
スコポラミンハイドロブロマイド〔scopolamine(hyoscine)hydrobromide〕 122
スコポラミンブチルブロマイド〔scopolamine(hyoscine)butylbromide〕 122
ステージモデル〔stage model〕 124
ストローブのコーピングの二重プロセスモデル〔Strobe's Dual Process Model of Coping〕 64
スピリチュアル〔spiritual〕 116
スピリチュアルな心配〔spiritual concerns〕 64
スピリチュアル(霊的)問題〔spiritual problem〕 13
スレッド様封入体〔thread-like inclusion〕 7

せ

生活の質〔quality of life, QOL〕 13, 58
生前発効遺書〔living will〕 24, 118
成長の機会〔opportunity for growth〕 131
声門上嚥下〔supraglotic swallowing〕 46
セカンドオピニオン〔second opinion〕 23
咳〔cough〕 38

索引

せ
脊髄性筋萎縮症〔SMA：spinal muscular atrophy〕 1, 6
セデーション（鎮静）薬〔sedatives〕 121
セロトニン再取り込み阻害薬〔serotonin reuptake inhibitors〕 53
全人的アプローチ〔holistic approach〕 13
全人的苦痛〔total pain〕 57
前頭葉型認知症〔frontal lobe demential〕 88
前頭葉障害〔frontal lobe impairment〕 89
専門的緩和ケア〔specialist palliative care〕 15

そ
装具〔orthoses〕 75
喪失〔loss〕 61
促通手技〔fascilitatiiong techniques〕 85
ゾピクロン〔zopiclone〕 53

た
体位変換〔postural change〕 46
代理人の指定〔appointing a proxy〕 28, 29
唾液分泌亢進〔hypersalivation〕 48
多専門職種チーム〔multidisciplinary team (MDT)〕 71, 76
多専門職種モデル〔multidisciplinary model〕 105
多専門職種ケア〔multidisciplinary care〕 71
多巣性運動性ニューロパチー〔multifocal motor neuropathy〕 6
魂と感情を見捨てない〔spiritual and emotional abandment〕 135
ターミナル期〔terminal pahse〕 115
ターミナル期のコミュニケーション〔communication during the terminal pahase〕 87
短下肢装具〔AFO, ankle-foot orthosis〕 75
タンクベンチレーター〔tank ventilator〕 35
炭酸リチウム〔lithium carbonate〕 51
ダントロレン〔dantrolene〕 51

ち
チザニジン〔tizanidine〕 50
窒息〔choking〕 62
窒息死〔choking to death〕 24
チーム医療〔team work〕 91
昼間睡魔〔daytime sleepiness〕 32

つ
通常の悲嘆〔normal grief〕 124
伝える環境〔setting〕 24
強いオピオイド〔strong opioids〕 54

て
手足の就下性浮腫〔dependent oedema of the hands and feet〕 55
ディアモルヒネ〔diamorphine〕 120
低酸素症〔hypoxia〕 33
低炭酸ガス血症〔hyporcapnia〕 33
鉄の肺〔iron ventilator〕 35
テトラゼパム〔tetrazepam〕 50

と
統合された緩和ケア〔intergrated palliative care〕 14
疼痛〔pain〕 54
どのように伝えるか〔how to tell〕 24
トラマドール〔tramadol〕 120
努力呼吸〔exertional dyspnea〕 31

な
ナビロン〔nabilone〕 38
ナプロキソン（ナイキサン）〔naproxen〕 121

に
二重効果説〔the double effect of medication〕 18, 19
ニューロフィラメント〔neurofilaments〕 11
認知機能障害〔cognitive impairment〕 84, 89

ね
粘液性分泌物〔thick mucous secretions〕 52

の
脳血流シンチグラフィー〔cerebral blood flow SPECT〕 88

は
ハイスコ 122
肺内振盪〔intrapulmonary percussion〕 52
肺胞低換気〔alveolar hypoventilation〕 31
バクロフェン〔baclofen〕 50
バクロフェン髄注〔deliver baclofen intrathecally〕 51
鼻の一嗅ぎの吸気圧〔sniff nasal pressure, SNP〕 32

ひ
非オピオイド鎮痛薬〔non-opioid analgesics〕 54
ピークカフフロー〔cough peak flow〕 33
非侵襲的換気療法〔NIV：non-invasive ventilation〕 34, 115
非侵襲的間欠的陽圧換気療法〔NPPV：non-invasive positive pressure ventilation〕 34
ビタミンE〔vitamin E〕 50
悲嘆〔grief〕 123
悲嘆の身体的表現〔somatic or physical representation of grief〕 124
悲嘆の理論〔theories of grief〕 123
ビデオ透視検査〔videofluoroscopic swalowing evaluation〕 45
ビデオ内視鏡検査〔videoendoscopic swalowing evaluation〕 45
一嗅ぎ〔sniff〕 32
ヒドロモルフォン〔hydromorphone〕 54, 120
否認〔denial〕 63
費用〔cost〕 36
病的な感情失禁〔pathologic laughing and crying〕 83
病的笑い/泣き〔pathologic laughing/crying〕 4, 51
ヒヨスチン〔hyoscine (scopolamine)〕 74
ビリーブメント〔bereavement〕 123
ピリドスチグミン（メスチノン）〔pyridostigmine〕 50

ふ
フェナゾシン〔phenazocine〕 120
フェニトイン〔phenytoin〕 50
フェノチアジン系薬物〔phenothiazine〕 121
フェンタニル経皮パッチ〔fentanyl transdermal patch〕 54, 120
不顕性誤嚥〔silent aspiration〕 45
ブスコパン〔Buscopan〕 122
ブスピロン塩酸塩〔buspirone hydrochloride〕 38
ブプレノルフィン〔buprenorphine〕 120
フリーラジカル〔free radicals〕 11
フルボキサミン〔fluvoxamine〕 51
フルラゼパム〔flurazepam〕 53
フロー・ボリューム曲線〔maximal flow volume loops〕 32
文書の事前指示〔written AD〕 28
分泌抑制薬〔antisecretory drugs〕 122

へ
ベラパミル〔verapamil〕 50
変異SOD1〔mutant SOD1〕 7
ベンズトロピン〔benztropine〕 52
ベンゾジアゼピン〔benzodiazepine〕 121
便秘〔constipation〕 53
扁平呼吸〔platypnea〕 31

ほ
抱水クロラール〔chloral hydrate〕 53
放射線学的挿入胃ろう造設術〔radiologically inserted gastrostomy〕 48
補完代替療法〔alternative or complementary therapies〕 63
ポジショニング〔positioning〕 73
ホスピスの家〔the house of hospice〕 16, 17
ボツリヌス毒素耳下腺への注入〔botulinum toxin injection into the parotid glands〕 49, 52
ボツリヌス毒素上部食道括約筋への注入〔botulinum toxin injection into the upper esophageal spincter〕 49

ま
マグネシウム〔magnesium〕 50
まず告げるべき情報〔minimum information〕 22

み
ミダゾラム〔midazolam〕 43, 121

め
メトクロプラミド〔metoclopramide〕 55
メトトリメプラジン〔methotrimeprazine〕 121, 122

も
モルヒネ〔morphine〕 19, 120

や
夜間頻用症〔nocturia〕 32
夜間無呼吸〔apnoea at night〕 32

よ
用手咳嗽のテクニック〔manually assisted coughing〕 52
予期による悲嘆〔anticipatry grief〕 125
予後〔prognosis〕 22
弱いオピオイド〔weak opioids〕 54

ら
ライトライター〔Lightwriter〕 60, 87, 93, 94

り
理学療法〔physiotherapy〕 71
リハビリテーション〔rehabiltation〕 95
リハビリテーション医療チーム〔rehabilitation medicine team〕 100
リハビリテーションピラミッド〔the rehabilitation pyramid〕 96
リビングウイル(生前発効遺書)〔living will〕 24, 112
硫酸キニーネ〔quinine sulphate〕 50, 51
流涎〔drooling〕 51
利用可能な治療法〔available therapies〕 23
リルゾール〔riluzole〕 12
臨床検討会議〔clinical review forum〕 98, 99
臨床心理士〔clinical psychologist〕 88

る
倫理的ジレンマ〔ethical dilemmas〕 17

る
ルー・ゲーリック病〔Lou Gehrig disease〕 1

れ
レボドパ〔levodopa〕 51
レボメプロマジン〔levomepromazine〕 121, 122

ろ
ロッキングベッド〔rocking bed〕 35
ロラゼパム〔lorazepam〕 24, 38, 43, 55

●編者

David Oliver ケント大学医学部，ウイズドムホスピス 緩和医療コンサルタント医（英国）
Gian Domenico Borasio ルートヴィヒ・マクシミラン大学，神経内科・緩和ケア科（ドイツ）
Declan Walsh オハイオ州立大学医学部，クリーブランドクリニック 緩和医療科（米国）

●監訳者

中島　孝 独立行政法人国立病院機構新潟病院　院長

非悪性腫瘍の緩和ケアハンドブック―ALS（筋萎縮性側索硬化症）を中心に―

2017年4月11日　初版第1刷発行

編　者　D. オリバー
　　　　G. D. ボラジオ
　　　　D. ウォルシュ
監訳者　中島　孝
発行人　西村正徳
発行所　西村書店
東京出版編集部
　　〒102-0071 東京都千代田区富士見2-4-6
　　tel.03-3239-7671　fax.03-3239-7622
　　www.nishimurashoten.co.jp
印　刷　三報社印刷株式会社
製　本　株式会社難波製本

本書の内容を無断で複写・複製・転載すると，著作権および出版権の侵害となることがありますのでご注意下さい。

ISBN978-4-89013-475-5

西村書店 好評図書

アンフレッド 脳・神経リハビリテーション大事典

[総監訳] 乗松尋道　[監訳] 相川英三／栢森良二／田川晧一　●B5判・1120頁　◆本体 **12,000** 円

20年にわたり読み継がれている名著！本分野の全領域をカバーし、臨床状況にすばやく対応。症例を提示し、鮮明な写真と明快なイラストで解説。診断方法、介入方法などをまとめたコラム記事を掲載。

脳神経 解剖・病理・画像診断

[著] D.K.ビンダー他　[訳] 興梠征典／掛田伸吾
●B5変型判・240頁　◆本体 **7,800** 円

最新の画像技術で撮られた400点以上の正常解剖と病変の画像、また、画像のさまざまな断面を掲載したCT像、MRI像を読み解くことにより、画像診断力がつく。

軽度外傷性脳損傷のためのリハビリテーション・ワークブック

高次脳機能障害の回復にむけて

[著] メイソン　[監訳] 篠永正道
●B5判・168頁　◆本体 **2,200** 円

すぐに役立つ脳機能改善のためのエクササイズ。軽度脳損傷、脳震盪による高次脳機能障害や記憶障害に対する治療ワークブック。脳の解剖・機能から記憶障害のメカニズムまで最新の知識を掲載。

エスクロール 基本神経病理学

[編著] F.グレイ／U.デ・ジロラーミ／J.ポワリエ　[監訳] 村山繁雄
●B5判・396頁　◆本体 **8,500** 円

神経病理学テキストの定番！精選された必須事項(脳腫瘍、神経・筋疾患、変性疾患、血管障害、感染症など)をバランスよく取り込み、要領よくまとめた初心者向けの教科書。鮮明な図版約650点を収録。

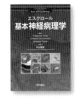

ポケット判 カラー 内科学

[総編集] 門脇孝／永井良三　[編集委員] 赤林朗／大内尉義／黒川峰夫／小池和彦／辻省次／長瀬隆英／藤田敏郎／森屋恭爾／山本一彦　●B6判・2004頁・カラー図表2740点　◆本体 **4,900** 円

いつでも使える持ち運べるハンディーサイズで内容充実。ゲノム研究やEBMの最新知見、疾患の概念・病態生理から診断・治療まで、ふんだんな図表でビジュアルにわかりやすく解説。チーム医療に必携。

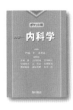

ヒト扁桃体研究ハンドブック

機能・構造・障害

[編] ウォーレン他　[総監訳] 泉井亮
●B5判・276頁　◆本体 **9,800** 円

世界の最先端の研究者による解説書。徹底したエビデンスの提示により、情動、記憶、学習など扁桃体の生体機能をわかりやすく説明。統合失調症、アルツハイマー病など精神疾患との関係も論述。

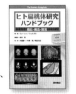

健康長寿学大事典

QOLからEBMまで

[監修] 北徹　[編集] 横出正之／荒井秀典
●B5判・840頁　◆本体 **9,500** 円

最新のエビデンスを網羅し、実践的知識を満載！老年学・老年医学の基本的知識から最新情報まで収載。高齢者医療・介護・福祉を担うすべての方必携！チーム医療の実践、多職種連携にも役立つ。

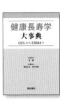

※価格は本体(税別)